U0467639

肺癌内科诊疗
——2021年精选病案分析

Lung Cancer Case Collection (2021):
The Art of Complete Therapy

主编 白冲 武宁 任胜祥

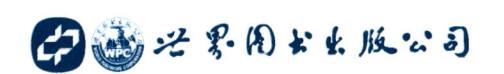

世界图书出版公司

上海·西安·北京·广州

图书在版编目(CIP)数据

肺癌内科诊疗——2021年精选病案分析/白冲，武宁，任胜祥主编. —上海：上海世界图书出版公司，2021.8
ISBN 978-7-5192-8774-0

Ⅰ. ①肺… Ⅱ. ①白… ②武… ③任… Ⅲ. ①肺癌—内科学—诊疗 Ⅳ. ① R734.2

中国版本图书馆CIP数据核字(2021)第151082号

书　　名	肺癌内科诊疗——2021年精选病案分析
	Feiai Neike Zhenliao —— 2021 Nian Jingxuan Bing'an Fenxi
主　　编	白　冲　武　宁　任胜祥
策　　划	蔡平工作室
责任编辑	蔡　平　芮晴舟
封面设计	彭　亮
出版发行	上海世界图书出版公司
地　　址	上海市广中路88号9-10楼
邮　　编	200083
网　　址	http://www.wpcsh.com
经　　销	新华书店
印　　刷	上海中华印刷有限公司
开　　本	787 mm × 1092 mm　1/16
印　　张	17.5
版　　次	2021年8月第1版　2021年8月第1次印刷
书　　号	ISBN 978-7-5192-8774-0/R·597
定　　价	188.00元

版权所有　翻印必究
如发现印装质量问题，请与印刷厂联系
（质检科电话：021-61421930）

作者名单（按汉语拼音排序）

白　冲*	中国人民解放军海军军医大学第一附属医院
包志瑶	上海交通大学医学院附属瑞金医院
贲素琴*	上海交通大学医学院附属第一人民医院
陈倩倩	中国人民解放军海军军医大学第一附属医院
陈若华*	中国人民解放军海军军医大学第一附属医院
陈　杨	中国人民解放军海军军医大学第二附属医院
方　晨	中国人民解放军海军军医大学第一附属医院
高蓓莉*	上海交通大学医学院附属瑞金医院
韩一平*	中国人民解放军海军军医大学第一附属医院
胡珍丽	中国人民解放军海军军医大学第一附属医院
黄　海*	中国人民解放军海军军医大学第二附属医院
黄　怡*	中国人民解放军海军军医大学第一附属医院
焦　洋	中国人民解放军海军军医大学第一附属医院
孔　晨	中国人民武装警察部队海南省总队医院
刘　莉	同济大学附属上海市肺科医院
娄月妍	上海交通大学医学院附属仁济医院
陆晶晶	同济大学附属上海东方医院
陆　游	同济大学附属上海市第十人民医院
聂小蒙*	中国人民解放军海军军医大学第一附属医院
秦　浩	中国人民解放军海军军医大学第一附属医院
任胜祥*	同济大学附属上海市肺科医院
商　艳	中国人民解放军海军军医大学第一附属医院
邵楚楚	同济大学附属上海市肺科医院
石　荟	中国人民解放军海军军医大学第一附属医院
石昭泉*	中国人民解放军海军军医大学第二附属医院
宋小莲*	同济大学附属上海市第十人民医院
孙沁莹	中国人民解放军海军军医大学第一附属医院
孙娴雯	上海交通大学医学院附属瑞金医院
谈　敏	同济大学附属上海市第十人民医院
王季颖*	同济大学附属上海市肺科医院
王金平	同济大学附属杨浦医院

王黎铭	复旦大学附属中山医院徐汇医院
王　琪	同济大学附属上海市肺科医院
王　琼	复旦大学附属中山医院徐汇医院
王湘芸	中国人民解放军海军军医大学第二附属医院
王晓斐	上海交通大学医学院附属瑞金医院
吴凤英*	同济大学附属上海市肺科医院
武　宁	中国人民解放军海军军医大学第一附属医院
吴晟钰	同济大学附属上海市肺科医院
吴学玲*	上海交通大学医学院附属仁济医院
吴宇峰	同济大学附属上海市第十人民医院
夏　阳	中国人民解放军海军军医大学第一附属医院
项　轶*	上海交通大学医学院附属瑞金医院
熊安稳	同济大学附属上海市肺科医院
叶伶云	同济大学附属上海市肺科医院
尹　琦*	同济大学附属上海东方医院
俞　莲	上海交通大学附属胸科医院
余荣环*	复旦大学附属中山医院徐汇医院
袁佳莹	中国人民解放军海军军医大学第一附属医院
张景熙	中国人民解放军海军军医大学第一附属医院
赵婧雅	上海交通大学医学院附属瑞金医院
郑翠侠*	同济大学附属杨浦医院
钟润波*	上海交通大学附属胸科医院
周　妍	上海交通大学医学院附属第一人民医院

---

* 述评作者

序
Preface

　　肺癌是危害人类健康的第一大恶性肿瘤，总体病死率高居其他恶性肿瘤之首（女性肺癌发病率的增长尤为迅速）。由此，全球学者及科研机构倾注了大量的时间、精力及财力对肺癌的发病机制、发展过程、诊疗手段等进行广泛研究与深入探索。迄今，在所有恶性肿瘤中，针对肺癌的诊疗技术及药物的研发进展最为迅速，故使肺癌，尤其是中晚期肺癌患者的生存状况获得了持续改善。

　　大多数肺癌在初诊时已失去根治性手术的机会，如何利用目前的多种抗癌手段及药物进行"排兵布阵"，做好对肺癌患者的全程管理，使患者获得最大的生存受益呢？国内外都有权威性的肺癌诊疗指南以指导医生的临床实践，换言之，绝大多数肺癌患者所接受的医疗救治，都是以这些《指南》为基本指导原则的。但是，每一位肺癌患者，除了组织病理学与分子分型方面存在差异外，在体能状况、合并的疾病及其对药物的敏感程度与耐受性、精神心理因素以及家庭、经济因素等诸多方面都存在差异，因此，在医疗技术相对发达的现今，更加强调"个体化的综合治疗模式"，即针对每位肺癌患者的实际情况，制定最佳的治疗方案，并随着病况的变化不断调整。

适用于晚期肺癌的全身性治疗药物发展迅速，包括抗肿瘤血管生成药、靶向药以及免疫药物已在临床上广泛应用，由此延长了病患的生存期。有报道，免疫结合点阻断剂的应用能使晚期肺癌的5年生存率达16%~31.9%，而单纯采用化疗药的5年生存率仅2%。这些药物的应用经历了涉及生物学、分子生物学、免疫学、药理学等基础研究的漫长过程，且须经严格的药物临床试验验证（往往需数年甚或数十年），才可进入"真实世界"。

本书由上海医学会呼吸病学分会肺癌学组牵头撰写，精选上海市多家医疗机构近年来经治的30例肺癌（大多为中晚期肺癌病例），且分别结合文献讨论及述评以突出重点，提出问题以便加速新药的普及应用，一改以往对中晚期肺癌的"悲观"看法，有相当的积极意义。

先行拜读之后，我感到这些病例的诊治过程具有代表性。书中阐述的内容，既有经过曲折而艰难的过程最终确诊的病例；也有对全程诊疗中成败经验与教训的总结与反思；还有一些针对治疗中出现的药物相关性毒副作用的处理经验。分子靶向药物与免疫药物是近年来肺癌治疗领域的两大突破性进展，因此，书中收录的绝大多数病例在治疗过程中都曾有过使用这两种疗法的经历，且随病况变化调整相应的药物，进而延长了晚期肺癌患者的生存期，这些均是"真实世界"

的内容。这类成败经验无论对从事肺癌诊疗的医师，还是对于肺癌患者及其家人，均提供了非常好的临床实践指导及启示。

特别要指出的是：本书中对PD-1/PD-L1抗体在肺癌治疗中作为"免疫结合点阻断剂"这一称谓的提出，似更符合肿瘤致病机制的实情及其在中文中的表述与理解，由此值得学界借鉴。

参加本书编写的人员均为长期从事肺癌诊疗工作且具有丰富临床实践经验的呼吸内科或肿瘤内科医师，每一例病案中既有完整而清晰的病例介绍，更融合了撰写者切身的诊治体会与实践经验，加上国内肺癌诊治名医们针对每个病案切中要害又落到实处的点评，使得本书兼具实用性与可操作性，对临床医师具有相当高的指导价值，特此向读者推荐。

结合不断涌现的治疗肺癌的新药以及肺癌诊治进展等实情，分年度编写出书，值得考虑；以便为肺癌早日慢病化甚至攻克，作出一份贡献。

这是一项及时的"真实世界"的研究，值得借鉴！

2021年8月1日

前 言
Foreword

作为总体发病率与病死亡率最高的恶性肿瘤，肺癌严重威胁着人类的健康及生命。

随着医学诊疗技术及抗癌药物的不断发展和创新，针对肺癌，尤对无法进行根治性手术的中晚期肺癌的治疗手段日益增多。尽管有多部权威性的肺癌诊疗指南作指导，但临床上的每一例病患都是独一无二的，尤其对于经过多种方案治疗后病情仍无法控制的晚期患者，《指南》也无法提供针对性的指导方案，医师需要结合患者的实际状况以及自身经验，予以个体化的治疗及全程管理，并随着病况的变化不断调整方案。因此，从事肺癌诊疗的临床医师，更希望能有一些特别的病例诊疗过程可供在实际工作中参考与借鉴。

近年，上海东方呼吸病学术会议肺癌专场采用了"肺癌典型病例分享专场"的模式，由上海各医疗单位精选肺癌病例，并将各自的诊疗过程及所获的经验、教训在会上进行分享、交流，收到了热烈的反响。为了能使这些宝贵的临床实践经验更好地推广，由上海医学会呼吸病学分会肺癌学组牵头组稿、撰写，于是有了本书的出版面世。

本书提供了30例（大多为近3年的）

中晚期肺癌的精选病例，其内容覆盖了从发病到预后的全过程；在诊疗过程中多数患者都曾接受过迄今最新的肺癌诊疗技术及药物，从内容上很难明确分类，因此，我们按照确诊肿瘤的时间顺序对收录的病例进行了排序；书中涉及的所有英文简称的全称烦请参见书末"缩略语"；为方便读者按需查找，附录末还专列了"查阅索引"。

书中列出的病例展现了当前国内一线城市肺癌诊断与治疗的现状，以及在临床实践中医患遇到的各种难题与困扰，并对其进行了深入剖析，阐明了思考的脉络，总结了在诊疗中吸取的经验教训。不同于大多数的理论书籍，本书以"病例分享"的形式展示肺癌内科诊疗中的各个热点与难点问题，更贴近临床实际，从而具有更强的可读性与可操作性。

本书中收录的病例，主要涉及下列数方面内容。

○ 对于临床表现不典型的肺癌，如何依靠足够的临床警惕性以及医师"火眼金睛"的鉴别能力，做到早期识别、最终确诊。

○ 免疫结合点阻断剂的出现无疑是近十年肿瘤治疗领域的最大突破，随着实践经验的积累，临床医师对这类药物有了更深刻的认识。本书中的多数病例在病程中都曾受用过免疫治疗，关于免疫结合点阻断剂的使用时机、药物选择、疗效判定、对药物毒副作用的识别及其处理等，在本书中均有阐述。
- 细胞毒药物、放射治疗以及分子靶向药物一直是中晚期肺癌治疗的三大"利器",抗肿瘤血管生成药在抗癌治疗领域中的作用也已获公认。尽管这些药物在临床的应用已很成熟,但是,对于不同的病例,在治疗过程中仍不时遇到一些少见、甚至疑难的问题,例如:基因检测结果的判定、相应药物的选择、单药与多药联合的取舍,等等。如何综合运用多种抗癌手段,使病患最终获得良好的生活质量,并能长期生存,本书中的多个病案诊疗过程可供借鉴。
- 尽管肿瘤属于全身性疾病,然而,抗癌治疗必须兼顾全身与局部;掌握并合理选择局部治疗技术,在全身抗癌治疗的过程中适时加入,以达到改善患者的生活质量、消减肿瘤负荷的作用。
- 针对特殊病患(如高龄、合并多种基础疾病者)的抗癌治疗这一难题,在本书中也有涉及。

由于本书内容更加侧重中晚期肺癌的内科诊疗,因此较少涉及外科手术,以致肺癌围手术期处理的内容有所欠缺;碍于篇幅,对肺癌的内科诊疗与病理以及分子检测技术、放射治疗、介入治疗等多学科多方式综合运用的讨论尚欠深入。

随着临床病例的不断积累,医生对于肺

癌的认识也必将日趋深入，对各种诊疗方式的运用也会不断优化。

　　本书的出版仅是开始，书中所涉及的部分病案，后续的病况演变将在之后的再版中加以更新。恳望国内从事肺癌诊疗的同仁们能够踊跃参与，在临床实践中共同思考、不断总结，进而为本书的再版提供更多值得探讨的肺癌典型病例，以便在交流中不断提高肺癌的诊疗水平。

编　者

2021 年 8 月 3 日

目 录
Contents

1. EGFR L858R 突变型晚期肺腺癌获长期生存后再次使用甲磺酸奥希替尼 1 例 ·· 001
2. 晚期肺神经内分泌癌使用免疫药物获长期生存 1 例 ············ 011
3. "吉非替尼"致间质性肺病 1 例 ······························ 018
4. 多学科综合治疗 EGFR 野生型晚期肺腺癌获得长期生存 1 例 ···· 027
5. 晚期非小细胞肺癌全程管理 1 例 ······························ 036
6. 靶向药物治疗驱动基因野生型非小细胞肺癌 1 例 ··············· 045
7. 免疫治疗结合气道腔内介入技术应用于晚期小细胞肺癌 1 例 ······ 053
8. PD-1 单抗联合"甲磺酸阿帕替尼"治疗 EGFR 突变型晚期肺癌 1 例 ·· 062
9. PD-1 抗体致免疫结合点阻断剂相关性重度胃肠毒性 1 例 ········ 068
10. 肺腺癌脑室内多发转移 1 例 ································· 077
11. 肺部阴影伴发热者被确诊肺恶性肿瘤后的治疗策略 1 例 ········· 084
12. EGFR-TKI 获得性耐药肺癌患者的后续治疗 1 例 ·············· 93
13. "甲磺酸奥希替尼"致严重急性心力衰竭 1 例 ················· 101
14. 晚期非小细胞肺癌免疫治疗后再发活动性肺结核 1 例 ··········· 111
15. 晚期肺腺癌免疫治疗后假性进展 1 例 ························· 118
16. 晚期肺鳞癌局部消融治疗出现远隔效应 1 例 ···················· 125
17. 肺浸润性黏液腺癌延误诊断 1 例 ······························ 134
18. PD-1 抗体相关性罕见毒副作用 1 例 ··························· 141

19. EGFR 非经典复合突变型晚期肺癌诊疗 1 例 ·········· 149
20. 双原发非小细胞肺癌诊治 1 例 ·········· 156
21. EGFR 突变型肺癌发生小细胞肺癌转化 1 例 ·········· 165
22. 气道腔内介入技术在晚期肺癌中的应用 1 例 ·········· 176
23. 抗肿瘤血管生成药物联合免疫结合点阻断剂首治老年肺癌患者 1 例 ·········· 188
24. 免疫结合点阻断剂治疗晚期肺癌致多系统毒性 1 例 ·········· 195
25. PD-1 抗体治疗晚期肺癌致免疫结合点阻断剂相关性多重毒副作用 1 例 ·········· 203
26. "甲磺酸奥希替尼"治疗肺神经内分泌癌伴 EGFR L858R、T790M 双突变 1 例 ·········· 213
27. 免疫药物新辅助治疗肺鳞癌 1 例 ·········· 224
28. 晚期肺鳞癌合并间质性肺病 1 例 ·········· 231
29. PD-1 抗体联合化疗及气道腔内介入治疗老年晚期肺鳞癌 1 例 ·········· 239
30. PD-1 抗体致免疫结合点阻断剂相关性重度心脏毒性 1 例 ·········· 248

附　录 ·········· 257
　　缩略语 ·········· 257
　　查阅索引 ·········· 261

致谢 ·········· 265

1. EGFR L858R 突变型晚期肺腺癌获长期生存后再次使用甲磺酸奥希替尼 1 例

- ★ EGFR-TKI 药物的不断发展使驱动基因阳性的患者获得长期生存成为可能
- ★ 本例为组织 L858R 阳性的 Ⅳ 期肺腺癌患者，在治疗过程中使用了含铂双药化疗、一代 TKI "盐酸埃克替尼"、三代 TKI "甲磺酸奥希替尼" 及小分子多靶点 TKI "盐酸安罗替尼"，获得了长达 8 年的生存期
- ★ 患者使用 "盐酸安罗替尼" 后出现明显的毒副作用，肺部病灶增大后接受 PD-L1 抗体 "度伐利尤单抗" 一个疗程，出现大量胸腔积液
- ★ 停用 PD-L1 抗体并穿刺引流胸腔积液后，重新进行血液基因检测发现 T790M 位点突变，再次使用 "甲磺酸奥希替尼" 1 个月后，评估疗效达到部分缓解

病例简介

患者，女，52 岁。既往无吸烟史；有"高血压病"及"2 型糖尿病"病史 10 余年；长期服用"氨氯地平"及"厄贝沙坦氢氯噻嗪"控制血压；"二甲双胍"及"瑞格列奈"控制血糖；血压及血糖控制均良好。

2011 年 5 月患者曾因"左乳浸润性导管癌"在当地医院行左乳癌根治术，术后化疗 6 次。

2011 年 7 月在乳腺癌术后化疗期间发现双肺多发结节，多次复查胸部平扫 CT，未见明显变化。

2012 年 11 月再次复查时发现右肺结节较前增大，于当地肿瘤医院行经皮肺穿刺活检，病理检查明确为（肺）腺癌。

2012 年 12 月 5 日行 PET/CT 检查结果提示：双肺多发结节，纵隔多发淋巴结肿大，右侧胸腔积液。入院后结合病史诊断为：右肺上叶腺癌

T4N2M1（肺）Ⅳ期，体力状况评分（PS）1分。

2012年12月18日首诊于上海长海医院呼吸与危重症医学科，4天后给予"紫杉醇"+"卡铂"方案化疗四个疗程，2013年6月疗效评估为稳定，2013年9月疗效评估：病况进展（图1-1A、B），行组织基因检测发现 *EGFR* 第21外显子 *L858R* 突变。自9月30日起改为口服"盐酸埃克替尼"，125 mg，每天3次，1个月后复查胸部平扫CT（图1-1C），疗效评估：病况部分缓解。定期复查胸部平扫CT。2016年8月病况进展（图1-1D），行血液基因检测示 *EGFR* 第20外显子 *T790M* 突变阴性。

2016年8月6日起给予"培美曲塞"+"卡铂"方案化疗六个疗程，之后"培美曲塞"单药维持治疗一个疗程。其中，2016年10月评估疗效为稳定（图1-1E），2017年4月病况进展（图1-1F）。患者拒绝再次化疗，于2017年4月7日起口服"甲磺酸奥希替尼"，80 mg，每天1次。2017年7月复查胸部平扫CT（图1-1G），疗效评估：病况部分缓解；遂持续口服"甲磺酸奥希替尼"并定期复查。

2020年5月肺部病灶再次增大（图1-1H），5月24日起改为口服"盐酸安罗替尼"（10 mg，每天1次），服用2周，停药1周。1个月后复查胸部平扫CT，病灶较前略增大，评估疗效为稳定。患者服药后出现头晕乏力，测血压最高180/120 mmHg，加用降压药后血压控制在130/90 mmHg，但头晕症状持续无缓解，伴活动耐力明显下降。2020年10月再次评估疗效为进展（图1-1I），改用"度伐利尤单抗"，静脉滴注，之后患者逐渐出现咳嗽伴胸闷气急症状。2020年11月复查胸部平扫CT示右侧胸腔大量积液（图1-1J），予穿刺引流后在胸水中查见腺癌细胞，引流结束后注入"贝伐珠单抗"300 mg以抑制胸腔积液生成。增强磁共振检查发现头颅左侧顶叶转移瘤，直径约7 mm。

2020年12月5日再次行血液基因检测示 *T790M* 突变阳性（丰度1.71%），*L858R* 阳性（丰度6.40%），再次口服"甲磺酸奥希替尼"，80 mg，每天1次。2021年1月11日复查胸部平扫CT，疗效评估为部分缓解（图1-1K），患者感头晕乏力症状明显减轻，活动耐力恢复至以往水平；目前继续使用"甲磺酸奥希替尼"治疗中。全程治疗参见图1-2。

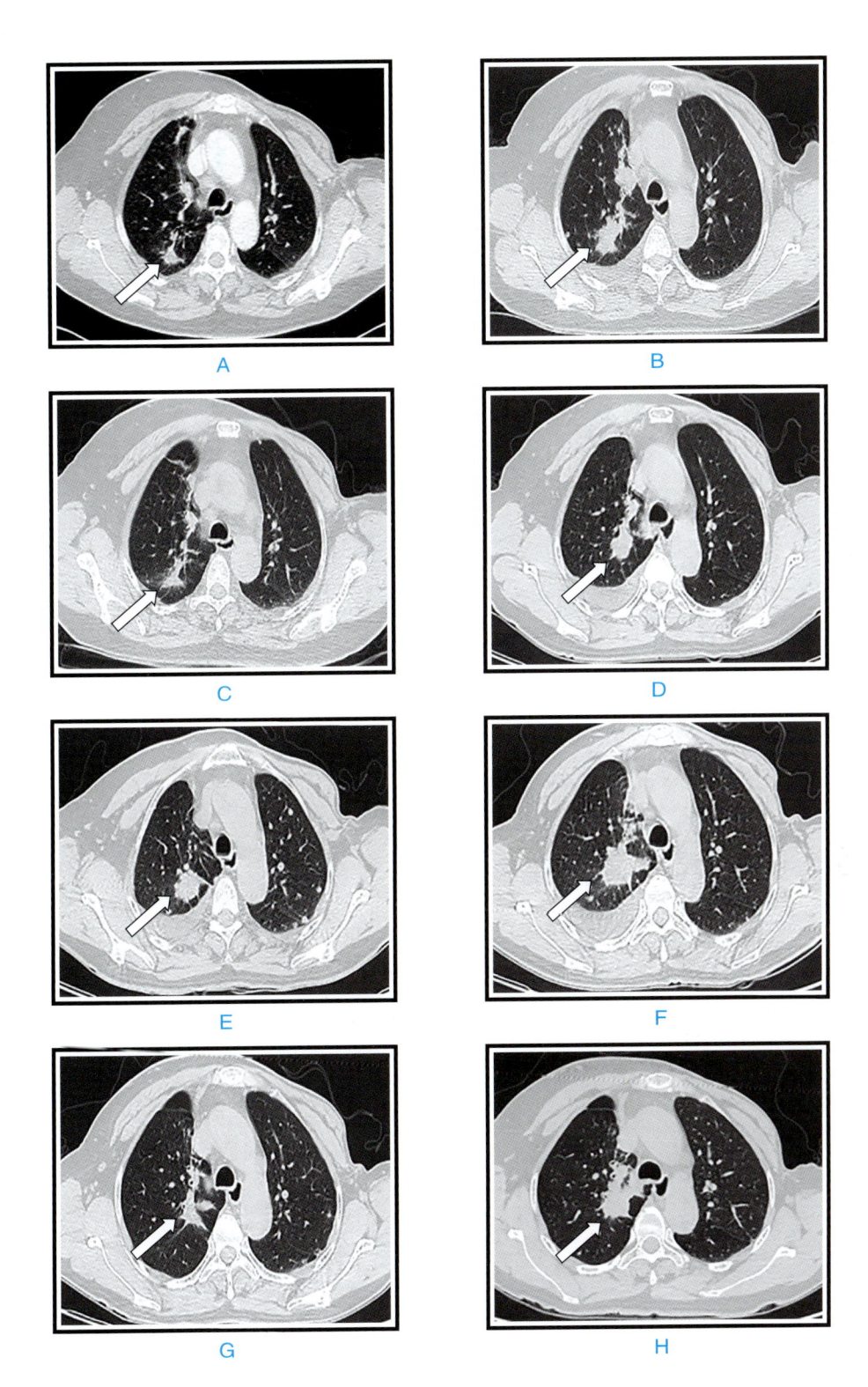

EGFR L858R 突变型晚期肺腺癌获长期生存后再次使用甲磺酸奥希替尼 1 例

A

B

C

D

E

F

G

H

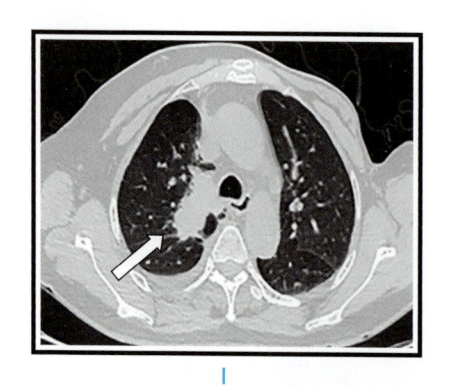

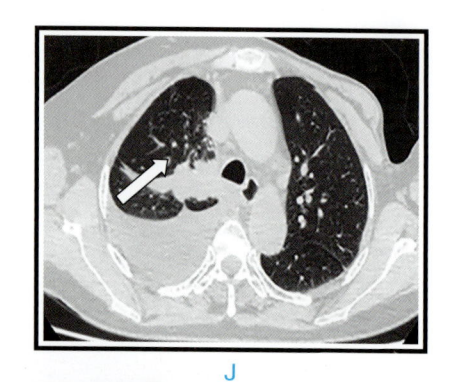

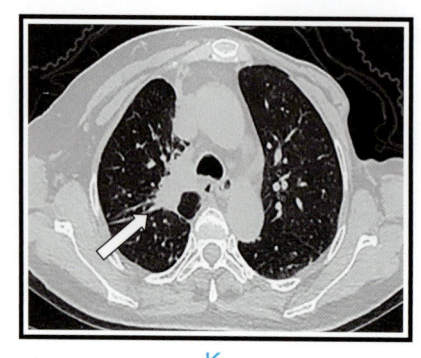

图 1-1　胸部动态变化的平扫 CT 图像

A－胸部平扫 CT 示双肺多发结节影，较大病灶位于右肺上叶及右肺下叶近膈顶处（箭头，2013 年 2 月）；B－右肺上叶病灶较前增大（箭头，2013 年 9 月）；C－右肺上叶病灶明显缩小（箭头，2013 年 10 月）；D－右肺上叶病灶增大（箭头），出现右侧胸腔积液（2016 年 8 月）；E－右肺上叶病灶及右侧胸腔积液无明显变化（箭头，2016 年 10 月）；F－右肺上叶病灶明显增大（箭头），右侧胸腔积液无明显变化，左肺下叶出现新发病灶（2017 年 4 月）；G－右肺上叶病灶明显缩小（箭头），右侧胸腔积液完全吸收，左肺下叶新病灶消失（2017 年 7 月）；H－右肺上叶病灶明显增大（箭头），右肺下叶病灶稍有增大（箭头，2020 年 5 月）；I－右肺上叶病灶明显增大，再次出现右侧胸腔积液（箭头，2020 年 10 月）；J－右侧胸腔积液明显增多，右肺病灶明显增大（箭头），再次出现左肺下叶病灶（箭头，2020 年 11 月）；K－双肺病灶明显缩小，未再出现右侧胸腔积液（箭头，2021 年 1 月）

首治方案：化疗药"紫杉醇"+"卡铂"四个疗程，随访6个月后 PD

↓ 9个月

二次更换方案：靶向药"盐酸埃克替尼"口服，随访34个月后 PD

↓ 34个月

三次更换方案：化疗药"培美曲塞"+"卡铂"六个疗程，"培美曲塞"单药一个疗程，随访2个月后 PD

↓ 8个月

四次更换方案：靶向药"甲磺酸奥希替尼"口服，随访37个月后 PD

↓ 37个月

五次更换方案：抗肿瘤血管生成药"盐酸安罗替尼"口服，随访5个月后 PD

↓ 5个月

六次更换方案："度伐利尤单抗"静脉滴注，出现大量胸腔积液

↓ 1个月

七次更换方案：再次使用"甲磺酸奥希替尼"，随访中

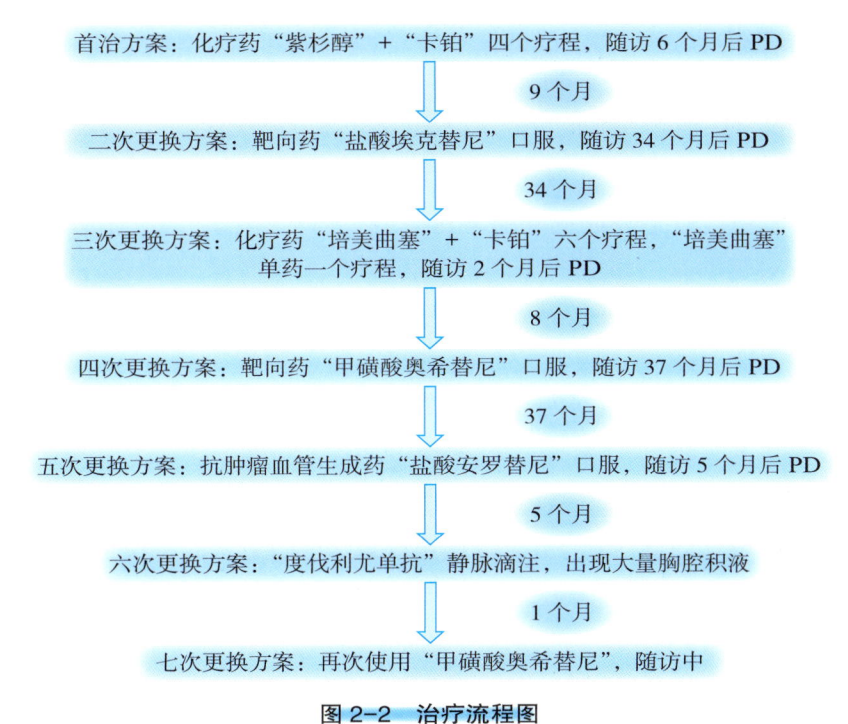

图 2-2　治疗流程图

讨论

不同表皮生长因子受体（EGFR）突变驱动位点的疗效差异及第一代酪氨酸激酶抑制剂（TKI）药物的选择

EGFR 突变是非小细胞肺癌（NSCLC）最常见的驱动基因敏感性突变，在东亚人群中的发生率可达 60%[1]；EGFR 19 外显子缺失与 21 外显子 L858R 点突变占 EGFR 突变的 80% 以上[2]。

第一代 TKI 药物包括"吉非替尼""厄洛替尼"和"盐酸埃克替尼"，三者均与 EGFR 激酶结构域可逆性结合，阻断其下游的信号转导，抑制肿瘤增殖。多项临床研究已证实，"吉非替尼"和"厄洛替尼"作为 EGFR 突变的晚期 NSCLC 一线治疗药物，在改善无进展生存期（PFS）方面优于全身化疗[3,4]。"盐酸埃克替尼"是我国自主研发的一类新药，是继"吉非替尼"和"厄洛替尼"之后全球第三个 EGFR-TKI。ICOGEN 试验是一项"盐酸埃克替尼"和"吉非替尼"直接对比的Ⅲ期临床试验，试验结果显示，与"吉非替尼"相比，"盐酸埃克替尼"具有相同的疗效与更少的毒副作用[5]。

本例患者在一线治疗时未行基因检测，选用了含铂双药的方案；病况进展后利用确诊时取下的肿瘤组织进行了基因检测，发现 $L858R$ 突变，选用靶向药"盐酸埃克替尼"，获得了 34 个月的疾病控制，且未出现明显的毒副作用。所以，对于 NSCLC 患者在疾病诊断初期就进行基因检测对临床治疗具有非常重要的指导意义。

随着对驱动基因研究的不断深入发现[6]，与携带 19 外显子缺失的患者相比，携带 21 外显子 $L858R$ 突变的患者有更高的体细胞肿瘤突变负荷（TMB），这可能是其预后较差的原因。荟萃分析[7]也显示：与化疗相比，EGFR-TKI 治疗 19 外显子缺失患者的生存获益较 21 外显子突变者增加了 50%。为了提高 21 外显子突变患者的疗效，INCREASE 研究[8]显示，在 21 外显子突变的患者中使用加倍剂量（250 mg，每天 3 次）相较常规剂量（125 mg，每天 3 次）"盐酸埃克替尼"可使患者的中位 PFS 延长 3.7 个月，客观缓解率（ORR）提高了 25.6%，而且由于"盐酸埃克替尼"的安全剂量范围较广，加倍剂量未发现毒副作用增加，这一方案为 21 外显子突变的患者提供了一种新的治疗选择。

第一代 TKI 药物耐药后的诊治策略及基因检测不同方法间的选择

大多数患者服用一代或二代 EGFR-TKI 药物 9~14 个月后会产生耐药，其中 $EGFR$ 的 20 外显子 $T790M$ 突变是最常见的机制，发生率高达 50%。"甲磺酸奥希替尼"属于第三代 EFGR-TKI[9,10]，是一种不可逆的 $EGFR$ 酪氨酸激酶抑制剂，对 $EGFR$ 敏感性突变与 $T790M$ 耐药性突变均具有选择性抑制作用。AURA3 研究[11]表明"甲磺酸奥希替尼"二线治疗第一、二代 EGFR-TKI 耐药后出现 $T790M$ 突变的晚期 NSCLC 患者的中位 PFS 长于含铂双药化疗。而 FLAURA 研究[12]表明："甲磺酸奥希替尼"一线治疗 $EGFR$ 突变的晚期 NSCLC 患者的中位 PFS 长于第一代 EGFR-TKI，还可降低 $T790M$ 突变 NSCLC 患者中枢神经系统进展的风险。

本例患者服用第一代 EGFR-TKI 出现病情进展后，再次行血液基因检测并未发现 $T790M$ 突变，所以换用了含铂双药的化疗方案。但进展后服用"甲磺酸奥希替尼"治疗又获得了长达 37 个月的疾病控制，推测本患者一线 TKI 药物的耐药机制应为 $T790M$ 突变，其血液基因检测可能为假阴性结果。在临床上，利用血液进行基因检测是评估耐药进展机制的一种简便易行的方法，它比重复活检进行肿瘤组织分析的侵袭性要小。但

15%~20%的患者无法检测到进展期血浆中的循环肿瘤 DNA（ctDNA）[13]，因组织活检的准确性更高，故在临床上若血液检测的 *T790M* 状态为阴性，仍建议动员患者进行肿瘤组织二次活检，以提高检测的准确性[14]。

第三代 TKI 药物耐药后的机制分类及后续治疗方案的研究

虽然临床研究数据显示，"甲磺酸奥希替尼"在 *EGFR* 突变患者治疗中有巨大优势，但最终仍不可避免地会出现耐药问题。"甲磺酸奥希替尼"的耐药机制十分复杂，具有显著的瘤间和瘤内异质性，主要包括两个方面：依赖 *EGFR* 的机制及非依赖机制。依赖 *EGFR* 的机制最主要的是 *EGFR C797S* 突变的发生，顺式突变与反式突变是 *C797S* 与 *T790M* 突变共同存在的两种形式。非依赖机制包括 *MET* 扩增、*HER2* 与 *EGFR* 变异、*MAPK* 激活、*KRAS* 突变、*PI3KCA*、*BRAF*、*PTEN* 缺失与 SCLC 转化等。虽然目前针对各种耐药机制已有临床及临床前相关药物研究，但因其具体疗效尚未明了，导致患者耐药后下一步的治疗也尚无标准方案。

"盐酸安罗替尼"是国产小分子多靶点 TKI，在 ALTER0303 研究[15]中，用"盐酸安罗替尼"作为三线以及后续方案治疗晚期 NSCLC 患者的结果显示，相比安慰剂，"盐酸安罗替尼"延长了总生存时间（OS）及 PFS。亚组分析显示，无论 *EGFR* 状态如何，使用"盐酸安罗替尼"治疗对比安慰剂均有显著的 PFS 及 OS 获益。本例患者在"甲磺酸奥希替尼"耐药后选择服用"盐酸安罗替尼"，虽然出现了明显的毒副作用，但仍获得了 5 个月的疾病控制。

EGFR 突变阳性患者耐药后能否使用免疫治疗

在 *EGFR* 突变阳性的 NSCLC 患者中使用"甲磺酸奥希替尼"治疗进展后能否采用免疫治疗的方案，目前尚不明确。回顾性研究显示，程序性死亡蛋白（PD-1）抗体单药治疗 *EGFR* 突变阳性患者的疗效较差，即使对于程序性死亡配体 1（PD-L1）表达 ≥ 50% 的患者也是如此[16]。而"甲磺酸奥希替尼"+"度伐利尤单抗"在 *EGFR T790M* 突变患者中的客观缓解率为 67%，但间质性肺病的发生率为 38%[17]，该研究已因毒副作用而暂停。

本例患者在使用"盐酸安罗替尼"进展后未选用"甲磺酸奥希替尼"+"度伐利尤单抗"治疗，而是单用"度伐利尤单抗"，但并未获得预期疗效，还出现了大量胸腔积液。由此提示：虽然目前对于多线治疗后的患者尚无标准的治疗方案，但对于 EGFR 突变阳性的患者，采用免疫治疗时仍应重视毒副作用以及超进展的发生。

再次使用"甲磺酸奥希替尼"的临床意义

有临床研究发现，靶向治疗耐药后的 EGFR 突变患者，采用化疗后有再次对靶向治疗敏感的现象，一项回顾性研究[18]分析了 17 例 EGFR 19/21 外显子缺失或突变合并 T790M 突变者，再次使用"甲磺酸奥希替尼"前的既往中位治疗线数为 5 线，再次使用"甲磺酸奥希替尼"时，其 ORR 为 33%，疾病控制率（DCR）为 73%。17 例患者中共有 12 例（约 71%）从再次使用"甲磺酸奥希替尼"中获益，这些患者的中位 PFS 为 4.1 个月，中位 OS 为 9 个月。本例患者在"甲磺酸奥希替尼"耐药后使用了"盐酸安罗替尼"和"度伐利尤单抗"治疗，6 个月后再次进行血液基因检测发现 T790M 突变，再次使用"甲磺酸奥希替尼" 1 个月后病情评估为部分缓解，这可能是在停用"甲磺酸奥希替尼"后采取的其他治疗方案抑制了耐药癌细胞的增殖，而使对药物敏感的癌细胞又重新生长，使患者能从"甲磺酸奥希替尼"的治疗中再次获益。目前该患者还发现了脑转移病灶，因病灶较小且无明显症状，而"甲磺酸奥希替尼"对于颅内病灶的疗效也较好，故暂未行头颅放疗，继续密切随访病况的变化。

总体而言，本例患者通过多线治疗已获得远超平均水平的生存时间，且生活质量不错。后续"甲磺酸奥希替尼"再次耐药后还需要进行重复的基因检测以明确耐药机制，选择合适的治疗方案，以期让患者获得更长的生存时间。

（夏阳　白冲）

述评

在过去的 20 年里，NSLCL 领域的创新不断涌现，多种靶向治疗药物以及免疫结合点阻断剂正在对 NSCLC 的治疗发生革命性的变化。本例患者是一位 EGFR 突变阳性者，从其长达 8 年的治疗过程中可以看到临床上对 EGFR 突变阳性的晚期 NSCLC 患者的诊治认识在不断提高。

由最初的含铂双药方案化疗，到采用基因检测明确驱动基因从而选择更精准的靶向治疗；从不同驱动基因位点与临床疗效的关系，到第一代

TKI 药物耐药后的机制研究；从组织基因检测与液体基因检测在临床上的广泛应用，到第三代 TKI 药物延长生存期的获益，进而促使临床对 *EGFR* 突变阳性的晚期 NSCLC 患者制定出了清晰明确的诊疗方案及其步骤。

随着这类患者生存时间的不断延长，第三代 TKI 药物耐药后的研究也备受重视。目前针对各种不同且复杂的耐药机制也有相应的推荐治疗方案，耐药后再进行精准的基因检测仍是寻找临床应对策略的基础。

随着对 EFGR 突变研究的进一步深入，寻找更多的潜在耐药机制、探讨更加合理的用药方案及用药时机仍是未来肺癌治疗领域的主要研究方向，以期为患者制定出更具个性化、合理化的治疗策略。

（白 冲）

主要参考文献

[1] Lynch TJ, Bell DW, Sordella R, et al. Activating mutations in the epidermal growth factor receptor underlying responsiveness of non-small-cell lung cancer to gefitinib. N Engl J Med. 2004; 350(21): 2129~2139

[2] Mitsudomi T, Yatabe Y. Epidermal growth factor receptor in relation to tumor development: EGFR gene and cancer. Febs Journal. 2010; 277(2): 301~308

[3] Maemondo M, Kunihiko K, Satoshi O, et al. Gefitinib or chemotherapy for non-small-cell lung cancer with mutated EGFR. N Engl J Med. 2010; 362(25): 2380~2388

[4] Zhou C, Wu YL, Chen G, et al. Erlotinib versus chemotherapy as first-line treatment for patients with advanced EGFR mutation-positive non-small-cell lung cancer (OPTIMAL, CTONG-0802): a multicentre, open-label, randomised, phase 3 study. Lancet Oncol. 2011; 12(8): 735~742

[5] Shi Y, Zhang L, Liu X, et al. Icotinib versus gefitinib in previously treated advanced non-small-cell lung cancer (ICOGEN): a randomised, double-blind phase 3 non-inferiority trial. Lancet Oncol. 2013; 14(10): 953~961

[6] Offin M, Rizvi H, T enet M, et al. T umor mutation burden and efficacy of EGFR-Tyrosine kinase inhibitors in patients with EGFR-mutant lung cancers. Clin Cancer Res. 2019; 25: 1063~1069

[7] Lee CK, Wu YL, Ding PN, et al. Impact of specific epidermal growth factor receptor (EGFR) mutations and clinical characteristics on outcomes after treatment with EGFR tyrosine kinase inhibitors Versus chemotherapy in EGFR-mutant lung cancer: A meta-analysis. J Clin Oncol. 2015; 33(17): 1958~1965

[8] Li X, Zhang L, Jiang D, et al. Routine-dose and high-dose icotinib in advanced non-small

cell lung cancer patients harboring EGFR exon 21 *L858R* mutation: the randomized, phase Ⅱ, INCREASE trial. Clini Cancer Research. 2020; 26(13): 3162~3171

[9] Cross DA, Ashton SE, Ghiorghiu S, *et al*. AZD9291, an irreversible EGFR TKI, overcomes T790M-mediated resistance to EGFR inhibitors in lung cancer. Cancer Discov. 2014; 4(9): 1046~1061

[10] Finlay MR, Anderton M, Ashton S, *et al*. Discovery of a potent and selective EGFR inhibitor (AZD9291) of both sensitizing and T790M resistance mutations that spares the wild type form of the receptor. Med Chem. 2014; 57(20): 8249~8267

[11] Mok TS, Wu YL, Ahn MJ, *et al*. Osimertinib or platinum-pemetrexed in EGFR T790M-positive lung cancer. N Engl J Med. 2017; 376(7): 629~640

[12] Soria JC, Ohe Y, Vansteenkiste J, *et al*. Osimertinib in untreated EGFR-mutated advanced non-small-cell lung cancer. N Engl J Med. 2018; 378(2): 113~125

[13] Sacher AG, Komatsubara KM, Oxnard GR. Application of plasma genotyping technologies in non-small cell lung Cancer: a practical review. J Thorac Oncol. 2017; 12 (9): 1344~1356

[14] Novello S, Barlesi F, Califano R, *et al*. Metastatic non-small-cell lung cancer: ESMO Clinical Practice Guidelines for diagnosis, treatment and follow-up. Ann Oncol. 2016; 27(5 suppl): v1~v27

[15] Wang L, He Z, Yang S, *et al*. The impact of previous therapy strategy on the efficiency of anlotinib hydrochloride as a third-line treatment on patients with advanced non-small cell lung cancer (NSCLC): a subgroup analysis of ALTER0303 trial. Trans Lung Cancer Res. 2019; 8(5): 575~583

[16] Lisberg A, Cummings A, Goldman JW, *et al*. A phase Ⅱ study of pembrolizumab in EGFR-mutant, PD-L1+, tyrosine kinase inhibitor naïve patients with advanced NSCLC. J Thorac Oncol. 2018; 13(8): 1138~1145

[17] Ahn MJ, Yang J, Yu H, *et al*. Osimertinib combined with durvalumab in EGFR-mutant non-small cell lung cancer: results from the TATTON phase Ⅰb trial. J Thorac Oncol. 2016; 11(4 suppl): S115

[18] Eiki I, Katsuyuki H, Kiichiro N, *et al*. Re-administration of osimertinib in osimertinib-acquired resistant non-small-cell lung cancer. Lung Cancer. 2019; 132: 54~58

2. 晚期肺神经内分泌癌使用免疫药物获长期生存1例

- ★ 右肺小细胞癌（SCLC）Ⅳ期，一线 EP（"依托泊苷"+"顺铂"）方案化疗后病情进展迅速，出现全身多处转移，且呈极度消耗状态
- ★ 二线方案给予树突状细胞-细胞因子诱导的自然杀伤细胞（DC-CIK）治疗仍无效，三线尝试免疫结合点阻断剂"纳武利尤单抗"治疗五个疗程，获得了2年的病情控制
- ★ 局部复发后，再次尝试"纳武利尤单抗"治疗两个疗程，复查PET/CT显示肺内病灶及转移灶均无肿瘤活性
- ★ SCLC总体预后差，免疫治疗联合标准化疗已获得广泛期SCLC一线方案的适应证，但免疫单药治疗SCLC尚缺乏临床研究数据
- ★ 本例患者对经典一线方案不敏感，但却从后线免疫单药治疗中明显获益，与主流观点不相符，其中的原因值得进一步探索

病例简介

患者，女，71岁；否认特殊病史。

2014年8月因"反复咳嗽1月"就诊，无咳痰、发热、胸闷、胸痛等不适。胸部平扫CT结果提示：右肺多发小结节影伴右侧少量胸腔积液，未行治疗。

2014年12月，因咳嗽较前加重，伴右胸部隐痛，复查胸部CT提示：右肺、右侧胸膜、叶间胸膜多发小结节。2015年1月行内科胸腔镜检查，镜下见：右侧胸腔壁层胸膜、脏层胸膜及膈顶呈广泛、大小不一的结节样病变（图2-1），活检病理学检查结果提示：神经内分泌癌（图2-2）；考虑小细胞癌可能性大，遂明确诊断为：右肺小细胞癌 cT3N0M1a（胸

膜）Ⅳ期 PS 1 分。

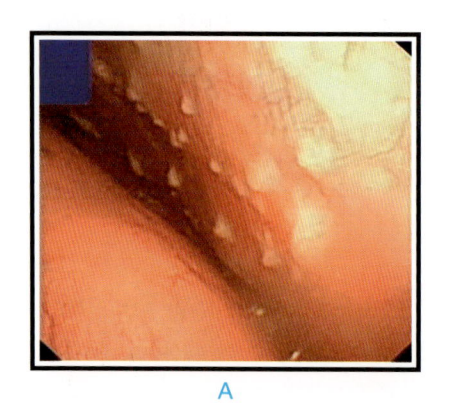

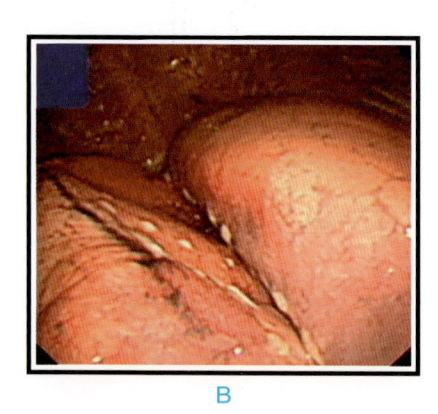

图 2-1　内科胸腔镜下图像

A – 壁层胸膜；B – 脏层胸膜

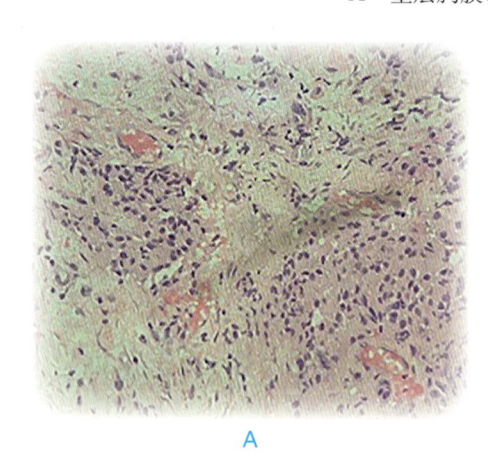

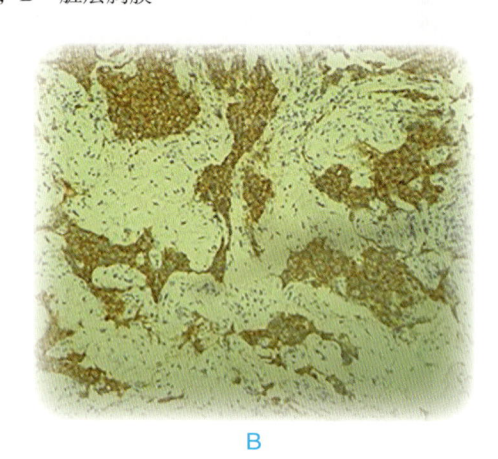

图 2-2　病理学图像

A – HE 400× 倍图像；B – 免疫组化染色显示 Syn+

2015 年 2 月与 3 月分别行两个疗程 EP 方案："依托泊苷"+"卡铂"，3 周一个疗程化疗。治疗前胸部平扫 CT 见：右肺靠近心缘旁病灶，右侧胸膜、叶间胸膜多发小结节（图 2-3），2015 年 4 月复查提示病灶进展（图 2-4A）并出现肝脏多发转移、骨多发转移（图 2-4B）。

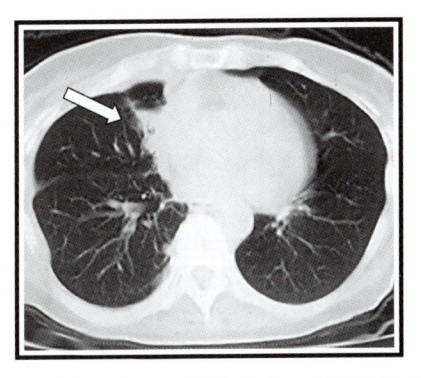

图 2-3　胸部平扫 CT 图像（2015 年 2 月 23 日）

右肺病灶（箭头）

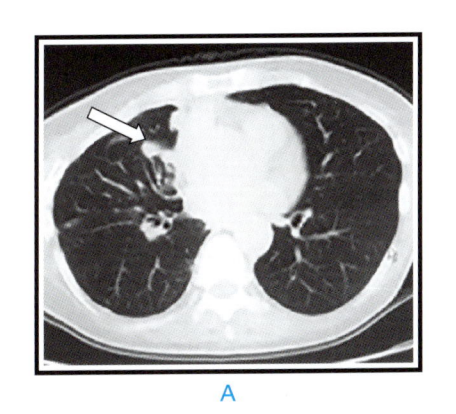

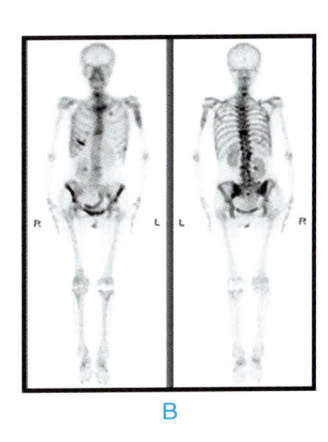

图 2-4　影像学复查图像（2015 年 4 月 21 日）

A – 胸部 CT 提示：右肺病灶进展（箭头）；B – ECT 扫描提示：多处骨转移

　　由于患者一般状况差，PS 评分 3 分，无法继续耐受化疗，随后行 4 次 DC-CIK（1 IU 静脉滴注，3 周一次）治疗。治疗后评估，肺部原发病灶及肝脏转移灶均增大（图 2-5），评估为疾病进展（PD），患者一般状况无改善，PS 评分 3~4 分。2015 年 10 月至 2016 年 2 月期间，行五个疗程"纳武利尤单抗"治疗（100 mg，静脉滴注，3 周一个疗程）。免疫治疗期间，复查提示右肺病灶及肝脏转移灶均逐渐消失（图 2-6），骨痛症状明显改善，临床评估为完全缓解（CR），PS 评分改善至 0~1 分。

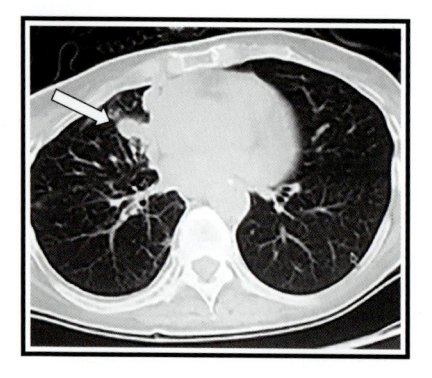

图 2-5　胸部平扫 CT 图像

DC-CIK 治疗后右肺病灶（箭头，2015 年 8 月 29 日）进展

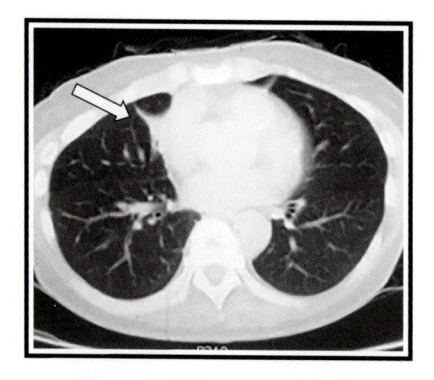

图 2-6　胸部平扫 CT 图像

免疫治疗后右肺病灶（箭头，2016 年 5 月 25 日）明显缩小

2016 年 2 月至 2018 年 2 月期间患者因经济原因暂停治疗，定期随访。2018 年 2 月复查胸部平扫 CT：右肺有新发病灶（图 2-7），考虑复发，再次行"纳武利尤单抗"治疗（100 mg，静脉滴注，3 周一个疗程）共两个疗程。2018 年 4 月复查胸部平扫 CT（图 2-8）及全身正电子发射断层扫描 / 计算机断层扫描（PET/CT）结果显示：右肺少许斑片影及右侧胸膜增厚，未见 ^{18}F- 脱氧葡萄糖（FDG）异常摄取，全身多发骨不规则致密影及类圆形低密度灶，FDG 未见异常摄取（图 2-9）。根据 PET/CT 结果评估，无肿瘤活性。

2018 年 4 月起因自身原因停药，定期随访至今，一般状况良好。

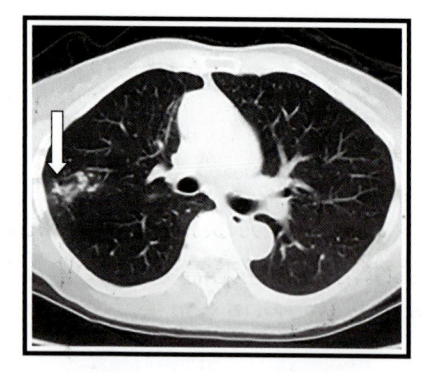

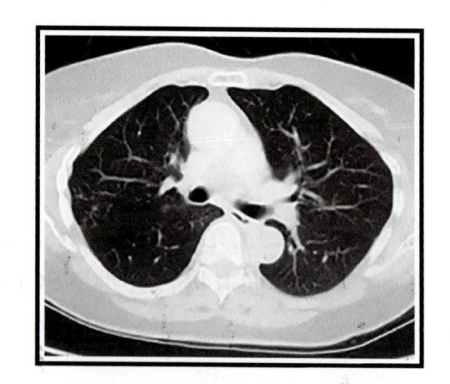

图 2-7　胸部平扫 CT 图像

右肺新发病灶（箭头，2018 年 2 月 6 日）

图 2-8　胸部平扫 CT 图像

右肺中叶病灶消失（2018 年 4 月 21 日）

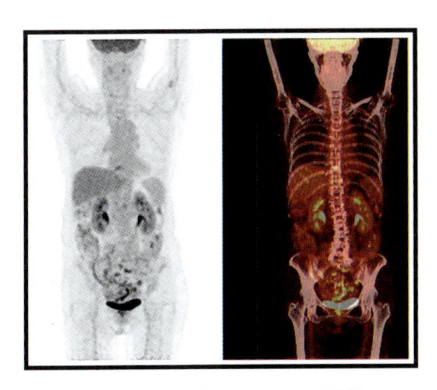

图 2-9　全身 PET/CT 图像

原肝脏及骨多个转移灶消失（2018 年 4 月 26 日）

讨论

有学者[1]报道，SCLC 约占肺癌患者的 15%，其中 70% 在确诊时即为广泛期，5 年生存率不足 2%。数十年来，广泛期 SCLC 患者的治疗除了放/化疗外几无进展，一线治疗仍是含铂双药化疗[2]。本例患者以"反复咳嗽伴胸闷"起病，内科胸腔镜下胸膜活检经病理确诊为源自肺脏的神经内分泌癌，会诊后考虑为 SCLC，一线方案化疗两个疗程后，肿瘤迅速进展，并出现胸腔外多个脏器转移。由于患者的病况不佳，无法耐受二线化疗及放疗，因此后续选用了免疫药物。

DC-CIK 曾一度被认可，作为过继性细胞免疫的首选方案[3]。研究表明，DC 与 CIK 共同培养，DC 分泌的 IL-12 明显增加，CD3+ CD56+ 细胞显著增加，CIK 细胞抗瘤作用也增强，而阻断 IL-12 的作用后，CIK 的抗瘤效应随之明显降低[4]，但该方法并未获得确切的临床疗效。

以"纳武利尤单抗"为代表的 PD-1 抗体自问世之后，为多种实体瘤的治疗带来突破性进展。在 CheckMate 017 和 CheckMate 057 研究数据的支持下，"纳武利尤单抗"分别于 2015 年 3 月和 10 月获批用于含铂化疗失败的鳞状和非鳞状转移性 NSCLC 的二线治疗，且无需考虑 PD-L1 表达水平，但彼时尚未见免疫治疗针对神经内分泌癌的相关报道。

在神经内分泌癌中，SCLC 是最常见、也最具代表性的；近年，免疫药物在 SCLC 治疗领域的研究进展迅速。CASPIAN 研究[5]数据表明，广泛期 SCLC 一线使用"度伐利尤单抗"联合标准化疗方案可显著延长患者的 OS，死亡风险较单纯化疗降低 27%；IMPOWER133 研究[6]数据显示，广泛期 SCLC 一线方案选用"阿特珠单抗"联合化疗，患者的中位 OS 和 PFS 均显著延长。基于上述研究，这两种 PD-L1 抑制剂联合 EP 方案化疗已被批准作为广泛期 SCLC 的一线治疗方案。"纳武利尤单抗"单药作为复发性 SCLC 的后续治疗方案，ORR 为 11.9%，中位缓解持续时间（DOR）为 17.9 个月[7]；另一种 PD-1 抑制剂"帕博利珠单抗"在复发性 SCLC 中的研究数据表明，其单药治疗 ORR 为 19.3%，mPFS 为 2.0 个月，mOS 为 7.7 个月[8]，因此，在 SCLC 的后续治疗中，PD-1 抑制剂单药治疗可以作为备选方案。

本例患者在一般状况差、PD-L1 表达水平未知的情况下，经与家属充分沟通后，选择了"纳武利尤单抗"单药治疗，至今已 28 个月，疾病控制良好，处于免疫长期应答状态。CheckMate-017/057 研究中，部分已存活 3 年的患者仍表现为持续应答状态，与本例患者的转归相似[9]。CA209-003 研究结果也显示[10]，晚期肺癌患者经"纳武利尤单抗"治疗后，2 年、3 年及 5 年的总体生存率分别为 25%、18% 和 16%，并未出现化疗后 5 年生存率呈断崖式下跌的现象，表明免疫治疗的效果一旦显现，可能会具有长期应答的特征。

（陈 杨）

述评

绝大多数 SCLC 在初诊时即为广泛期，而失去了手术机会，尽管放、化疗对多数患者有效，但会很快复发，后续治疗疗效有限。近年来，部分免疫药物已获批可作为广泛期 SCLC 的首选药物，从而为这类患者带来更好的预后。

本例广泛期 SCLC 患者先后两次使用 PD-1 抗体行免疫治疗，PFS 近 30 个月，展现出该疗法特有的"长拖尾效应"。本例患者诊疗过程中的遗憾之处在于：该患者于 2015 年使用免疫治疗时尚无确定的生物靶标，因此未能检测其 PD-L1、TMB、MSI 等相关标记物的表达情况，对其免疫长期应答的原因目前尚无法进行深入分析。实际上，查阅文献，当前对神经内分泌癌免疫治疗后持续应答的基础尚无明确的结论，但可作为今后临床科研的关注方向。

（黄 海）

主要参考文献

[1] Kalemkerian GP, Schneider BJ. Advances in small cell lung cancer. Hematol Oncol Clin North Am. 2017; 31(1): 143~156

[2] NCCN Clinical Practice Guidelines in Oncology: SCLCv2. 2018

[3] Ma Y, Zhang Z, Tang L, et al. Cytokine-induced killer cells in the treatment of patients with solid carcinomas: a systematic review and pooled analysis. Cytotherapy. 2012; 14(4): 483~493

[4] Märten A, Renoth S, von Lilienfeld-Toal M, et al. Enhanced lytic activity of cytokine-induced killer cells against multiple myeloma cells after co-culture with idiotype-pulsed dendritic cells. Haematologica. 2001; 86(10): 1029~1037

[5] Paz-Ares L, Dvorkin M, Chen Y, et al. Durvalumab plus platinum-etoposide versus platinum-etoposide in first-line treatment of extensive-stage small-cell lung cancer (CASPIAN): a randomized, controlled, open-label, phase 3 trial. Lancet. 2019; 394(10212): 1929~1939

[6] Horn L, Mansfield AS, Szczęsna A, et al. First-line atezolizumab plus chemotherapy in extensive-stage small-cell lung cancer. N Engl J Med. 2018; 379(23): 2220~2229

[7] Ready N, Farago AF, de Braud F, et al. Third-line nivolumab monotherapy in recurrent SCLC: CheckMate 032. J Thorac Onco. 2018; 14: 237~244

[8] Chung HC, Piha-Paul SA, Lopez-Martin J, et al. Pembrolizumab after two or more lines of previous therapy in Patients with recurrent or metastatic SCLC: results from the KEYNOTE-028 and KEYNOTE-158 studies. J Thorac Oncol. 2020; 15(4): 618~627

[9] Font EF, Gettinger SN, Burgio MA, et al. Three-year follow-up from CheckMate 017/057: Nivolumab versus docetaxel in patients with previously treated advanced non-small cell lung cancer (NSCLC). Ann of Oncol. 2017; 28(5): 462~470

[10] Gettinger S, Horn L, Jackman D, et al. Five-year follow-up of nivolumab in previously treated advanced non-small-cell lung cancer: results from the CA209-003 study. J Clin Oncol. 2018; 36(17): 1675~1684

3. "吉非替尼"致间质性肺病 1 例

★ 本例患者初次确诊时为早期肺腺癌，驱动基因阳性，行手术治疗

★ 术后出现左侧锁骨上淋巴结转移，采用化疗药物后因毒副作用明显，遂改用靶向药"吉非替尼"口服

★ "吉非替尼"治疗后 10 余日，双肺新发间质性改变，考虑为靶向药物所致间质性肺病，停用"吉非替尼"并予糖皮质激素治疗，1 个月后好转

★ 间质性肺病好转后，行左锁骨上淋巴结放疗，之后定期随访，获较长的无进展生存期

★ 随访 16 个月后出现小脑转移瘤，根据既往基因检测结果，给予靶向药"马来酸阿法替尼"，病情控制时间近半年，无间质性肺病发生

★ 颅内病灶再次进展后，采用细胞毒药物联合抗肿瘤血管生成药物，肿瘤病灶持续稳定

病例简介

患者，男，76 岁；吸烟史 1800 年支；既往有"高血压病"及"稳定型心绞痛"病史。因"刺激性咳嗽 2 周"，2014 年 9 月 15 日首次就诊于上海市肺科医院胸外科。

2014 年 9 月 16 日行胸部平扫 CT 提示：右肺上叶磨玻璃结节（图 3-1）。

2014 年 9 月 19 日行全麻下胸腔镜右肺上叶切除术，术后病理诊断：右肺上叶浸润性腺癌（腺泡型及乳头型为主），pT1N0M0 ⅠA 期 PS 1 分；之后定期随访。

图 3-1　胸部平扫 CT 图像

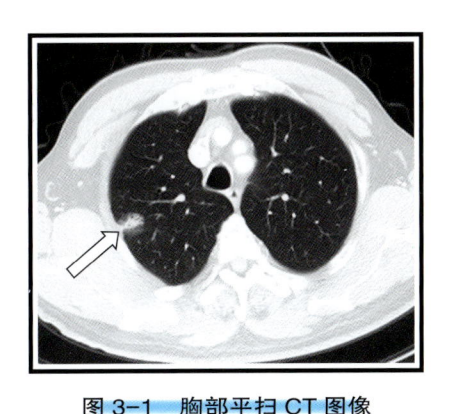

右肺上叶磨玻璃结节（箭头）

2018 年 6 月 15 日，患者于当地医院复查颈部超声提示：左侧锁骨上多发实质结节，考虑为肿大淋巴结可能，部分形态较饱满。2018 年 7 月 23 日被上海市肺科医院肿瘤科收治，住院期间行彩超引导下左锁骨上淋巴结穿刺活检术，病理学检查诊断：转移性肺腺癌，基因检测提示 *EGFR L858R* 突变，全身检查 PET/CT 未发现远处转移灶，修正诊断为：右肺腺癌 rpT1N3M0 ⅢB 期 PS 1 分。

2018 年 7 月至 10 月，给予化疗药"培美曲塞"+"卡铂"，四个疗程，疗效评估为疾病稳定（SD）。因出现骨髓抑制及严重的恶心、呕吐症状，患者无法耐受继续治疗，2018 年 10 月 31 日根据既往基因检测结果，改用靶向药"吉非替尼"口服。

2018 年 11 月 12 日患者无诱因下出现胸闷、气急，复查胸部平扫 CT 提示：双肺出现新增斑片影（图 3-2）。考虑为靶向药物所致间质性肺病（ILD），遂停用"吉非替尼"，予口服"泼尼松"抗炎、"盐酸莫西沙星片"抗感染治疗。

2018 年 12 月 10 日复查胸部平扫 CT 示：双肺斑片影较之前明显吸收（图 3-3）。

2019 年 1 月 7 日起行左锁骨上淋巴结放疗，每次剂量 2 Gy，共照射 30 次。放疗后患者无特殊不适，定期随访。

2020 年 5 月 19 日复查头颅增强 MRI 提示：右侧小脑半球转移瘤（图 3-4A），无神经系统症状。

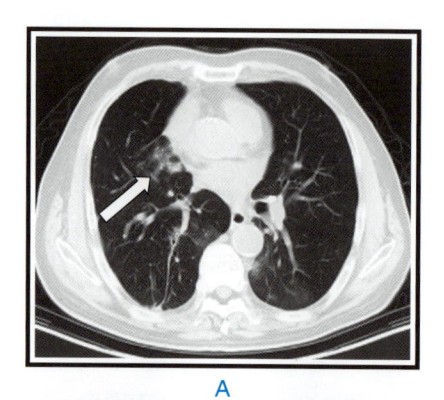

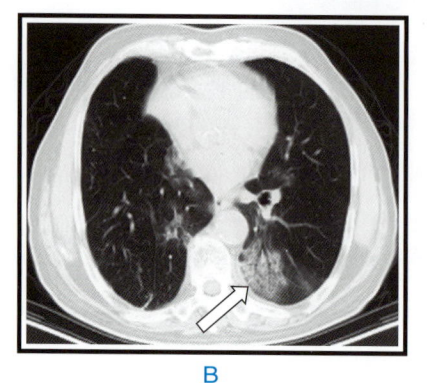

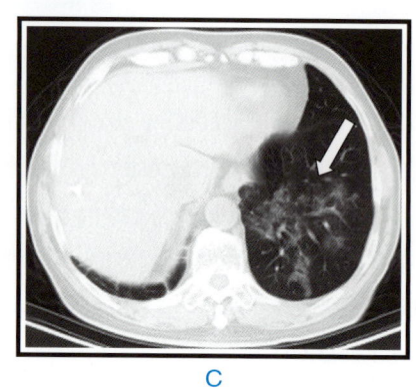

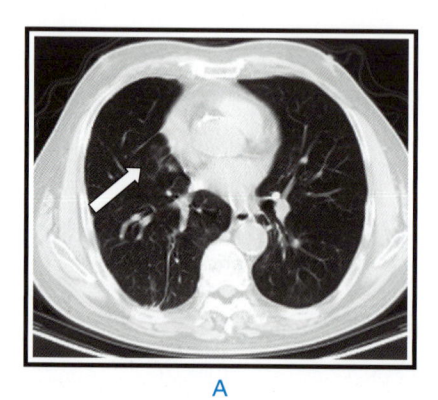

图 3-2　胸部平扫 CT 图像（2018 年 11 月 13 日）

A－右肺中叶内侧段心缘旁可见斑片影（箭头）；B－左肺下叶背段可见斑片影（箭头）；C－左肺下叶基底段可见斑片影（箭头）

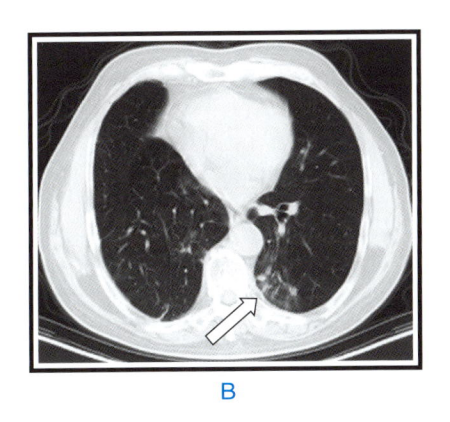

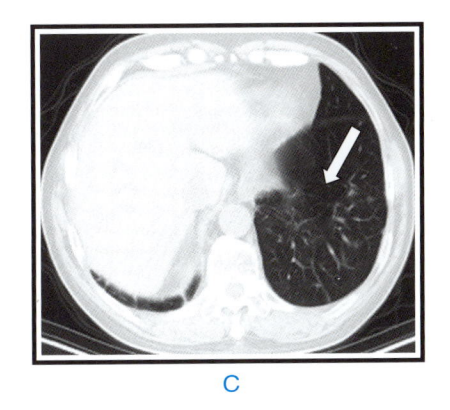

图 3-3　胸部平扫 CT 图像（2018 年 12 月 10 日）

A-右肺中叶内侧段心缘旁斑片影，较之前吸收（箭头）；B-左肺下叶背段斑片影，较之前吸收（箭头）；C-左肺下叶基底段斑片影，较之前吸收（箭头）

2020 年 5 月 25 日给予靶向药"马来酸阿法替尼"（40 mg/d），口服；1 个月后复查胸部平扫 CT 未见明显异常。2020 年 6 月 30 日复查头颅增强 MRI 示：右侧小脑半球病灶较之前部分吸收（图 3-4B）。

2020 年 11 月 16 日起患者出现视物模糊，复查头颅增强 MRI 示：右侧小脑半球病灶较之前增大（图 3-4C）。遂停止口服"马来酸阿法替尼"，行脑转移瘤立体定向外照射，每次剂量 6 Gy，共照射 6 次。2021 年 1 月 11 日行外周血 *EGFR* 检测，未见耐药突变。

2021 年 1 月 15 日、2 月 8 日分别给予化疗药"白蛋白紫杉醇"及抗肿瘤血管生成药"贝伐珠单抗"，疗效评估为 SD。全程治疗参见图 3-5。

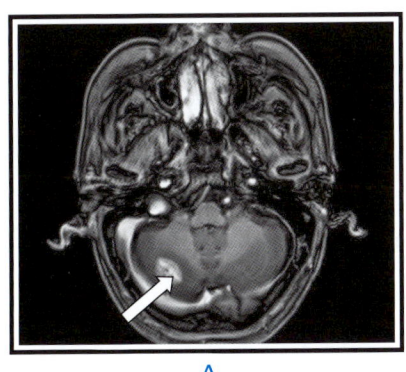

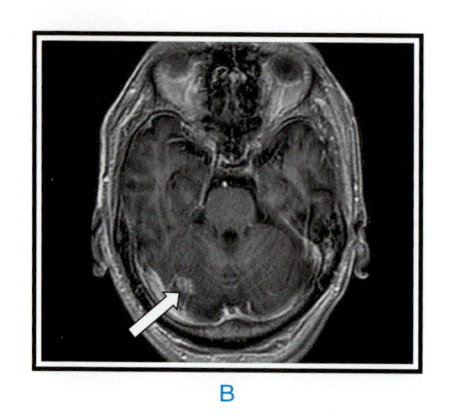

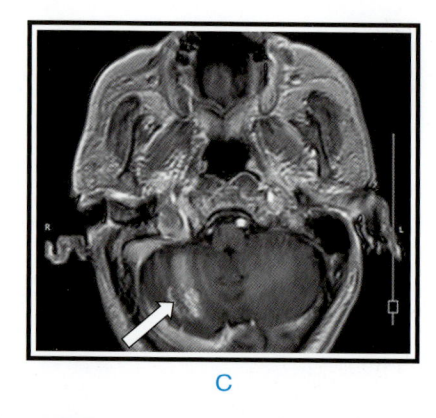

图 3-4　头颅 MRI 增强图像

A – 右侧小脑转移瘤（箭头，2020 年 5 月 19 日）；B – 口服"马来酸阿法替尼" 5 周（2020 年 6 月 30 日），脑转移瘤较之前缩小（箭头）；C – 口服"马来酸阿法替尼" 25 周（2020 年 11 月 16 日），脑转移瘤较之前增大（箭头）

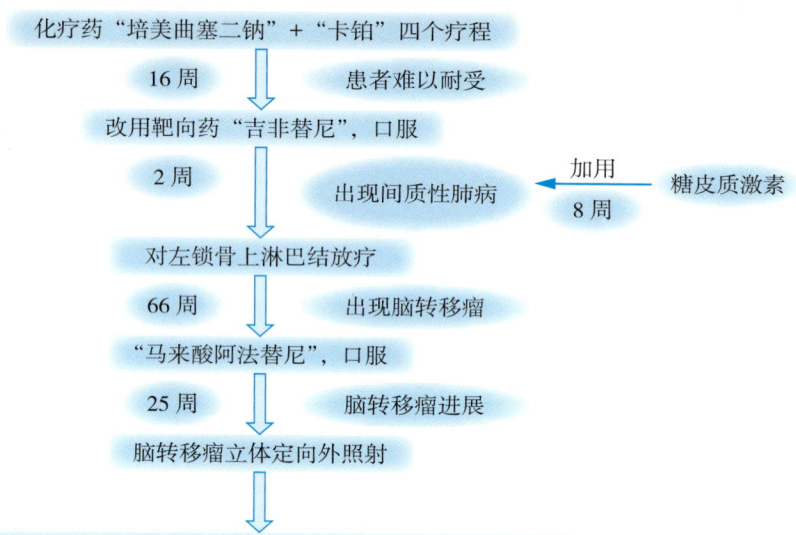

化疗药"培美曲塞二钠" + "卡铂"四个疗程
16 周　　患者难以耐受
改用靶向药"吉非替尼"，口服
2 周　　出现间质性肺病　　加用　糖皮质激素
8 周
对左锁骨上淋巴结放疗
66 周　　出现脑转移瘤
"马来酸阿法替尼"，口服
25 周　　脑转移瘤进展
脑转移瘤立体定向外照射
化疗药"白蛋白紫杉醇" + 抗肿瘤血管生成药"贝伐珠单抗"

图 3-5　治疗流程图

讨论

EGFR 敏感突变的 NSCLC 根治性手术后局部复发患者的治疗

根治性手术是早期 NSCLC 的主要治疗手段，但由于术后肿瘤复发或转移，导致术后患者的 5 年生存率低于 50%。Yuan 等[1]报道，80% 的患者在术后 2 年内出现肿瘤复发，复发后的中位生存期约为 11.5 个月。对于术后复发的 NSCLC，其标准治疗方法仍有争议。如果发生了远处转移，建议使用化疗药物和（或）分子靶向药物进行全身系统性治疗。Aoki 等[2]发现，术后局部复发（即复发病灶数量有限且原发病灶可控）者占 20%~45%，这类患者通过局部治疗可获长期生存的占比超过 50%。

2020 年的世界肺癌大会上报道了 KINDLE 研究的结果，这项研究回顾性分析了 2013 年至 2017 年间接受了 EGFR-TKI 靶向药的Ⅲ期 NSCLC 患者的生存数据，结果显示：初治时仅采用了靶向药物而未接受放疗的 $EGFR$ 突变型患者，与初治为同步放、化疗的患者相比，总生存期更短。由此可见，局部放疗在不可切除的Ⅲ期 NSCLC 患者的初治中起着举足轻重的作用。

本病案在肺癌术后仅出现左侧锁骨上淋巴结转移，肺内及其他部位均未查见新发病灶，属于局部复发，经过化疗药物联合局部放疗，获得 23 个月的无进展生存期。再次证实了，根治性手术后局部复发的 $EGFR$ 敏感突变的 NSCLC 患者可从局部治疗中获益。

EGFR-TKI 的应用及其毒副作用

Poeper 等[3]提出，$EGFR$ 突变是 NSCLC 中最具特征性的驱动基因突变，对于晚期 $EGFR$ 突变者，EGFR-TKI 在疗效及安全性方面均优于传统化疗药物。EGFR-TKI 有其特有的毒副作用，皮疹、腹泻及甲沟炎是最常见的，其他还有黏膜炎、口腔炎、角膜糜烂与鼻出血等，这些毒副作用与野生型 $EGFR$ 抑制作用有关[4]。不同的 EGFR-TKI 药物之间在毒副作用上也存在较大差异。高达 14% 的 $EGFR$ 敏感突变患者在接受 EGFR-TKI 药物后可能出现严重的毒副作用，如 ILD 或严重的肝毒性[5]。Jakeda 等[6]报道，出现 ILD 的患者常被迫中断使用 EGFR-TKI。

在 EGFR-TKI 相关性 ILD 中，三分之一的患者即使经过积极治疗仍会出现病亡[4]；EGFR-TKI 相关性 ILD 在黄种人中的发病率高于白种人，两项大型研究[7]显示，日本患者的发生率为 3.5%~4.0%，美国为 0.3%。EGFR-TKI 不良反应管理的专家共识[8]显示，不同 EGFR-TKI 药物所致 ILD 的发生率也不同。IPASS 和 NEJ002 研究中，"吉非替尼"导致的 ILD 分别为 2.6% 和 5.3%；EURTAC 研究中，"厄洛替尼"相关 ILD 的发生率为 1%；AURA3 研究中，"甲磺酸奥希替尼"引起 ILD 的概率为 4%；而在 LUX-Lung3 和 LUX-Lung6 研究中，"马来酸阿法替尼"所致 ILD 的发生率仅为 1% 和 0.4%。Kudoh 等[9]报道，EGFR-TKI 药物相关性 ILD 的高危因素包括：男性，年龄 ≥ 55 岁，吸烟史，PS 评分 ≥ 2 分，既往有间质性肺炎、慢性阻塞性肺疾病、肺部感染和（或）心脏病；正常肺面积 < 50%；1 年内放疗史，存在对侧肺转移，以及确诊后即开始采用 EGFR-TKI 药物。

EGFR-TKI 相关性 ILD 的常见临床表现有咳嗽、发热以及不同程度的呼吸困难，还可有一些伴随症状，如乏力、消瘦与食欲减退等；肺部听诊常可闻及吸气末"捻发音"或湿啰音。临床工作中一旦怀疑 ILD 时，应立即停止使用 EGFR-TKI 药物，必要时采用糖皮质激素，以抑制肺部炎症；对于呼吸衰竭者，需进行氧疗，密切监测患者病情变化，及时进行病情评估并调整用药。

本例患者存在多种高危因素，使用"吉非替尼"治疗 2 周即出现胸闷、气急症状；根据胸部平扫 CT 图像：考虑 ILD 可能，立即停用靶向药物，并予糖皮质激素及经验性抗感染治疗后，肺部病况缓解。

出现 EGFR-TKI 药物相关性 ILD 的后续治疗

对于 EGFR-TKI 药物相关性 ILD，根据患者的临床症状、活动能力以及影像学改变的严重程度可分为五级，其中，3 级以上为严重的药物毒副作用，即使 ILD 经治疗后缓解，也不推荐再次使用 EGFR-TKI 类药物；1~2 级轻度 ILD 患者经治疗痊愈后，需全面评估临床获益以及潜在风险后，谨慎选择是否再次使用 EGFR-TKI 药物；若再次使用，在靶向治疗期间需密切关注病情变化，如果再次发生 ILD，则应永久停药。

Kashiwabara 等[10]报道，在服用"吉非替尼"或"厄洛替尼"出现 ILD 的患者经治疗痊愈后，再次使用原 EGFR-TKI 联合口服"泼尼松龙"（0.5 mg/kg），未再次出现 ILD。也有学者[11]报道，在"吉非替尼"相关 ILD 痊愈后，更换为靶向药"厄洛替尼"，未再出现 EGFR-TKI 相关性 ILD，并获得了较长的 PFS。由此可见，对于 *EGFR* 敏感突变者，若初次使用 EGFR-TKI 出现 ILD，经综合评估后再次行靶向药物 EGFR-TKI，部分患者仍会从中获益。

本病案使用一代 EGFR-TKI 药物"吉非替尼"后短期内发生 ILD，经治好转后，选择了 ILD 发生率较低的靶向药"马来酸阿法替尼"，未再出现 EGFR-TKI 相关性 ILD，肿瘤控制时间为 25 周。

（叶伶云）

述评

尽管已接受根治性切除以及辅助化疗，*EGFR* 敏感突变型早期 NSCLC 患者的术后复发率依然较高。KINDLE 的研究报道显示，对于局部复发而原发病灶控制稳定的 *EGFR* 敏感突变肺癌患者，局部治疗可使患者获得长期生存。由此可见，局部治疗在此类患者中的地位仍不可撼动。

大量临床研究已证实，靶向药物 EGFR-TKI 可显著延长 *EGFR* 突变阳性晚期 NSCLC 患者的生存期，已成为其标准的治疗方案。但是，EGFR-TKI 药物也有其独特的毒副作用，最常见的是皮疹与腹泻，程度相对较轻。EGFR-TKI 药物所致 ILD 的发生率不高，但病情发展迅速且致死率较高，是影响 EGFR-TKI 药物持续治疗的重要因素之一，对其的早期识别与及时处理至关重要。待 EGFR-TKI 药物相关性 ILD 缓解后，一方面，经谨慎评估风险，可再次尝试使用原 EGFR-TKI 药物，同时口服低剂量糖皮质激素维持治疗；另一方面，更换其他靶向药物也是一种可行的选择。

因此，临床上在采用靶向药 EGFR-TKI 的过程中，需密切监测，管理好药物相关性毒副作用，避免不必要的减量或停药，从而使患者能最大程度地从 EGFR-TKI 药物中获益。

（任胜祥）

主要参考文献

[1] Yuan Q, Wang W, Zhang Q, *et al*. Clinical Features and Prognostic Factor of Thoracic Postoperative Oligo-Recurrence of Non-Small-Cell Lung Cancer. Cancer Manag Res. 2020; 12: 1397~1403

[2] Aoki S, Yamashita H, Takahashi W, *et al*. Salvage stereotactic body radiotherapy for post-operative oligo-recurrence of non-small cell lung cancer: A single-institution analysis of 59 patients. Oncol Lett. 2020; 19(4): 2695~2704

[3] Roeper J, Griesinger F. Epidermal growth factor receptor tyrosine kinase inhibitors in advanced nonsmall cell lung cancer: what is the preferred first-line therapy? Curr Opin Oncol. 2019; 31(1): 1~7

[4] Ohmori T, Yamaoka T, Ando K, *et al*. Molecular and clinical features of EGFR-TKI-associated

lung injury. Int J Mol Sci. 2021; 22(2): 792

[5] Ren SH, Li Y, Li WW, *et al*. Fatal asymmetric interstitial lung disease after erlotinib for lung cancer. Respiration. 2012; 84(5): 431~435

[6] Takeda M, Okamoto I, Tsurutani J, *et al*. Clinical impact of switching to a second EGFR-TKI after a severe AE related to a first EGFR-TKI in EGFR-mutated NSCLC. Jpn J Clin Oncol. 2012; 42(6): 528~533

[7] Li L, Huang WT, Li KL, *et al*. Metformin attenuates gefitinib-induced exacerbation of pulmonary fibrosis by inhibitors of TGF-β signaling pathway. Oncotarget. 2015; 6(41): 43605~43619

[8] Chinese Society of Lung Cancer, Chinese Anti-Cancer Association. EGFR–TKI ADR management chinese expert consensus. Zhongguo Fei Ai Za Zhi. 2019; 22(2): 57~81

[9] Kudoh S, Kato H, Nishiwaki Y, *et al*. Interstitial lung disease in Japanese patients with lung cancer: a cohort and nested case-control study. Am J Respir Crit Care Med. 2008; 177(12): 1348~1357

[10] Kashiwabara K, Semba H, Fujii S, *et al*. Outcome in advanced non-small cell lung cancer patients with successful rechallenge after recovery from epidermal growth factor receptor tyrosine kinase inhibitor-induced interstitial lung disease. Cancer Chemother Pharmacol. 2017; 79(4): 705~710

[11] Chang SC, Chang CY, Chen CY, *et al*. Successful erlotinib rechallenge after gefitinib-induced acute interstitial pneumonia. J Thorac Oncol. 2010; 5(7): 1105~1106

4. 多学科综合治疗 *EGFR* 野生型晚期肺腺癌获得长期生存1例

- ★ 多线及多学科综合治疗为驱动基因阴性或免疫联合化疗失败的晚期 NSCLC 患者打开新局面
- ★ 本例为野生型 *EGFR* 初诊晚期肺腺癌患者，在治疗初期接受标准一、二线化疗药物治疗，获得了近3年的病况稳定
- ★ 病况进展后，再次接受化疗与抗肿瘤血管生成药"呋喹替尼"治疗，然病况未获控制；后接受放射性粒子植入内照射放疗、细胞毒药联合抗肿瘤血管生成药"贝伐珠单抗"及"盐酸安罗替尼"治疗病况继续进展，且出现脑转移，遂接受颅脑外照射放疗
- ★ 后线使用 PD-1 抗体"特瑞普利单抗"联合化疗与抗血管药治疗，病情再次获得 PR，无明显毒副作用，获得近6年的长期生存

病例简介

患者，男，64岁；吸烟史600年支。因"咳嗽、咳痰，伴痰中带血1个月"，于2014年10月16日首次就诊于上海长海医院呼吸与危重症医学科。患者既往无特殊病史且否认其他慢性疾病史。

外院胸部平扫CT发现：右肺上叶结节影。经CT引导肺下叶穿刺活检，病理诊断：右肺上叶浸润性低分化腺癌；结合全身评估，终诊断为：右肺上叶腺癌 T4N2M1a（肺）ⅣA期 PS 1分。

2014年10月24日给予一线"培美曲塞"+"卡铂"方案化疗，共六个疗程，其间多次进行疗效评估均为稳定（SD）。

2015年4月27日起，间隔8~13周给予单药"培美曲塞"共维持化疗十个疗程，患者遵医嘱定期随访。

2017年5月28日胸部平扫CT提示：右肺上叶病灶较前增大（约 2.6 cm × 1.8 cm），并右肺上下叶转移，经疗效评估：肺部病灶PD，改用

"多西他赛"+"卡铂"方案化疗两个疗程。

2017年7月18日胸部平扫CT提示：右肺上叶病灶较前缩小（约1.9 cm×1.6 cm），经疗效评估：肺部病灶部分缩小（PR）。因患者出现对"卡铂"的过敏反应，改用"多西他赛"+"顺铂"方案继续化疗四个疗程。

2017年12月18日胸部平扫CT提示：右肺上叶病灶较前增大（约3.6 cm×2.9 cm），经疗效评估：病况PD。

2018年1月8日给予临床研究药物"呋喹替尼"（5 mg/d），晨起空腹整片吞服，服用3周，停1周。最佳疗效评估为SD。

2018年8月17日复查胸部平扫CT提示：右肺上叶病灶较前增大（约4.3 cm×2.9 cm），经疗效评估：肺部病灶PD，退出临床研究，停止口服"呋喹替尼"。

2018年8月21日行CT引导下右肺上叶病灶碘125（^{125}I）粒子置入术，共置入^{125}I粒子100粒。

2018年9月28日给予"盐酸吉西他滨"+"顺铂"+"贝伐珠单抗"（抗肿瘤血管生成药），静脉滴注，5~6周1次，共四个疗程。期间外周血NGS检测结果为：*EGFR*野生型、*KRAS*突变型。

2019年3月9日胸部平扫CT提示：两肺多发转移，病灶较前增大增多（图4-1），经疗效评估：肺部病灶PD。

2019年3月15日予"培美曲塞"+"卡铂"一个疗程，同时联合"盐酸安罗替尼"（12 mg/d）口服。

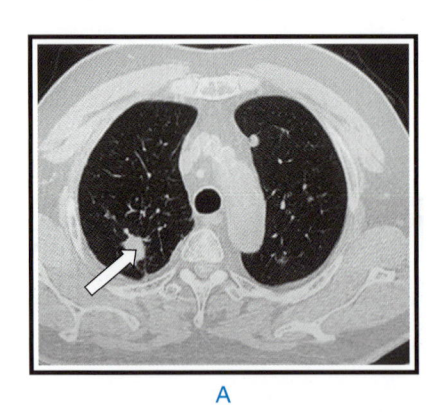

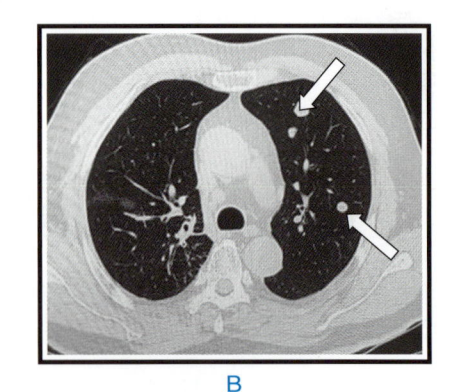

图4-1 胸部平扫CT图像（2019年3月9日）

A－右肺转移灶（箭头）；B－左肺多个转移灶（箭头）

2019年4月17日查头颅增强MRI提示：双侧大脑半球、左侧小脑多发转移（图4-2），经疗效评估：头部病灶PD，修正诊断为：右肺上叶腺癌T4N2M1a（肺）M1c（脑）ⅣB期PS 1分。患者在当地医院行头颅放疗（具体放疗剂量及其方式不详）。

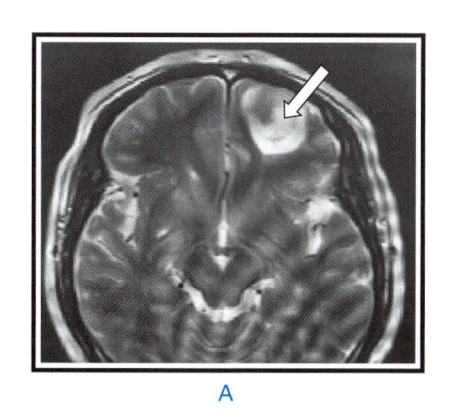

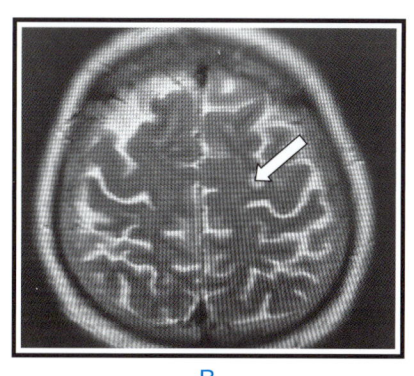

图4-2 头颅增强MRI图像（2019年4月17日）

A－左侧大脑半球转移灶（箭头）；B－左侧大脑半球转移灶（箭头）

2019年4月17日给予"紫杉醇"+"顺铂"+"特瑞普利单抗"+"盐酸安罗替尼"联合治疗，5~10周1次，共五个疗程。

2019年8月15日复查胸部平扫CT提示：胸部病灶SD（图4-3），头颅增强MRI提示：头部病灶SD（图4-4）。

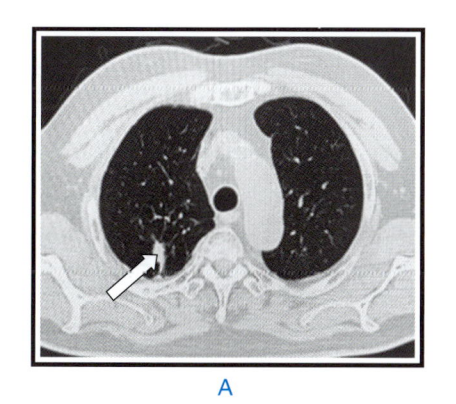

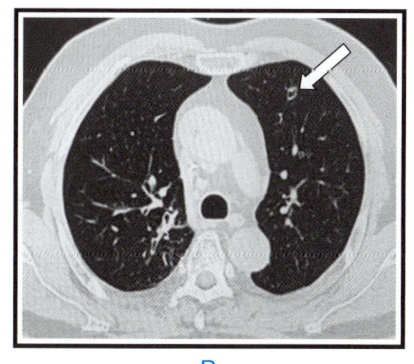

图4-3 胸部平扫CT图像（2019年8月15日）

A－右肺转移灶较前减少并缩小（箭头）；B－左肺转移灶较前减少并缩小（箭头）

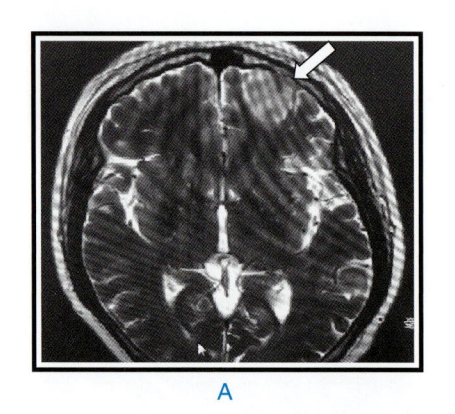

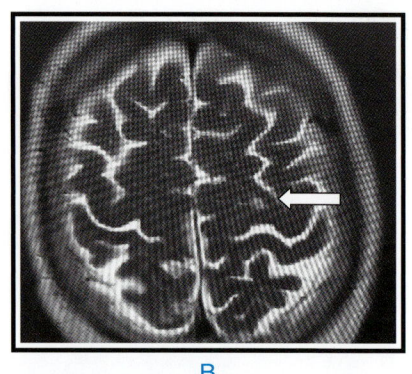

图 4-4 头颅增强 MRI 图像（2019 年 8 月 16 日）

A-左侧大脑半球转移灶较前缩小（箭头）；B-左侧大脑转移灶较前缩小（箭头）

2020 年 1 月 3 日胸部平扫 CT 提示：右肺上叶尖段病灶较前增大（约 3.1 cm×3.6 cm），转移病灶较前增大，经疗效评估：肺部病灶 PD。2020 年 1 月 6 日再次行 CT 引导下右肺上叶病灶置入 ^{125}I 放射性粒子 60 粒。

因经济原因，该患者暂停使用 PD-1 抗体治疗，而给予"盐酸安罗替尼"联合"紫杉醇"+"顺铂"治疗一个疗程。2020 年 4 月 11 日复查胸部平扫 CT 提示：胸部病灶 SD（图 4-5）。

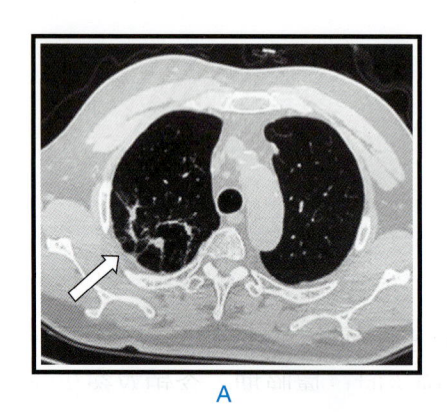

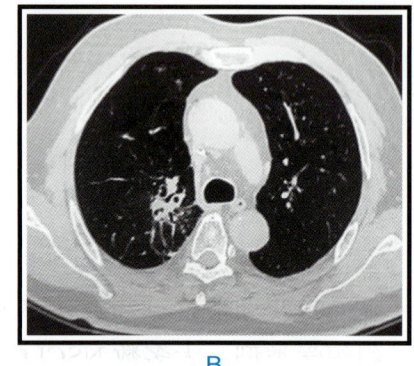

图 4-5 胸部平扫 CT 图像（2020 年 4 月 11 日）

A-右肺转移灶较前进一步减少并缩小（箭头）；B-左肺转移灶消失

2020 年 7 月 16 日胸部平扫 CT 提示：右肺上叶病灶较前增大（约 4.1 cm×3.6 cm），肺内其他转移病灶较前缩小；疗效评估：肺部病灶 PD。再次给予"培美曲塞"+"顺铂"+"贝伐珠单抗"联合"特瑞普利单抗"

治疗两个疗程。2020年8月26日复查胸部平扫CT提示：胸部病灶SD。因患者出现对"顺铂"的过敏反应，改用"培美曲塞"+"奥沙利铂"+"贝伐珠单抗"联合"特瑞普利单抗"方案至今。全程治疗参见图4-6。

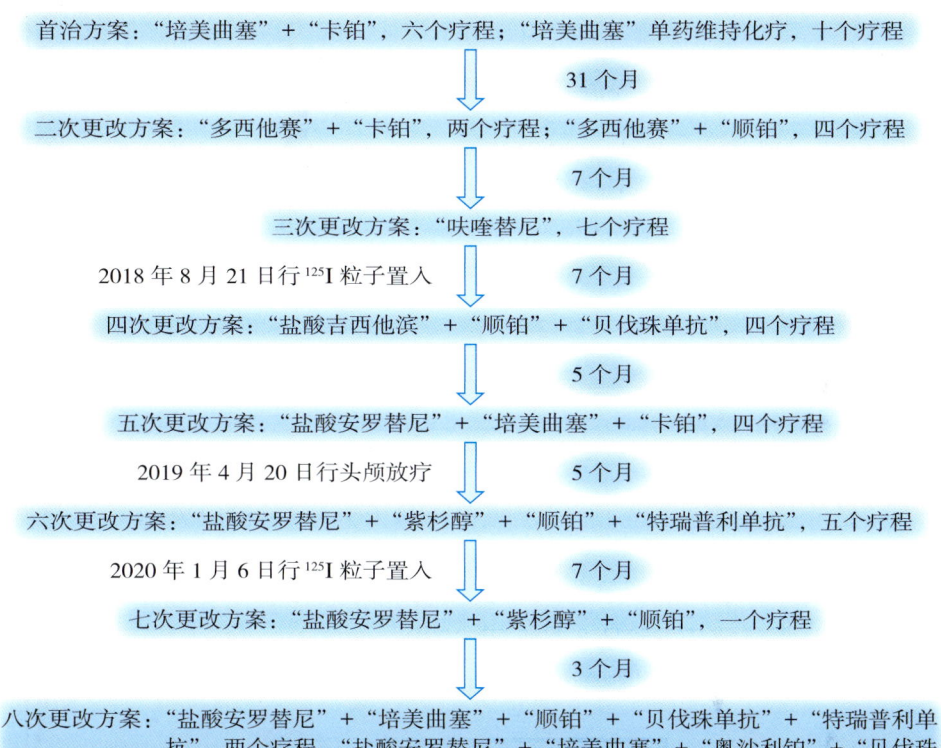

首治方案："培美曲塞"+"卡铂"，六个疗程；"培美曲塞"单药维持化疗，十个疗程

↓ 31个月

二次更改方案："多西他赛"+"卡铂"，两个疗程；"多西他赛"+"顺铂"，四个疗程

↓ 7个月

三次更改方案："呋喹替尼"，七个疗程

2018年8月21日行 ^{125}I 粒子置入　↓ 7个月

四次更改方案："盐酸吉西他滨"+"顺铂"+"贝伐珠单抗"，四个疗程

↓ 5个月

五次更改方案："盐酸安罗替尼"+"培美曲塞"+"卡铂"，四个疗程

2019年4月20日行头颅放疗　↓ 5个月

六次更改方案："盐酸安罗替尼"+"紫杉醇"+"顺铂"+"特瑞普利单抗"，五个疗程

2020年1月6日行 ^{125}I 粒子置入　↓ 7个月

七次更改方案："盐酸安罗替尼"+"紫杉醇"+"顺铂"，一个疗程

↓ 3个月

八次更改方案："盐酸安罗替尼"+"培美曲塞"+"顺铂"+"贝伐珠单抗"+"特瑞普利单抗"，两个疗程，"盐酸安罗替尼"+"培美曲塞"+"奥沙利铂"+"贝伐珠单抗"+"特瑞普利单抗"，沿用至今

图4-6　治疗流程图

讨论

肺癌是我国最常见和致死率最高的恶性肿瘤，NSCLC是肺癌中最常见的组织学类型，大多数NSCLC患者确诊时已属晚期。含铂双药化疗作为晚期NSCLC的标准治疗方案，已进入了瓶颈期，随着精准医学的发展以及新型抗肿瘤药物的崛起，晚期NSCLC的治疗理念在不断地发生变化。根据患者体能状态、驱动基因状态以及PD-L1表达水平，晚期NSCLC治疗可选择靶向治疗、含铂方案化疗、免疫治疗或抗血管生成药物等。与此同时，多学科联合治疗在晚期NSCLC中也取得了较好的结果，肺癌转变成"慢性病"将成为可能。

晚期 NSCLC 中驱动基因状态与免疫治疗的相关性

免疫治疗作为治疗肿瘤的新希望，能显著提高晚期 NSCLC 的 5 年生存率，然而其在未经基因检测的患者中也只有 15%~20% 能从中获益。随着研究的深入，发现肿瘤驱动基因状态与 PD-1/PD-L1 表达可能存在相互作用；对于驱动基因阳性肺癌者的效果差强人意。

EGFR 是 NSCLC 中最重要的驱动基因之一。40%~80% NSCLC 患者存在 *EGFR* 突变[1]。Herbst 等[2]研究了"帕博利珠单抗"对比"多西他赛"用于经治的、PD-L1 阳性的晚期 NSCLC，结果显示：免疫药物治疗显著延长 *EGFR* 野生型患者的 OS，但 *EGFR* 突变患者的 OS 无明显延长。另一项荟萃分析[3]结果显示，*EGFR* 野生型患者使用免疫治疗比突变型患者的疗效显著。综合上述研究结果，*EGFR* 突变型晚期 NSCLC 患者对免疫结合点阻断剂的效果不佳。

本例患者 *EGRF* 属野生型并伴有 *KRAS* 突变，*KRAS* 基因也是 NSCLC 中重要的驱动基因之一。15%~25% 的 NSCLC 患者存在 *KRAS* 基因突变，且多见于吸烟的肺腺癌患者[4]。一项回顾性研究[5]发现，*KRAS* 突变的患者低表达 PD-L1 可以从免疫结合点阻断剂的治疗中获得更长的 PFS。Ji 等[6]研究显示，存在 *KRAS* 基因突变的患者，接受"纳武利尤单抗"治疗后获益，那些无 *KRAS* 突变的患者经治疗未见获益。*KRAS* 突变有望成为免疫药物对 NSCLC 治疗的疗效预测标志，有待临床大样本的前瞻性验证[7]。

肿瘤免疫药物联合抗血管生成药物有望增加肿瘤治疗的受益者

免疫结合点阻断剂的应用已成为肿瘤治疗领域最有前途的方法之一。与目前针对肿瘤细胞的治疗（化疗、放疗或靶向治疗）不同，免疫结合点阻断剂直接恢复由肿瘤介导所耗尽的宿主抗肿瘤免疫反应。针对 PD-1 和 PD-L1 的免疫结合点阻断剂在治疗晚期 NSCLC 上显示出明显的优势。与化疗或放疗相比，PD-1/PD-L1 治疗可显著提高晚期 NSCLC 的持久缓解率，延长生存期，且毒副作用有限。然而，进一步的临床探索仍存在众多课题：如一小部分受益者，存在原始与获得性耐药；尚缺乏预测预后的生物标记物，以及与药物相关性毒副作用等。

在《晚期非小细胞肺癌抗血管生成药物治疗中国专家共识》（2020 年

版）[8]中提到肿瘤新生血管生成与包括 NSCLC 在内的实体瘤的发生及其进展密切相关，且贯穿肿瘤进展的全过程，因此抗血管生成药物可使广泛的晚期 NSCLC 患者达到治疗获益。目前已有三种抗血管生成药物在我国获批用于治疗晚期 NSCLC 患者，包括血管内皮生长因子（VEGF）抑制剂"贝伐珠单抗"、"重组人血管内皮抑制素"和小分子多靶点抑制剂（TKI）"盐酸安罗替尼"，这三种药品均已进入国家医保目录，对晚期 NSCLC 患者的疗效与安全性均获得了验证。相比欧美，东亚患者可从抗血管生成药物治疗中获得更多效益。

"重组人血管内皮抑制素"与"盐酸安罗替尼"是国内自主研发的抗血管生成药物。"盐酸安罗替尼"与其他 TKI 不同，可强效抑制血管内皮细胞生长因子受体（VEGFR）、PDGFR、FGFR 以及 c-Kit 等多个靶点；作用于上述靶点的半抑制浓度（IC50）值较低，其安全性更佳；具有抗肿瘤血管生成与抑制肿瘤生长的双重作用，在作用机制上有着明显的优势。

在《盐酸安罗替尼治疗晚期肺癌中国专家共识》（2020 版）[9]中指出晚期 NSCLC 患者使用"盐酸安罗替尼"，无论 EGFR 基因型、病理组织学类型、老年人、基线有脑转移以及继往接受过治疗的患者均可获益；然而，免疫治疗联合抗血管生成药物的疗效还有待临床的深入探讨。

多学科联合治疗可能成为驱动基因阴性或免疫联合化疗失败的 NSCLC 患者最佳的治疗策略

晚期 NSCLC 患者大多已经发生转移，通常需要进行全身治疗。放射治疗联合免疫药物的治疗模式，实现了局部治疗与全身治疗的完美结合，放射治疗可以改变肿瘤免疫的微环境，有助于提高免疫药物的疗效。此外，数种免疫药物的合用，免疫药物联合抗肿瘤血管生成药物，不同种的免疫药物联合细胞毒药物，均取得了较好的疗效。除药物之间的联用外，免疫药物联合局部治疗（如放疗、介入、射频消融、冷冻消融等手段），也有望成为肿瘤未来治疗的重要措施。联合治疗除了产生 1+1 ≥ 2 的疗效外，还减少了药物的毒副作用，有利于临床更好地实现个案化治疗。

本例为 EGFR 野生型、KRAS 突变的晚期肺腺癌患者，多线化疗、放疗进展后，PD-1 抑制剂联合化疗药及抗血管生成药的疗效佳，治疗时间长达 6 年，毒副作用的发生程度均较轻微，基本无需进行特殊的治疗处理。

综上所述，对无致癌驱动基因敏感突变或免疫药联合化疗药失败的晚期 NSCLC 患者，多学科联合治疗是一个极为重要的选择。

（陈倩倩　张景熙）

述评

本例患者的治疗收益非常显著，治疗时间已近 6 年，尽管过程有些曲折，其实这也非常符合近年来晚期 NSCLC 治疗的进展过程（细胞毒药物→靶向药物→免疫药物）。

随着医药行业的不断进展，临床上从持续化疗，到化疗药联合抗肿瘤血管生成的靶向治疗；之后根据基因检测结果，更换抗血管生成药物；再到化疗药 + 抗肿瘤血管靶向药 + 免疫药，同时结合放疗，从而找到多学科联合治疗的最佳策略。

治疗 NSCLC 的药物包括直接作用于肿瘤细胞的药物（细胞毒药物与 TKIs）以及作用于肿瘤微环境的药物（免疫结合点阻断剂与抗肿瘤血管生成药）。联合治疗将会延缓肿瘤耐药的发生，将疗效获益最大化，或可成为一线治疗的新标准。

对确诊后尚未治疗的肺癌患者，尽早使用免疫治疗，就可能达到免疫治疗的疗效最大化。对治疗前肿瘤组织 PD-L1，高表达者可选择免疫单药的治疗方案；而低表达或不表达者则可选择免疫药加化疗药方案；且应在每次耐药时再行活检，以明确耐药机制。由于肿瘤血管的生成参与肿瘤发生发展的每个环节，因此抗肿瘤血管生成药的应用也是可联合免疫、靶向、化疗三类药物治疗的关键。

随着肿瘤治疗进入多种方式联合治疗的精准医疗时代，癌症也在朝着慢性病化发展，长期控制、带瘤生存将不再是奢望。晚期 NSCLC 治疗策略的未来将要以患者生存获益的最大化以及改善患者生活质量为核心，期待临床联合多学科在个性化的基础上不断进行精准治疗的探索。

（黄　怡）

主要参考文献

[1] Chan BA, Hughes BG. Targeted therapy for non-small cell lung cancer: current standards and the promise of the future. Trans Lung Cancer Research. 2015; 4(1): 36~54

[2] Herbst RS, Baas P, Kim DW, et al. Pembrolizumab versus docetaxel for previously treated,

PD-L1-positive, advanced non-small-cell lung cancer (KEYNOTE-010): a randomised controlled trial. Lancet. 2016; 387(10027): 1540~1550

[3] Ramos-Esquivel A, van der Laat A, Rojas-Vigott R, *et al*. Anti-PD-1/anti-PD-L1 immunotherapy versus docetaxel for previously treated advanced non-small cell lung cancer: a systematic review and meta-analysis of randomised clinical trials. ESMO open. 2017; 2(3): e000236

[4] Wood K, Hensing T, Malik R, *et al*. Prognostic and predictive value in KRAS in non-small-cell lung cancer: a review. JAMA Oncol. 2016; 2(6): 805~812

[5] Kauffmann-Guerrero D, Tufman A, Kahnert K, *et al*. Response to checkpoint inhibition in non-small cell lung cancer with molecular driver alterations. Oncology Research Treatment. 2020; 43(6): 289~298

[6] Ji M, Liu Y, Li Q, *et al*. PD-1/PD-L1 expression in non-small-cell lung cancer and its correlation with EGFR/KRAS mutations. Cancer Biol Therapy. 2016; 17(4): 407~413

[7] 陈捷，姜达，黄芳. 非小细胞肺癌中驱动基因状态与免疫治疗相关性的研究进展. 中国肺癌杂志. 2019; 22(04): 233~238

[8] 晚期非小细胞肺癌抗血管生成药物治疗中国专家共识(2020版). 中华医学杂志. 2020; 100(46): 3659~3673

[9] 盐酸安罗替尼治疗晚期肺癌中国专家共识(2020版). 中华肿瘤杂志. 2020; 42(10): 807~816

5. 晚期非小细胞肺癌全程管理 1 例

- ★ 对晚期肺癌患者，针对病况实施个案化综合治疗，以便这类患者获得长期、高质量的生存成为可能
- ★ 本例初诊为晚期肺腺癌患者，先后使用了多种细胞毒药物、抗肿瘤血管生成药物以及免疫药物，尽管病况一度被控制，但仍缓慢进展
- ★ 随着病情的不断进展，患者先后 5 次抽取外周血、心包积液以及胸腔积液行肺癌 NGS 检测，直至第五次于外周血及胸腔积液中均查见 *ROS1* 基因重排
- ★ 根据基因检测结果，第七次治疗方案为口服靶向药"克唑替尼"，最佳疗效达到部分缓解
- ★ 针对局部肿瘤多次进展的情况，在积极调整全身抗癌治疗方案的同时，先后给予放射性粒子植入术、胸膜固定术以及心包固定术等局部治疗，患者始终保持较佳的生活质量，自确诊至今，生存已近 6 年

病例简介

患者，男，57 岁；无吸烟史。患者既往有"高血压病""2 型糖尿病"病史，药物控制可，平时无特殊不适。

因"偶然触及左侧颈部肿块"，即于 2015 年 4 月首次就诊于上海长海医院整形科。经左颈部肿物活检，病理检查结果：左颈部转移性乳头状腺癌，考虑源自呼吸道。胸部平扫 CT 发现：左肺上叶阴影，双肺多发小结节，部分结节内见空腔（图 5-1A）。

2015 年 5 月行支气管镜检查，对 4L 组淋巴结行超声支气管镜引导下经支气管针吸活检术（EBUS-TBNA）；穿刺组织病理诊断：肺腺癌；组织 *EGFR* 基因野生型。2021 年 5 月 7 日确诊为：左肺上叶腺癌 T4N3M1

（肺）Ⅳ期 驱动基因野生型 PS 0 分。

2015 年 5 月至 2016 年 5 月，予以化疗药"培美曲塞"+"顺铂"方案，六个疗程。其间复查胸部平扫 CT 提示：双肺小结节消失，左肺上叶病灶缩小（图 5-1B）。此后给予化疗单药"培美曲塞"维持，四个疗程；最佳疗效评估为 SD。

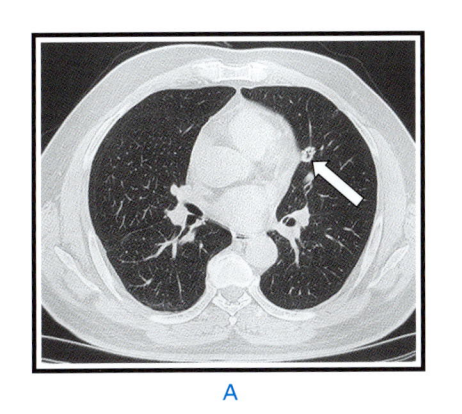

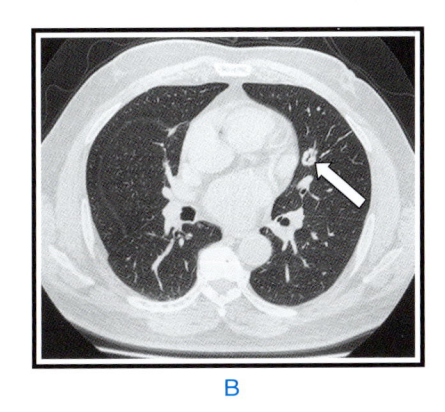

图 5-1　胸部平扫 CT 图像

A - 左肺上叶阴影（箭头），双肺多发小结节，部分结节内见空洞（2015 年 5 月）；B - 两肺小结节消失，左肺上叶病灶缩小（箭头，2016 年 3 月）

2016 年 5 月 16 日行胸部及颈部平扫 CT 检查发现：双肺多发小结节，左侧颈部多发淋巴结肿大（图 5-2A），左侧腮腺转移病灶，锁骨上多发肿大淋巴结，考虑病况进展。2016 年 5 月 19 日在超声引导下行左侧颈部淋巴结内 I^{125} 粒子植入术，共置入放射性粒子 30 粒，术后患者无明显不适。3 个月后复查颈部增强 CT，提示左颈部淋巴结较前缩小（图 5-2B）。

自 2016 年 8 月至 2017 年 2 月，调整为化疗药"多西他赛"+"卡铂"方案，共四个疗程，最佳疗效评估为 SD。

2017 年 2 月 9 日胸部平扫 CT 提示：左肺上叶病灶较前增大，双肺小结节增多、增大，可见多个肺部新发结节。考虑病情第二次进展，患者自行购买"盐酸埃克替尼"(125 mg)，口服，每天 3 次；2 个月后，出现胸闷、声嘶。心脏彩超提示：大量心包积液，予心包穿刺，心包积液中查见癌细胞。停用"盐酸埃克替尼"，将心包积液送检基因检测（第二次），结果：全野生型。在心包腔内注入抗肿瘤血管生成药"贝伐珠单抗"（200 mg）局部治疗。

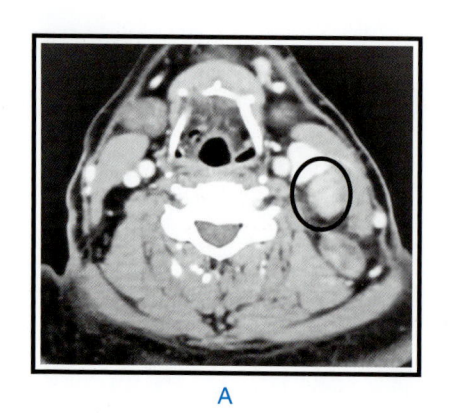

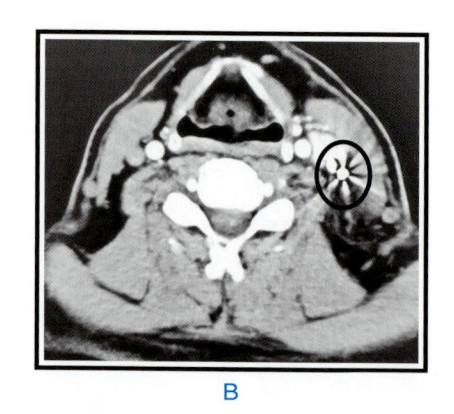

图 5-2　颈部增强 CT 图像

A – 左侧颈部淋巴结肿大（圈，2016 年 5 月）；B – 放射性粒子植入治疗后 3 个月，左颈部淋巴结明显缩小，可见金属粒子影（圈，2016 年 8 月）

2017 年 4 月至 2019 年 2 月，更换为化疗药"紫杉醇"+"卡铂"+抗肿瘤血管生成药"贝伐珠单抗"，十七个疗程，病灶略有缩小，评估为 SD。

2019 年 3 月 5 日复查胸部平扫 CT 提示：左肺上叶病灶较前增大，双肺小结节增多、增大、双侧少量胸腔积液，考虑病况第四次进展，外周血送检基因检测（第三次），报告依然是全基因野生型。

2019 年 3 月至 2019 年 11 月，调整方案：化疗药"培美曲塞"+"卡铂"+抗肿瘤血管生成药"贝伐珠单抗"+免疫药"特瑞普利单抗"，共六个疗程，病灶缓慢增大，病情评估为增大的 SD。

2019 年 11 月复查胸部平扫 CT 提示：肺内病灶缓慢增大，且出现双侧胸腔积液（图 5-3A）。11 月 26 日起，予以口服"盐酸安罗替尼"（12 mg），每天 1 次，服用 2 周后，停用 1 周，如此循环使用。病灶依然缓慢增大。

2020 年 3 月复查胸部平扫 CT 提示：肺内病灶较之前增大，左肺上叶癌性淋巴管炎，心包积液与双侧胸腔积液较前增多（图 5-3B）。骨 ECT 扫描发现：胸、腰椎多发转移灶。考虑病情再次进展，予以双侧胸腔积液穿刺引流，局部注入抗肿瘤血管生成药"贝伐珠单抗"行胸膜黏连术，并将胸腔积液与外周血送检基因检测（第四次），结果依然是野生型。遂停用"盐酸安罗替尼"，更换用药方案：化疗药"白蛋白紫杉醇"+"卡铂"+免疫药"帕博利珠单抗"，共两个疗程。

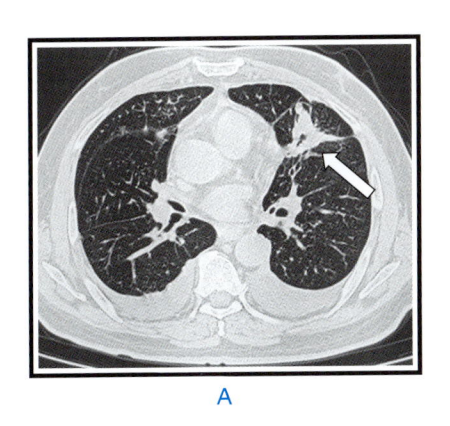

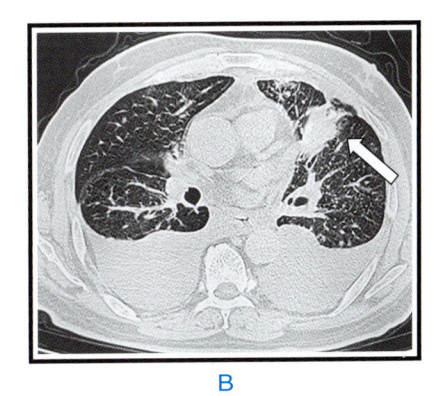

图 5-3 胸部平扫 CT 图像

A – 肺内病灶缓慢增大（箭头，2019 年 11 月）；B – 肺内病灶增大、增多（箭头，2020 年 3 月），左肺上叶癌性淋巴管炎样表现，双侧胸腔积液增多

2020 年 6 月复查胸部 CT 提示肺内病灶与前相仿，胸腔积液较前增多（图 5-4），病情持续进展。再次行胸腔穿刺，又一次抽取胸腔积液与外周血送肺癌 NGS 检测（第五次），结果：外周血 CD74-ROS1（C7:R34）基因重排，丰度 1%；胸腔积液 CD74-ROS1（C7:R34）基因重排，丰度 12.6%。遂修正诊断：左肺上叶腺癌 T4N3M1（心包、胸膜、肺、骨、淋巴结）Ⅳ期 *ROS1* 阳性 PS 1 分。

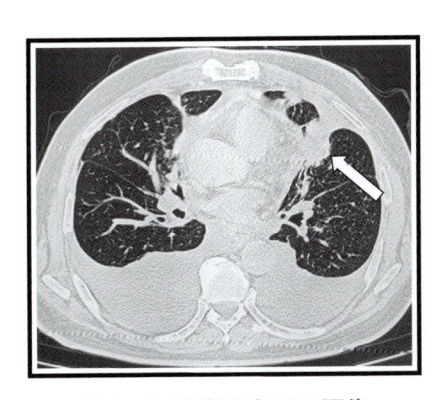

图 5-4 胸部平扫 CT 图像

肺内病灶与之前相仿（箭头，2020 年 6 月），双侧胸腔积液增多

2020 年 8 月初，再次调整用药方案："克唑替尼"（250 mg），口服，每天 2 次。2020 年 10 月 13 日复查胸部平扫 CT 提示：左肺上叶病灶较前明显缩小，病情评估为部分缓解（图 5-5）。

定期随访作胸部平扫 CT，2020 年 12 月病灶评估为 SD，继续靶向药治疗中。

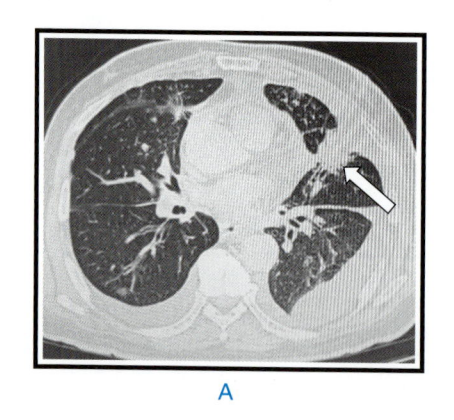

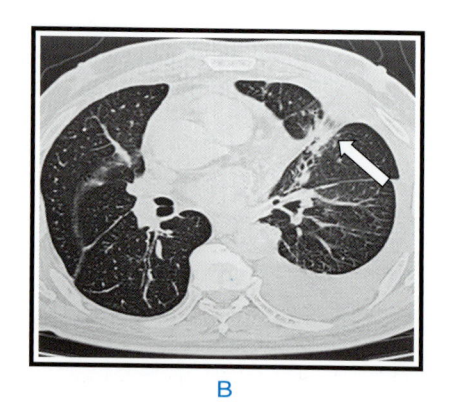

图 5-5　胸部平扫 CT 图像

A－左肺上叶病灶约 3 cm（箭头，2020 年 7 月），左侧少量胸腔积液；B－"克唑替尼"治疗 2 个月后，左肺上叶病灶明显缩小（箭头，2020 年 10 月 13 日），左侧胸腔积液略有增加

讨论

局部治疗在晚期肺癌中的价值

针对局部病灶的治疗对于晚期肺癌的治疗非常重要。Pfannschmidt 等[1]报道，对转移灶较少的患者，有效的局部治疗有助于提高肿瘤控制率、延长患者的生存期。局部抗癌治疗的常用方法包括放射治疗、热消融以及局部姑息性手术等。局部治疗的介入时机以及方法选择，需根据患者的病情综合考量。

本病案针对其转移灶，先后接受过局部放射性粒子植入以及多次胸腔、心包积液检测与粘连术。除了患者年龄较轻、耐受性较好之外，这些局部治疗对于其体内肿瘤负荷的控制也功不可没；全程治疗参见图 5-6。

放射性粒子植入治疗属于近距离照射，是指在超声或者 CT 引导下，通过穿刺的方法在肿瘤靶病灶内植入具有放射性的金属粒子，粒子释放的 γ 射线可破坏病灶组织的 DNA。李荣利等[2]认为：由于这种射线对组织的穿透距离短，作用直径仅约 1 cm，可有效避免对肿瘤周围正常组织的放射性损伤，与传统的外照射相比，靶向性更强且安全性更高。

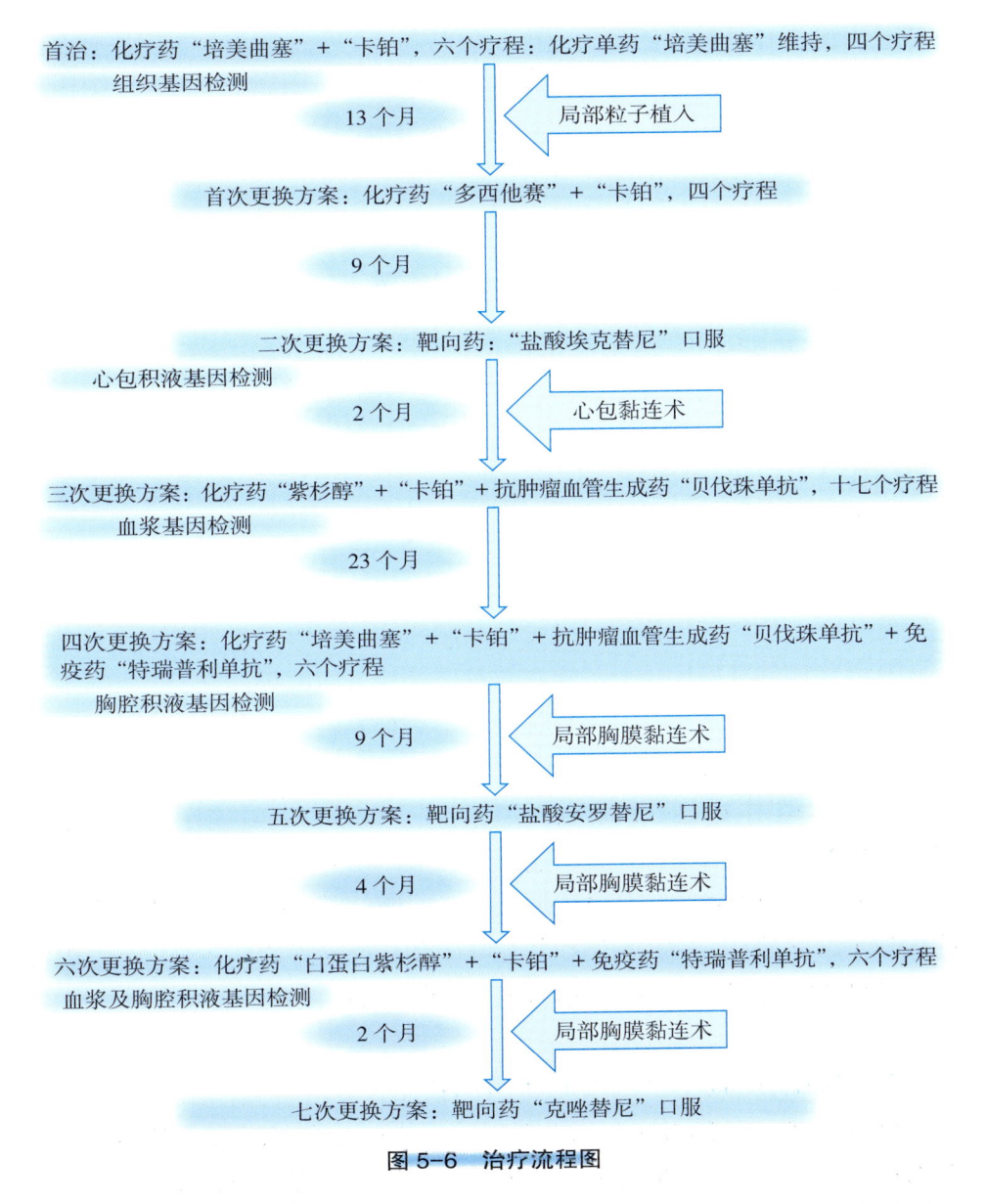

首治：化疗药"培美曲塞"+"卡铂"，六个疗程；化疗单药"培美曲塞"维持，四个疗程
组织基因检测

13个月 ← 局部粒子植入

首次更换方案：化疗药"多西他赛"+"卡铂"，四个疗程

9个月

二次更换方案：靶向药："盐酸埃克替尼"口服
心包积液基因检测

2个月 ← 心包黏连术

三次更换方案：化疗药"紫杉醇"+"卡铂"+抗肿瘤血管生成药"贝伐珠单抗"，十七个疗程
血浆基因检测

23个月

四次更换方案：化疗药"培美曲塞"+"卡铂"+抗肿瘤血管生成药"贝伐珠单抗"+免疫药"特瑞普利单抗"，六个疗程
胸腔积液基因检测

9个月 ← 局部胸膜黏连术

五次更换方案：靶向药"盐酸安罗替尼"口服

4个月 ← 局部胸膜黏连术

六次更换方案：化疗药"白蛋白紫杉醇"+"卡铂"+免疫药"特瑞普利单抗"，六个疗程
血浆及胸腔积液基因检测

2个月 ← 局部胸膜黏连术

七次更换方案：靶向药"克唑替尼"口服

图 5-6 治疗流程图

浆膜腔恶性积液的产生是NSCLC常见的现象，且会引发胸闷、气急、腹胀等多种症状；心包大量恶性积液可能导致心包填塞，短期内甚可危及生命。穿刺引流可暂时改善症状，但因肿瘤细胞的活动性持续存在，效果欠佳，积液常可反复出现，使患者的生活质量明显下降。局部注入有一定抗肿瘤活性的药物进行浆膜腔粘连术，除对肿瘤细胞的生长有一定抑制作用

之外，可减缓恶性积液的产生速度，提高患者的生活质量。本例患者多次行浆膜腔粘连术，所选用的主要药物是抗肿瘤血管生成药"贝伐珠单抗"。Fukumura 等[3]报道："贝伐珠单抗"可以阻断肿瘤新生血管生成，诱导血管"正常化"，减少血管渗漏。汤亚忻等[4]研究表明，浆膜腔内注射"贝伐珠单抗"，对于恶性积液的治疗效果优于以往使用的"香菇多糖"等制剂。

基因检测技术在肺癌诊疗过程中的作用

目前临床上常用的肺癌基因突变检测方法[5]包括：突变扩增阻滞系统-链式聚合酶反应（ARMS-PCR）技术、荧光原位杂交技术（FISH）检测以及新一代基因测序（NGS）技术等多种方式。针对不同的基因变异类型、临床能够获得的样本类型与数量，并结合患者的经济状况，酌情选择不同的基因检测方法。Vendrell 等[6]认为：由于 NGS 技术具有检测效率与灵敏度高以及准确性佳且适用于多种类型的样本等优势，在临床的应用日趋广泛，但因其价格相对昂贵，是制约其应用的重要原因。

基因检测的准确性还受到样本质量以及数量的影响，由于组织样本所含的肿瘤细胞绝对数最高，是首选的样本类型。若无法获得足够数量的组织学样本，经组织细胞学证实的恶性浆膜腔积液以及外周血，均可用于 NGS 检测，但出现假阴性的概率相对较高。此外[7]，样本从获得到送检过程中的保存及运输条件，也可能对基因检测结果产生影响。

本病案使用多种化疗药物均取得较长时间的肿瘤控制，但免疫药物的疗效似乎均不理想，由此推测，其存在驱动基因异常的可能性较大，因此选择多种样本对其反复进行基因检测，最终找到治疗靶点。

获长期生存的晚期 NSCLC 患者的临床特征

PS 评分是公认的影响肺癌患者预后的独立因素[8]，PS 评分不足 2 分的 ⅢB 或 Ⅳ 期 NSCLC 患者的生存率明显高于 PS 评分超过 2 分的患者。欧阳学农等[9]报道，通过积极的对症支持治疗，可改善部分患者的 PS 评分，从而在后续治疗中的疗效可能更佳，进而延长生存期。

肿瘤转移与患者的预后直接相关，存在单器官转移的患者与存在多器官转移的 NSCLC 患者，总生存期存在差异。有研究结果[10]显示，单器官转移的患者，中位生存时间是 67 周，双器官转移的中位生存时间是 13.4 个月，≥3 个器官转移的中位生存时间是 34 周；在单器官转移的胸腔内转移者，双肺、胸膜及心包转移预后较好，远处器官转移的脑、肝转移预后较佳，而肾上腺及其他少见器官转移的预后则较差。

吸烟与肺癌的发生密切相关。吸烟会显著增加男性 NSCLC 患者的死亡风险，是预后不佳的独立危险因素[11]。

肺癌的发生率与病死率均与年龄明显相关。但有研究[11]认为，年龄不能作为 NSCLC 患者预后的独立预测因素。对于超过 65 岁的老年肿瘤患者，如果 PS 评分较好，年龄并不影响预后[12]。因此，对老年肿瘤患者不能轻易放弃积极的抗癌治疗。

本例患者发病年龄轻，一般情况佳，PS 评分为 0 分，尽管为Ⅳ期患者，但初诊时转移病灶局限于胸腔内，具备多个长生存的临床特点。经过积极治疗，生存时间已近 6 年。

本病例自初诊至今，生存时间已近 6 年。回顾其诊疗过程，患者良好的治疗耐受性与依从性，加上医师对病况良好的整体把握与不懈努力，二者缺一不可。临床医师应熟悉与灵活使用多种检测及治疗手段，对晚期肺癌患者，实施个案化的综合、长期管理，争取将恶性病逐步转化成慢性病。

（胡珍丽　孙沁莹）

述评

Ⅳ期 NSCLC 患者预后差，采用化疗药物的 5 年生存率不足 10%。近年来针对驱动基因的靶向药物以及免疫药物的问世，虽然无法治愈，却较大程度地提高了晚期 NSCLC 患者的 OS。

纵观此患者 5 年 9 个月的治疗全过程，多达 8 次不同的用药方案，考虑到患者的耐受性，合理更替药物，联合局部治疗以减轻肿瘤负荷，缓解临床症状、提高生活质量，取得最大的生存获益。在治疗过程中，先后多次进行基因检测，推测该患者可能较早出现 *ROS1* 基因重排，但是限于检测的时机、方法、NGS 测序的深度以及送检标本的类型，第五次基因检测最终找到了 *ROS1* 的基因重排，选择了抑制 *ROS1* 的小分子靶向药物针对性治疗，评估病情达到 PR，为患者创造了新的生机。

本病案的临床治疗经验对晚期 NSCLC 的个案化评估、全程化管理以及综合治疗具有一定的参考价值。

（黄　怡）

主要参考文献

［1］ Pfannschmidt J, Hoffmann H, Dienemann H. Reported outcome factors for pulmonary resection in metastatic colorectal cancer. J Thorac Oncol. 2010; 5(6 suppl 2): S172~178

［2］ 李荣利. 放射性粒子联合顺铂局部治疗晚期肺癌的临床价值分析. 吉林医学. 2017; 38(8): 1497~1498

［3］ Fukumura D, Jain RK. Tumor microvasculature and microenvironment: targets for anti-angiogenesis and normalization. Microvasc Res. 2007; 74(2-3): 72~84

［4］ 汤亚忻，冯秀敏，张景熙，等. 浆膜腔内注射贝伐珠单抗治疗非小细胞肺癌合并恶性浆膜腔积液的疗效评价及预测因素分析. 海军医学杂志. 2021; 42(02): 188~191

［5］ Gao J, Wu H, Shi X, et al. Comparison of next-generation sequencing, quantitative PCR, and sanger sequencing for mutation profiling of EGFR, KRAS, PIK3CA and BRAF in clinical lung tumors. Clin Lab. 2016; 62(4): 689~696

［6］ Vendrell JA, Taviaux S, Béganton B, et al. Detection of known and novel ALK fusion transcripts in lung cancer patients using next-generation sequencing approaches. Sci Rep. 2017; 7(1): 12510

［7］ Thunnissen E, Kerr KM, Herth FJ, et al. The challenge of NSCLC diagnosis and predictive analysis on small samples. Practical approach of a working group. Lung Cancer. 2012; 76(1): 1~18

［8］ Trufelli DC, Moraes TV, Lima AA, et al. Epidemiological profile and prognostic factors in patients with lung cancer. Rev Assoc Med Bras (1992). 2016; 62(5): 428~433

［9］ 欧阳学农，余宗阳，陈樟树，等. 局部晚期非小细胞肺癌预后因素评估. 实用癌症杂志. 2005; 20(3): 286~289

［10］ Berardi R, Rinaldi S, Santoni M, et al. Prognostic models to predict survival in patients with advanced non-small cell lung cancer treated with first-line chemo- or targeted therapy. Oncotarget. 2016; 7(18): 26916~26924

［11］ Franceschini JP, Jamnik S, Santoro IL. Survival in a cohort of patients with lung cancer: the role of age and gender in prognosis. J Bras Pneumol. 2017; 43(6): 431~436

［12］ Liao ML, Zhou YZ, Ding JA, et al. The study of peri-operative chemotherapy in stage Ⅰ-Ⅲa NSCLC. Zhonghua Yi Xue Za Zhi. 2003; 83(11): 962~966

6. 靶向药物治疗驱动基因野生型非小细胞肺癌1例

- ★ 本例为驱动基因野生型的晚期 NSCLC，经变更五次治疗方案，生存期至今已超过 60 个月
- ★ 在评估肿瘤进展后，在有条件的前提下，积极地为患者实施二次活检，这对制定以肿瘤分子为导向的个案化治疗方案非常重要
- ★ 该例为罕见的 *EGFR Exon19* 缺失、*Exon21 L858R* 突变以及 *Exon9/Exon20* 突变的多突变，即使在后续使用第一代 TKI 靶向药物仍有良好的获益
- ★ 免疫治疗后出现驱动基因的突变提示，肿瘤微环境可能发生改变
- ★ 肺内多个病灶对免疫与靶向药物有不同的反应提示，可能存在肿瘤的异质性

病例简介

患者，女，78岁；有碘过敏，否认吸烟史以及其他慢性疾病史。

因"痰血1月余，发现肺部阴影"，于2015年5月首次就诊于上海交通大学医学院附属瑞金医院呼吸与危重症医学科；5月15日行胸部平扫CT提示：右肺下叶占位、右肺上叶磨玻璃斑片影伴胸膜牵拉条索影，双肺散在多发结节。经支气管镜下活检，明确细胞学诊断：右肺下叶腺癌cT4N3M1a（肺、对侧纵隔淋巴结）Ⅳ期 PS 1 分；外周血驱动基因野生型，PD-L1 状态未知。

经全身评估，排除化疗禁忌后，自 2015 年 5 月 28 日起给予"培美曲塞"+"卡铂"方案化疗，每 3 周一个疗程，共六个疗程；期间多次行疗效评估：均 SD。自 2015 年 10 月 16 日起给予单药"培美曲塞"维持化疗五个疗程。

2016年2月26日，复查胸部平扫CT结果显示：右肺下叶病灶较前稍有增大，评估仍为SD。在"培美曲塞"单药化疗的基础上加用"贝伐珠单抗"联合治疗，每4周一个疗程，共二十三个疗程，其间多次疗效评估为SD。

2017年10月30日，复查胸部平扫CT结果显示：右肺下叶病灶较前稍有增大，且双肺内新增数枚混合密度结节。考虑肿瘤PD，给予二线方案"多西他赛"+"贝伐珠单抗"联合治疗，每3~4周一个疗程，共二十个疗程，疗效评估为SD。

2019年3月27日，复查胸部平扫CT提示右肺下叶病灶及肺内多发结节较前明显增大（PD）。自2019年5月2日起给予三线方案"安罗替尼"10 mg口服，每天1次；其间复查肺部病灶稍有缩小，疗效评估为SD。"安罗替尼"治疗期间，患者出现血压升高，最高达180/110 mmHg；尿色加深，测尿微量白蛋白26.1 mg/dl，24小时尿蛋白定量807 mg。故于2019年7月31日起调整"安罗替尼"剂量为10 mg口服，隔天1次，同时给予降压等对症治疗，血压控制在140/90 mmHg，尿蛋白消失。

2019年9月26日，复查胸部平扫CT提示肺内病灶再次PD，头颅MR示左侧顶枕沟旁异常强化灶。2019年9月30日起给予四线方案"卡瑞丽珠单抗"单药免疫治疗，每4周1次，共八个疗程。10月21日起给予头颅放疗（30 Gy，10 Fx）。四线治疗的疗效评估：肺部病灶SD，颅内病灶PR。

2020年3月17日再次复查发现右肺下叶病灶及肺内多发结节较前增多、增大。遂行CT引导下经皮肺穿刺活检，活检组织送NGS基因检测，结果提示 *EGFR Exon19* 缺失及 *Exon21 L858R* 突变、*PIK3CA*、*EGFR Exon9/Exon20* 突变。自2020年5月1日起给予五线方案"吉非替尼"靶向治疗，2020年9月评估肺内原发病灶较前缩小>30%（PR）。

治疗过程中的胸部CT图像参见图6-1；治疗过程参见图6-2。

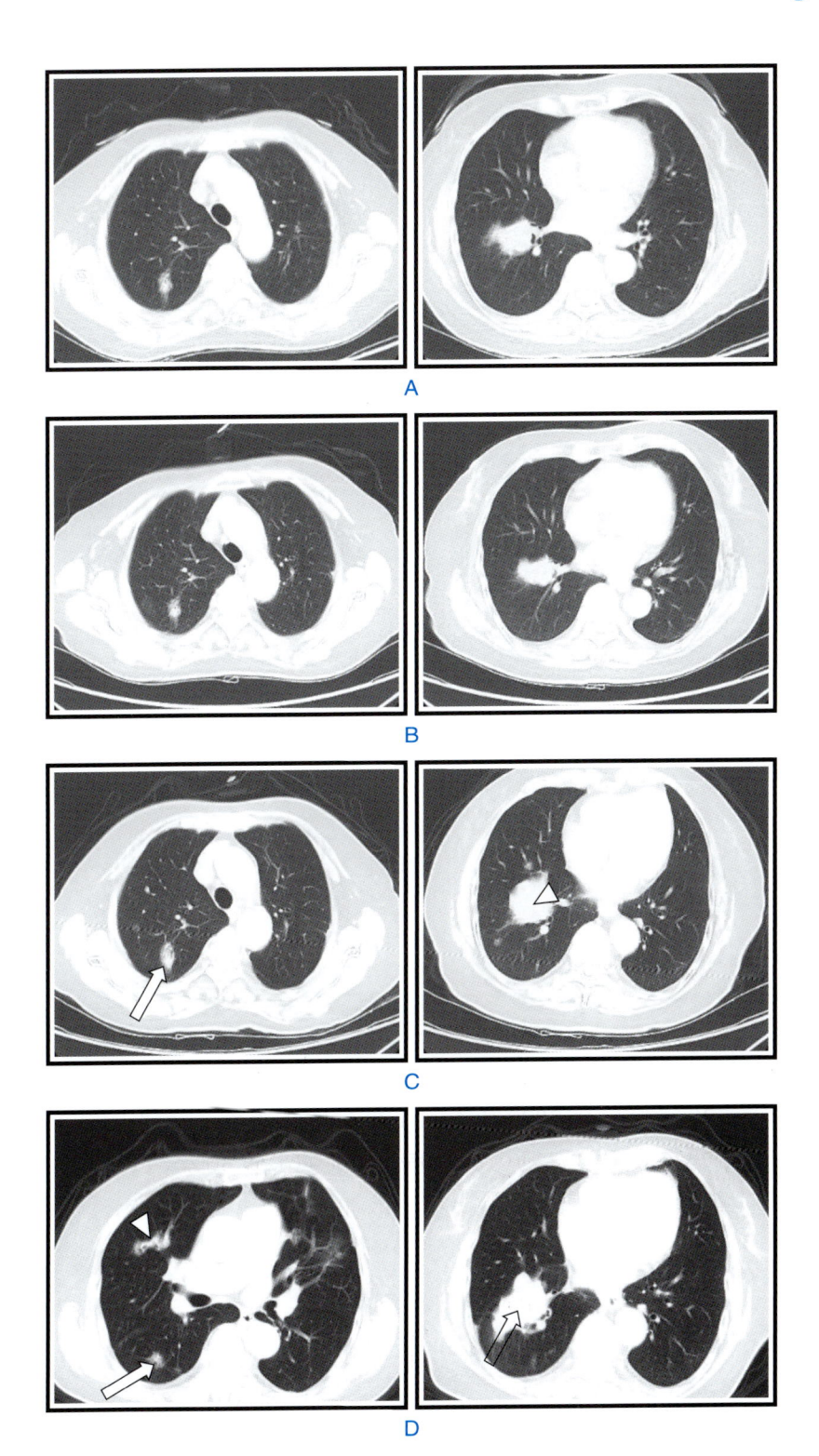

靶向药物治疗驱动基因野生型非小细胞肺癌 1 例　　047

A

B

C

D

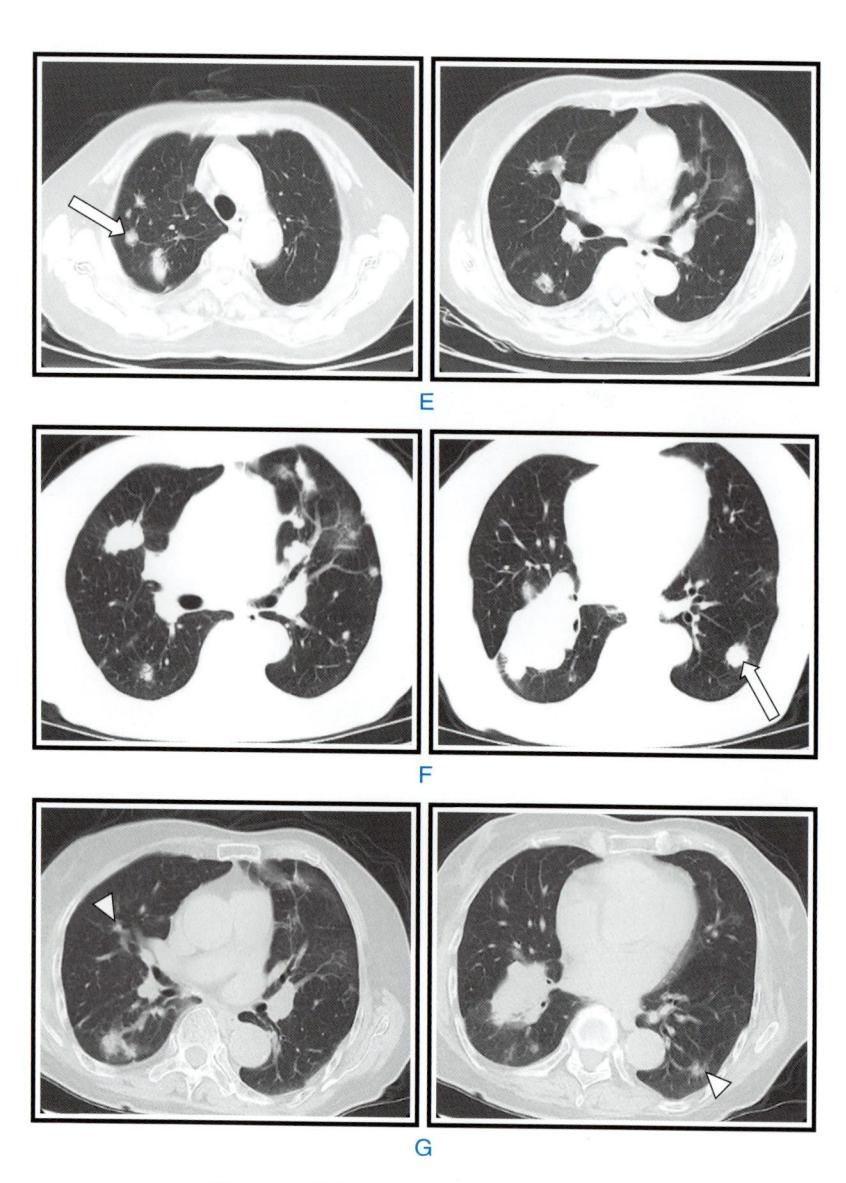

图 6-1 胸部平扫 CT 图像（治疗期间）

A－治疗前右肺上、下叶为主的病灶伴双肺多发斑片影（2015 年 5 月 15 日）；B－治疗期间肺内病灶较前无明显变化（2015 年 10 月 15 日）；C－右肺上叶后段（箭头）、右肺下叶前基底段病灶（箭）较前变大，且右肺出现新增小结节（2017 年 10 月 30 日）；D－右肺下叶前基底段病灶（箭）较前明显变大，且在右肺中叶内侧段、右肺下叶背段出现新发的转移病灶（箭头，2019 年 3 月 27 日）；E－右肺上叶出现新发的转移病灶（箭头，2019 年 9 月 26 日）；F－原有的病灶与转移病灶均明显变大，且左肺出现新增转移病灶（箭头，2020 年 3 月 17 日）；G－"吉非替尼"治疗后右肺上、下叶及左肺病灶（箭）均明显变小，右肺中叶病灶变小尤明显（箭，2020 年 9 月 22 日）

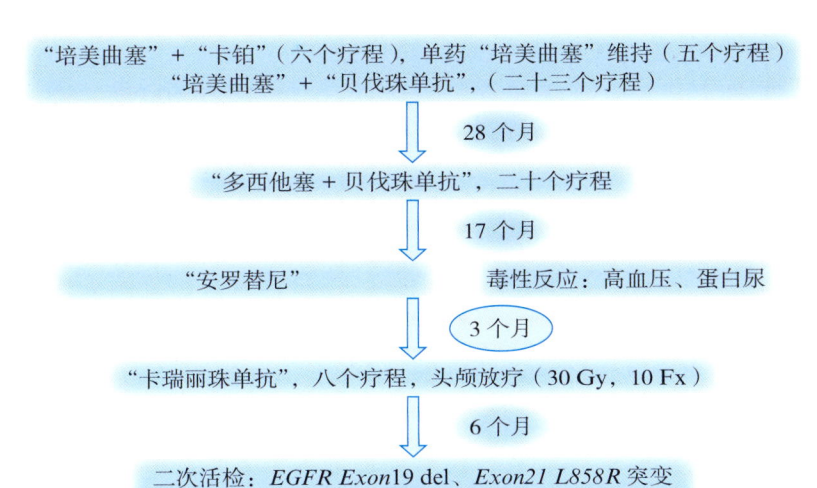

```
"培美曲塞" + "卡铂"（六个疗程），单药 "培美曲塞" 维持（五个疗程）
         "培美曲塞" + "贝伐珠单抗"，（二十三个疗程）
                    ⬇ 28 个月
         "多西他赛 + 贝伐珠单抗"，二十个疗程
                    ⬇ 17 个月
         "安罗替尼"              毒性反应：高血压、蛋白尿
                    ⬇ 3 个月
         "卡瑞丽珠单抗"，八个疗程，头颅放疗（30 Gy，10 Fx）
                    ⬇ 6 个月
         二次活检：EGFR Exon19 del、Exon21 L858R 突变
                  "吉非替尼"
```

图 6-2 治疗流程图

讨论

NSCLC 的发病率与致死率均较高，其中，近 40% 的患者存在 *EGFR* 突变，在亚洲人群中，突变比例则高达 50%[1]。*EGFR* 突变中最常见的两种类型为 19 外显子缺失（*19Del*）与 21 外显子位点突变（*L858R*），并且与 EGFR-TKIs 的疗效显著相关[2, 3]。超过 50% 的 *EGFR* 突变患者在出现 EGFR-TKIs 类药物耐药后，会表达 *EGFR T790M* 位点突变。但有关 *EGFR* 双突变的报道较少。

EGFR 双突变的发生率及其潜在发生机制

肺癌患者的 *EGFR* 双突变多数为 *19Del* 或 *L858R* 突变伴随一种罕见突变，以 *19Del* 合并 *L858R* 或 *T790M* 的突变率极低，在中国 NSCLC 人群中这种情况的出现率为 3.4%（5/145 例）[2]，日本为 3.6%（4/111 例）[4]；最近中国的一项更大样本量的报告显示这种双突变的发生率仅为 2.4%（61/2546 例）[5]。伴随 *T790M* 的双突变往往发生于 TKIs 治疗后，且在肺腺癌中的发生率高于其他组织类型的肿瘤。研究表明，双突变都存在于同一等位基因，这可能是导致基因表型差异的潜在机制，同一等位基因发生先后二次突变的肿瘤其生长速度可能更快。

EGFR 双突变对 EGFR-TKIs 的疗效

EGFR 外显子 18~24 主要介导激活其下游的 *PI3K/Akt* 和 *MAPK* 通路，促进细胞增殖与存活。当发生 *19Del* 或 *L858R* 点突变时，ATP 结合裂隙缩小，A 环结构维稳，调节信号转导通路异常[6, 7]。这两种突变均可以选择性激活 *Akt/STAT* 信号通路，这是 TKIs 的作用机制；双突变的出现将有利于上调肿瘤细胞对 TKIs 的敏感性。然而，真实世界研究结果显示，*EGFR* 双突变患者的 ORR、DCR 与中位 PFS 均劣于 *EGFR* 单敏感突变患者，但 *19Del+T790M* 双突变对 TKIs 的治疗效果优于 *19Del+L858R* 双突变（*HR*=0.146，95% *CI* 0.028-0.759，*p*=0.022）[5]。

免疫治疗对 *EGFR* 突变的影响

免疫结合点阻断剂被逐渐运用于多种肿瘤治疗中，实体肿瘤对免疫药物的治疗反应率为 20%~40%，可以提示免疫治疗效果的生物学标记物包括 PD-L1 表达/扩增、TMB、错配修复基因缺陷等[8]。目前的研究结果表明，部分肿瘤患者在接受免疫治疗约 2 个月内会发生肿瘤的过度进展，包括肿瘤负荷增加超过 50%，进展速度超过 2 倍以上，这可能与存在 *MDM2/MDM4* 扩增、*EGFR* 或 *DNMT3A* 基因突变相关，进一步上调 PD-1/PD-L1 介导的免疫逃逸相关，也可能与 *JAK1* 或 *JAK2* 通路失活，以及 β2 微球蛋白戒断相关[9]。而在免疫治疗之后出现 *EGFR* 突变的相关病例尚无报道。

（孙娴雯　赵婧雅）

述评

本例患者在肿瘤治疗初期，由于缺乏足够的组织标本，外周血检测显示驱动基因为野生型，因此选择传统的化疗联合抗血管生成药物作为一线治疗方案，获得了较好的 PFS。此后随着肿瘤缓慢进展，四线方案采用了免疫治疗，但效果不甚如意。此时，再次行组织活检，第二次分子检测发现存在 *EGFR* 双突变，调整为第一代 EGFR-TKIs 获得较好的疗效，对肿瘤的控制时间长度已超过免疫治疗。

1. 组织活检与液体活检互有优缺点，液体活检包括分析体液（如血液、胸腔积液、心包积液以及脑脊液等）中的游离核酸，主要是循环游离 DNA（cfDNA），与组织活检相比，液体活检的操作简易且创伤性小。荟萃分析[10]显示液体活检诊断肿瘤特异性突变的敏感性为70%，特异性为69%，阳性预测值为86%，而阴性预测值为46%，适用于无法行组织活检的NSCLC患者。运用NGS检测体液上清cfDNA的*EGFR*突变检出率与突变丰度均显著高于体液沉渣肿瘤细胞及血细胞中的DNA标本（分别为100%、90%和80%，$p < 0.05$）[11]。由此可见，在有条件的前提下，尽可能采用多种检测方法以及多基因检测，以便发现更多的适合靶向治疗的患者。

2. 随着*EGFR*突变和TKI药物的成功应用，NSCLC治疗模式已经从经验性细胞毒性化疗转向精准分子靶向治疗时代，无论是一代或二代TKIs，抑或是一线或二线药物，EGFR-TKI治疗都会面临耐药问题，其中50%~60%会出现耐药后的*T790M*突变；耐药机制包括*MET*、*HER2*扩增，*AXL*、*HGF*过表达及*PTEN*缺失等，以及部分组织病理类型转变[12]。最新有报道，1例（国内女性）NSCLC患者依次出现*EGFR 19*缺失，*EGFR 20 T790M*突变，*MET*扩增及PD-L1阳性表达，且已接受九线方案治疗，治疗生存期超过4年以上[13]。可见NSCLC患者的基因状态在多线治疗过程中具有时间、空间的异质性，动态监测基因突变，且应用多基因、测序深度高、敏感性和特异性皆高的NGS检测平台进行监控，为临床实践提供更丰富的基因信息，进而为精准治疗提供依据。

3. *EGFR*的双突变通常见于敏感突变（如*19Del*或*21L858R*）一代、二代TKIs治疗获得性耐药，同时出现原敏感突变合并*T790M*突变，这是*EGFR*罕见的突变模式：两个敏感突变同时出现的概率极低。*19Del/21L858R+20T790M*突变时，由于*T790M*突变导致的空间位阻效应使得一代或二代EGFR-TKIs疗效不佳。19和21两个外显子分别敏感突变，使用EGFR-TKIs的疗效甚佳，是否与这两个敏感突变同时出现不影响TKI结合位点有关，需要就突变后EGFR蛋白的空间构像改变与TKIs结合方式的深入研究来证明。

（项　轶）

主要参考文献

[1] Torre LA, Bray F, Siegel RL, et al. Global cancer statistics, 2012. CA Cancer J Clin. 2015; 65(2): 87~108

[2] Zhang GC, Lin JY, Wang Z, et al. Epidermal growth factor receptor double activating

mutations involving both exons 19 and 21 exist in Chinese non-small cell lung cancer patients. Clin Oncol (R Coll Radiol). 2007; 19(7): 499~506

[3] Reguart N, Remon J. Common *EGFR*-mutated subgroups (Del19/L858R) in advanced non-small-cell lung cancer: chasing better outcomes with tyrosine kinase inhibitors. Future Oncol. 2015; 11(8): 1245~1257

[4] Masago K, Fujita S, Kim YH, *et al*. Epidermal growth factor receptor (*EGFR*) double-activating somatic mutations in exons 19 and 21 in Japanese non-small cell lung cancer patients. Cancer Genet Cytogenet. 2009; 195(2): 179~182

[5] Peng M, Weng YM, Liu HL, *et al*. Clinical characteristics and survival outcomes for non-small-cell lung cancer patients with epidermal growth factor receptor double mutations. Biomed Res Int. 2018; 2018: 1~9

[6] Gazdar AF, Shigematsu H, Herz J, *et al*. Mutations and addiction to *EGFR*: the Achilles 'heal' of lung cancers? Trends Mol Med. 2004; 10(10): 481~486

[7] Huse M, Kuriyan J. The conformational plasticity of protein kinases. Cell. 2002; 109(3): 275~282

[8] Patel SP, Kurzrock R. PD-L1 expression as a predictive biomarker in cancer immunotherapy. Mol Cancer Ther. 2015; 14(4): 847~856

[9] Kato S, Goodman A, Walavalkar V, *et al*. Hyperprogressors after immunotherapy: analysis of genomic alterations associated with accelerated growth rate. Clin Cancer Res. 2017; 23(15): 4242~4250

[10] Jung A, Kirchner T. Liquid biopsy in tumor genetic diagnosis. Dtsch Arztebl Int. 2018; 115(10): 169~174

[11] Zhang P, Wu XN, Tang M, *et al*. Detection of *EGFR* gene mutation status from pleural effusions and other body fluid specimens in patients with lung adenocarcinoma. Thorac Cancer. 2019; 10(12): 2218~2224

[12] Lee DH. Treatments for *EGFR*-mutant non-small cell lung cancer (NSCLC): The road to a success, paved with failures. Pharmacol Ther. 2017; 174: 1~21

[13] Shen FF, Guo W, Tian RF, *et al*. Long-term survival with targeted therapy in an advanced non-small cell lung cancer patient based on genetic profiling. Transl Lung Cancer Res. 2020; 9(2): 373~378

7. 免疫治疗结合气道腔内介入技术应用于晚期小细胞肺癌 1 例

- ★ 本例在初诊时即为晚期小细胞肺癌伴脑转移的患者，长生存期已超过 58 个月
- ★ 在支气管镜下综合手段的介入治疗对中央型小细胞肺癌极为重要，为患者后续的抗肿瘤全身治疗提供了宝贵的时间与机会
- ★ PD-1 抗体显示出较好的抗肿瘤活性并表现出持续应答，体现了免疫药物在小细胞肺癌后续治疗中具有生存获益的优势
- ★ 全身化疗、放疗、免疫药物与抗肿瘤新生血管药物以及气道腔内综合介入治疗技术等多种抗肿瘤手段的精准运用能使晚期小细胞肺癌长生存成为可能

病例简介

患者，男，57 岁；吸烟史 800 年支。2016 年 4 月 5 日当地医院体检发现肺部占位。患者既往有"2 型糖尿病"3 年余，平时使用胰岛素，血糖控制仍欠佳；别无特殊不适；否认其他慢性疾病史。

2016 年 4 月 11 日患者在当地常规体检时行胸部平扫 CT 提示：右肺上叶 32 mm × 22 mm 大小团块状占位，伴右上纵隔多发淋巴结肿大（图 7-1）。支气管镜检查见：右侧小隆突增宽，腔静脉后及右肺门淋巴结肿大（4R 组淋巴结 25 mm × 20 mm，10R 组淋巴结 36 mm × 35 mm；图 7-2）。对 4R 组淋巴结行 EBUS-TBNA 术，病理检查诊断：小细胞肺癌（4R 组淋巴结）。免疫组化：CK8/18（+）、TTF-1（+）、CD56（+）、Syn（+）。头颅增强 MRI 提示：右侧额叶异常信号影，提示转移瘤。明确诊断为：右肺上叶小细胞癌 T2aN2M1b（脑）ⅣA 期 PS 0 分。

A

B

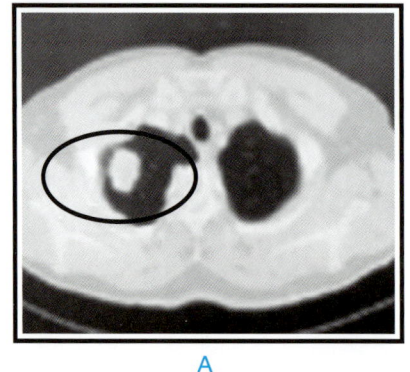

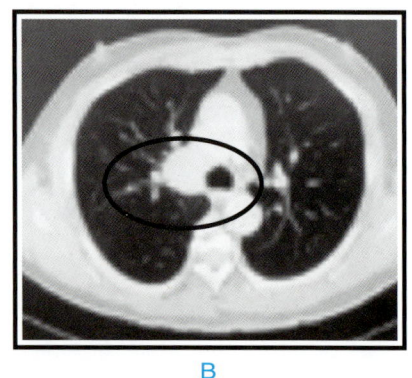

图 7-1 胸部平扫 CT 图像（2016 年 4 月 11 日）

A－右肺上叶占位（圈，32 mm×22 mm）；B－右肺门及纵隔多发淋巴结肿大（圈）

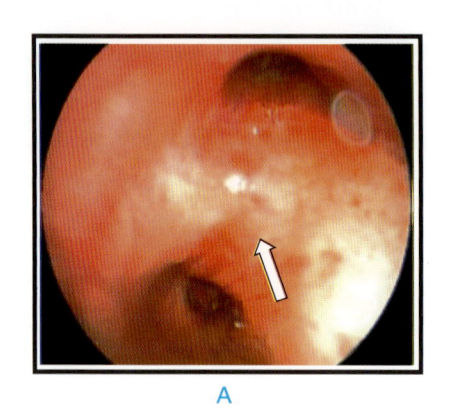

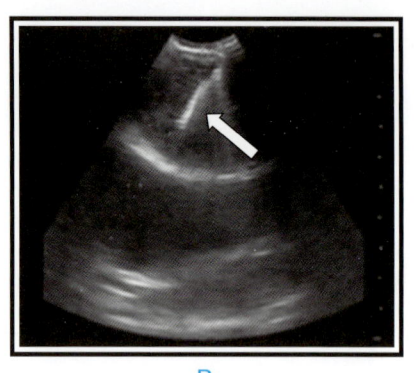

A

B

图 7-2 超声支气管镜图像（2016 年 4 月 11 日）

A－右侧小隆突（箭头）增宽；B－超声引导下对 4R 组淋巴结穿刺（箭头为穿刺针）

治疗过程

2016 年 4 月 14 日，针对颅内病灶行伽马刀放射治疗（病灶周边剂量 17 Gy，病灶中心剂量 34 Gy）。

2016 年 4 月 21 日给予 CE 方案："依托泊苷"联合"卡铂"一线化疗，最佳疗效为 PR。化疗三个疗程后，出现 2~3 级的骨髓抑制。

2016 年 6 月 29 日调整为 EP 方案："依托泊苷"联合"顺铂"，继续化疗六个疗程，2016 年 12 月 21 日结束，之后定期随访。

2016 年 7 月 15 日复查头颅增强 MRI 提示：经头颅伽马刀放射治疗后，右侧额叶异常信号影较前明显缩小（图 7-3）。

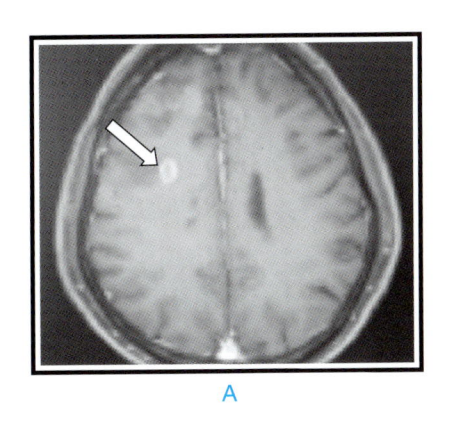

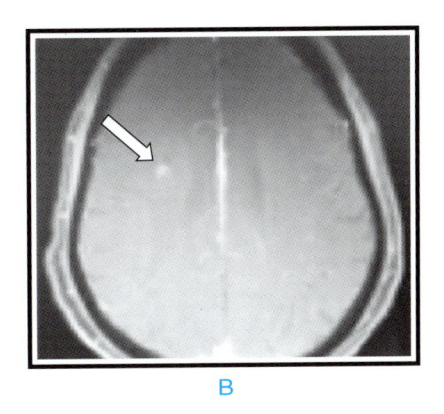

图 7-3　头颅增强 MRI 图像（头颅放射治疗后）

A - 右侧额叶转移瘤（箭头，2016 年 4 月 11 日）；B - 经头颅 γ 刀治疗后，右侧额叶异常信号影较前明显缩小（箭头，2016 年 7 月 15 日）

2017 年 2 月 9 日评估：颅内病灶较前明显增大（图 7-4A）；胸部病灶稳定。2017 年 2 月 13 日起调整治疗方案：EP 方案化疗共八个疗程（2017 年 2 月 13 日至 2018 年 2 月 2 日），同时给予"替莫唑胺"口服，控制颅内病灶（2017 年 2 月 13 日至 9 月 16 日）；定期随访。

2017 年 7 月 25 日复查头颅磁共振检查提示：颅内病灶较 2017 年 2 月缩小；复查胸部平扫 CT 评估疗效提示：右肺上叶病灶为 SD。

2017 年 11 月 8 日与 2018 年 2 月 2 日分别行 EP 方案："依托泊苷"+"顺铂"继续化疗，两个疗程。

2018 年 3 月 20 日再次行胸部平扫 CT 检查提示：胸部病灶较前增大，疗效评估为 PD，开始行胸部放疗（右肺纵隔淋巴结 2 Gy×30 次，淋巴引流区 2 Gy×25 次）；放疗后，患者在当地医院定期随访。

2019 年 3 月下旬患者出现咳嗽、咯血、胸闷以及呼吸困难的症状，且渐进性加重，稍活动后即呈明显胸闷。

2019 年 4 月 18 日评估发现胸部病灶进展，颅内出现新发病灶（图 7-4B）。

2019 年 4 月 22 日行右侧颞叶局部射波刀治疗（5 Gy×5 次），2019 年 5 月 5 日追加全颅放射治疗（3 Gy×10 次）。

自 2019 年 7 月 30 日起，患者因为呼吸困难、气促症状加重，一般状况差被紧急收治。胸部 CT 检查发现：右肺门巨大软组织肿块影包绕支气管及食管，至气管下段及左、右主支气管明显狭窄。

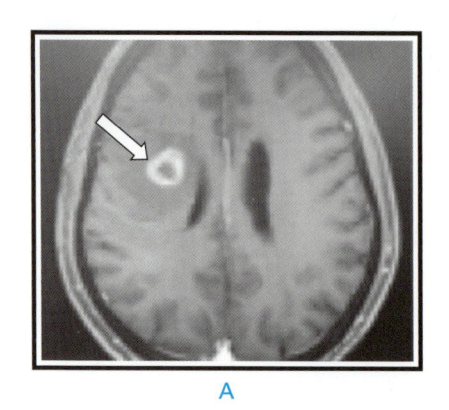

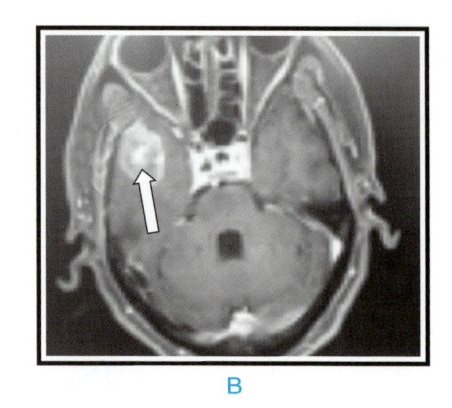

图 7-4　头颅增强 MRI 图像

A - 右侧额叶转移瘤较放疗后明显增大（箭头，2017 年 2 月 9 日）；B - 右侧颞叶新发转移灶（箭头，2019 年 4 月 18 日）

2019 年 8 月 1 日，2019 年 8 月 5 日，2019 年 8 月 13 日先后三次给予支气管镜气道腔内综合介入治疗，包括：高频电圈套、高频电凝、激光治疗、肉芽组织、坏死组织清理以及腔内用药止血术。治疗后，内镜下见气管下段及左、右主支气管开口恢复通畅，气管下段直径为 15 mm，左、右主支气管开口直径约为 8 mm（图 7-5），患者呼吸困难症状明显缓解。

2019 年 8 月 13 日起，先后于 2019 年 12 月 20 日，2020 年 4 月 8 日，2020 年 6 月 22 日分别予以 PD-1 抗体"帕博利珠单抗"（200 mg），静脉滴注，共四个疗程。2020 年 9 月 7 日影像学评估：右侧颞叶、额叶皮层下及双侧侧脑室周围多发转移瘤；胸内病灶稳定。

2020 年 9 月 7 日又采用"帕博利珠单抗"静脉滴注联合"盐酸安罗替尼"（10 mg/d）口服，四个疗程；疗效评估：肺部及颅内病灶 SD。

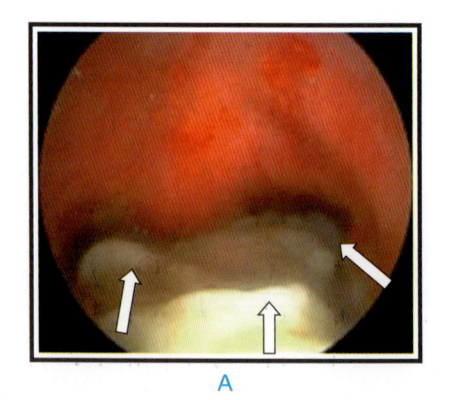

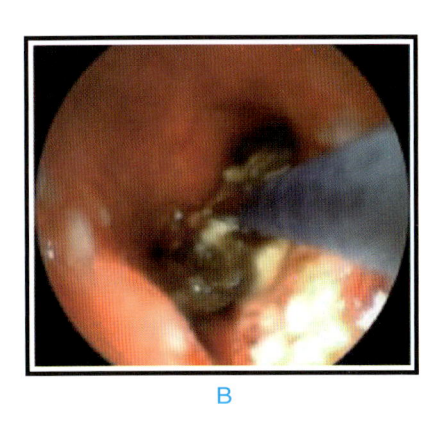

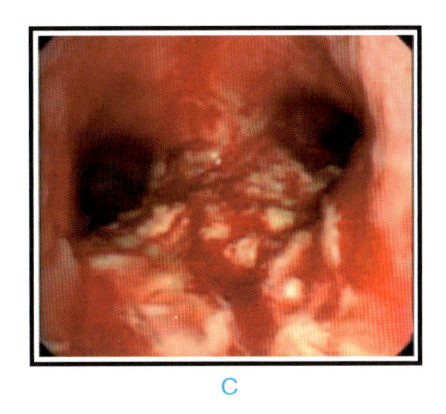

图 7-5　支气管镜下图像（病况再次进展后，2019 年 8 月 1 日）

A - 气管下段膜部及左、右主支气管开口新生物（箭头），致双侧主支气管管腔几乎完全闭塞；B - 腔内治疗中；C - 多次腔内介入治疗后，气道狭窄明显改善

定期入院治疗随访至今，患者无明显的呼吸困难及头痛头晕症状，目前 PS 评分已从 3 分降至 1 分，患者体力状况较好，生活能够自理。全程治疗参见图 7-6。

```
头颅伽马刀放射治疗联合"依托泊苷"+"卡铂"三个疗程，
因骨髓抑制，调整为"依托泊苷"+"顺铂"六个疗程
            ↓           10 个月
"依托泊苷"+"顺铂"联合"替莫唑胺"十个疗程
            ↓           13 个月
        胸部放射治疗
            ↓           13 个月
    头颅颞叶射波刀 + 全颅放射治疗
经支气管镜气道腔内介入治疗          4 个月
        单药"帕博利珠单抗"
            ↓           13 个月
    "帕博利珠单抗"联合"盐酸安罗替尼"
```

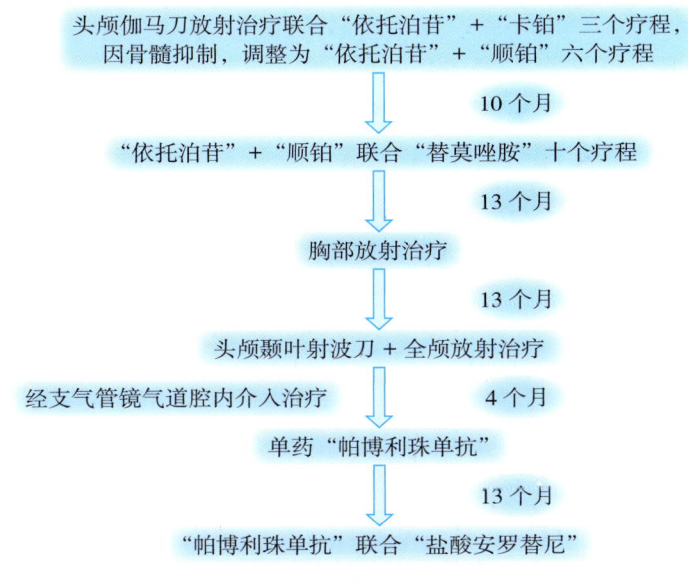

图 7-6　治疗流程图

讨论
广泛期 SCLC 者长生存的治疗策略

SCLC 分化差，增殖速度快，且以广泛转移及其预后不佳为特征的一

种恶性肿瘤。虽然一线化疗方案对大多数 SCLC 缓解率高，但该方案耐药后疾病进展迅速，后续方案的疗效也欠理想，数十年来的治疗方案又未见突破性进展。研究[1, 2]数据显示，接受各种后续治疗的 SCLC 的 ORR 为 21.3%，中位 DOR 为 2.6 个月，中位 OS 为 4.4 个月，1 年生存率仅为 11%。本例晚期 SCLC 早在 2016 年 4 月经支气管镜活检确诊，确诊时就已有颅内转移，处于Ⅳ期，为广泛期。临床以最新的循证医学证据指南为指导，结合患者的实际病况，先后给予化疗、放疗、免疫药物与抗肿瘤新生血管药物以及气道腔内综合介入治疗等多种抗肿瘤手段，兼顾全身与局部，取得了较好的疗效。患者自确诊至今，存活时间已超过 58 个月，且生活质量良好。

支气管镜下综合介入治疗手段对 SCLC 伴气道狭窄者的重要作用

SCLC 通常表现为中央型病灶，晚期肿瘤导致的气道狭窄、梗阻往往会使患者在短时间内出现胸闷、呼吸困难及喘憋等症状，且病情进展迅速，严重者甚至窒息而威胁生命，对临床治疗造成困惑[3]。本例晚期患者的病情进展后，呼吸困难明显；支气管镜检查提示：气管下段膜部、左右主支气管开口可见新生物，致双侧左右主支气管管腔几乎完全闭塞。多次腔内介入治疗后，显著减轻了瘤负荷，气道狭窄症状明显缓解，生活质量获得改善，PS 评分由 3 分降至 1 分，也为患者后续的抗肿瘤全身治疗及免疫治疗提供了机会，延缓了疾病的病程发展，因此恶性气道狭窄的经支气管镜下综合手段的介入治疗对 SCLC 患者极为重要。经支气管镜下介入治疗相对于手术及放疗而言，对患者的损伤小，毒副作用少，绝大多数患者可耐受；对于气道重度狭窄者，支气管镜下的介入治疗可迅速改善其通气状况，且能清除恶性肿瘤组织。

目前支气管镜下常用的综合介入治疗手段包括：激光、高频电刀、高频电圈套、氩气刀、冷冻、光动力以及气道支架植入等[4]。本例患者经初始治疗与头颅及肺部放疗后疾病稳定，但气道内的病灶却增长了，镜下见：气管下段距隆突 3 cm 处可见新生物沿气管膜部浸润样生长至左右主支气管开口处，触碰新生物易出血，几乎完全阻塞左、右主支气管开口。先使用 40 W 高频电圈套下新生物组织送病理；再使用 40 W 高频电凝局部烧灼治疗；后使用 25 W 激光治疗对气管膜部，左、右主支气管开口处的新生物进行烧灼治疗。治疗后气管下段及左、右主支气管开口恢复通畅，气管下段直径为 15 mm，左右主支气管开口直径约为 8 mm。后续多次反复进行肉芽组织与坏死组织清理术，激光治疗等使用气道综合介入治疗后，患者气道与肺内病灶稳定 1 年余未见进展。

目前随着肺脏病学介入技术的迅速发展，对于恶性中央型气道狭窄者的治疗手段也日益增多，近年来硬质支气管镜结合可弯曲支气管镜下能快速冻取肿瘤，联合 APC 治疗也能快速凝切肿瘤与止血，软硬镜结合，是解除气道重度梗阻的快速且有效的介入治疗手段[5]。该病例就是在全身治疗后，再综合应用多种呼吸内镜介入治疗技术解除气道梗阻的例证，从而有效降低了患者功能状态的评分。

SCLC 后续免疫治疗的应用及其地位

近年免疫治疗迅速发展，PD-1 与 PD-L1 的结合，抑制了 CD4+ 与 CD8+ T 细胞的增殖和活化，负性调控肌体免疫机制应答过程，从而介导肿瘤细胞的免疫逃逸，促进肿瘤生长。一项针对 PD-1 靶点的免疫结合点阻断剂"帕博利珠单抗"的临床试验 KEYNOTE-028 旨在研究对于初始治疗失败的 PD-L1 表达阳性的广泛期 SCLC 患者"帕博利珠单抗"的有效性以及安全性。后续扩大样本量的 KEYNOTE-158 与 KEYNOTE-028 汇总分析结果显示，"帕博利珠单抗"对先前至少接受过两种治疗方案的广泛期 SCLC 患者显示出较好的抗肿瘤活性并表现出持续的应答，中位 OS 达 7.7 个月（5.2~10.1 个月），1 年与 2 年的生存率分别为 34.3% 和 20.7%，中位 PFS 为 2.0 个月（1.9~3.4 个月），体现了免疫治疗在晚期 SCLC 后续治疗后生存获益的优势[6]。

日益增多的研究证据表明[7, 8]，促血管生成的相关基因表达谱与免疫细胞的活化、浸润直接相关。在阻断调节肿瘤血管生长的蛋白表达后，肿瘤免疫细胞浸润增加，将抗肿瘤新生血管药物与免疫结合点阻断剂联合应用后，能发挥潜在的协同抗肿瘤的作用。缺氧情况下，血管内皮生长因子分泌增多与内皮细胞上的受体 *VEGFR2* 结合，刺激肿瘤新生血管生成，以利于肿瘤的生长及侵袭。肌体的免疫监视功能使免疫系统及时将肿瘤细胞识别并清除，但肿瘤细胞可依靠肿瘤微环境中的多种免疫抑制因子逃避免疫系统的识别及攻击，造成免疫逃逸，因此抗肿瘤新生血管及免疫结合点阻断剂均能作用于肿瘤的微环境而共同发挥协同抗肿瘤机制。

（石荟 白冲）

述评

SCLC生物学恶性程度高，晚期肿瘤所致的中央型大气道狭窄梗阻往往进展迅速，给患者带来严重的生命威胁，给后续的抗肿瘤治疗造成瓶颈。

本例SCLC患者在历经全身化疗，头颅局部放疗等综合抗肿瘤手段后，晚期肿瘤生长累及大气道，出现再次进展，喘憋严重；气管镜检查提示：气管下段膜部、左右主支气管开口新生物致双侧主支气管管腔几乎完全闭塞。后经笔者团队反复多次及时的综合气道腔内介入治疗：包括高频电凝、高频电圈套、激光治疗以及肉芽坏死组织清理术等介入技术，显著减轻了患者瘤负荷以及气道狭窄症状，有效降低了患者功能状态的评分，是保证后续有效的全身抗肿瘤治疗顺利实施的"利器"。本例患者在初治时就已是晚期的颅内转移患者，历经数次后续治疗，后线使用"帕博利珠单抗"免疫治疗，但因患者依从性欠佳，并未按照3周1次的剂量规范使用PD-1抗体，而是采用"帕博利珠单抗"（200 mg）4个月，静脉滴注。气道与肺内病灶的控制仍然取得了较好的疗效，后续治疗获得了18个月的PFS，体现了PD-1抗体在晚期SCLC后续采用免疫药物后效应及生存获益的优势。

当患者出现疾病再次进展后，结合患者的实际病况，通过抗肿瘤新生血管药与免疫结合点阻断剂的联合用药，历经5个月的时间，仍然给患者争取到了近半年之久的颅内与肺部病灶的持续控制，目前尚在继续随访中。

随着各项临床大样本的随机对照研究对SCLC肿瘤免疫的不断深入与探索，晚期肺癌的免疫治疗机制将会逐渐明了，期待免疫联合治疗终将成为SCLC治疗中必不可少的重要环节，进而为临床治疗带来突破性的进展。

本例初治时即为头颅转移的Ⅳ期的SCLC患者，以最新的循证医学证据指南为指导，结合患者的实际病况，先后给予化疗、放疗、免疫治疗、抗肿瘤新生血管治疗以及气道腔内综合介入治疗等多种综合抗肿瘤手段，患者自确诊至今，存活时间已接近5年，体现了晚期SCLC患者长生存的全程化精准管理的重要性。

（白冲）

主要参考文献

[1] Jones GS, Baldwin DR. Recent advances in the management of lung cancer. Clin Med (Lond). 2018; 18(2 suppl): s41~s46

[2] Coutinho AD, Shah M, Lunacsek OE, et al. Real-world treatment patterns and outcomes of patients with small cell lung cancer progressing after 2 lines of therapy. Lung Cancer. 2019; 127: 53~58

[3] Bade BC, Dela Cruz CS. Lung cancer 2020: epidemiology, etiology, and prevention. Clin Chest Med. 2020; 41(1): 1~24

[4] Shafiq M, Lee H, Yarmus L, et al. Recent advances in interventional pulmonology. Ann Am Thorac Soc. 2019; 16(7): 786~796

[5] Cengiz Ozdemir, Sinem N Sökücü, Ayşegül Berk, et al. Use of interventional bronchoscopic treatment in small cell lung cancer. Indian J Cancer. 2019; 56(3): 236~240

[6] Chung HC, Piha-Paul SA, Lopez-Martin J, et al. Pembrolizumab after two or more lines of previous therapy in patients with recurrent or metastatic SCLC: results from the KEYNOTE-028 and KEYNOTE-158 studies. J Thorac Oncol. 2020; 15(4): 618~627

[7] Albini A, Bruno A, Noonan DM, et al. Contribution to tumor angiogenesis from innate immune cells within the tumor microenvironment: implications for immunotherapy. Front Immunol. 2018; 5; 9: 527

[8] Missiaen R, Mazzone M, Bergers G. The reciprocal function and regulation of tumor vessels and immune cells offers new therapeutic opportunities in cancer. Semin Cancer Biol. 2018; 52(Pt 2): 107~116

8. PD-1 单抗联合"甲磺酸阿帕替尼"治疗 *EGFR* 突变型晚期肺癌 1 例

★ 本例晚期肺腺癌 *EGFR* 突变型患者,在三线治疗方案中使用 PD-L1 抗体"卡瑞利珠单抗"+"甲磺酸阿帕替尼"治疗,疗效达到部分缓解

★ 接受免疫治疗 23 周后出现Ⅲ级急性胰腺炎,考虑可能与使用"甲磺酸阿帕替尼"及免疫药物相关,故永久停药

★ 尽管停止使用上述药物,病灶仍持续控制,患者长时间获益

病例简介

患者,男,65 岁;吸烟不足 100 年支。因"反复咳嗽、咳痰,伴痰中带血半月余"2017 年 4 月 11 日首次就诊于上海市肺科医院。既往有"高血压病"史,平素口服降压药,血压控制尚可;否认其他慢性疾病史。

2017 年 4 月 14 日行胸部增强 CT 检查提示:左肺上叶肺癌伴阻塞性肺炎,纵隔、左侧肺门、左侧锁骨上下区多发淋巴结肿大;头颅 MRI 检查未见明显异常;全身 PET/CT 检查提示:左肺团块灶伴 FDG 代谢增高,考虑左肺癌合并左肺阻塞性肺炎,左肺门、纵隔及双侧颈部淋巴结转移,全身多发骨转移(图 8-1)。

2017 年 4 月 15 日行左侧锁骨上淋巴结穿刺活检,病理学查见异形细胞,倾向腺癌;基因检测示 *EGFR 20* 外显子 *S768I* 突变(ARMS-PCR 法)。遂明确诊断为:左肺上叶腺癌 cT4N2M1c(对肺、骨、淋巴结)-ⅣB 期 *EGFR S768I* 突变型。

自 2017 年 4 月 17 日起口服"马来酸阿法替尼"40 mg,每天 1 次;最佳疗效为 PR。

2018 年 4 月 23 日复查胸部 CT 提示:疾病进展伴左侧锁骨上淋巴结较前增大。

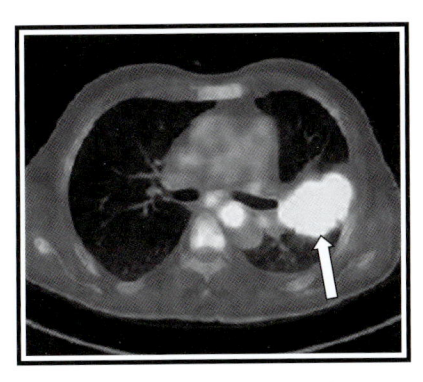

图 8-1　胸部增强 CT 图像（2020 年 4 月 14 日）

左肺上叶病灶（箭头）伴纵隔淋巴结肿大

2018 年 4 月 24 日再次行左侧锁骨上淋巴结穿刺活检，并行基因检测提示，*EGFR S768I/G719X/T790M* 突变。

2018 年 5 月 4 日起口服"甲磺酸奥希替尼" 80 mg，每天 1 次。最佳疗效 PR。

2018 年 10 月 10 日胸部 CT 提示：肺部病灶再次增大；头颅及骨 ECT 扫描结果未见进展。

经与患者及家属沟通后，入组"PD-1 抗体'卡瑞利珠单抗'联合'甲磺酸阿帕替尼'治疗晚期 NSCLC"的 II 期临床研究，根据方案自 2018 年 10 月 12 日起，予"甲磺酸阿帕替尼" 250 mg 口服，每天 1 次，联合"卡瑞利珠单抗"，200 mg 静脉滴注，每两周 1 次。

治疗期间，2019 年 3 月 10 日开始出现泡沫尿，查尿常规提示III级蛋白尿，考虑与使用"甲磺酸阿帕替尼"相关，予减量为 250 mg，隔天 1 次。

2019 年 3 月 12 日头颈部开始出现散在红色斑疹样改变，考虑反应性毛细血管增生症，未予药物处理。

2019 年 6 月 15 日起，患者无诱因下出现乏力伴恶心、呕吐，无腹痛腹泻。外周血检测：淀粉酶 564 U/L，脂肪酶 293 U/L。腹部 CT 提示：急性胰腺炎。给予下列处理：（1）立即停用"甲磺酸阿帕替尼"与"卡瑞利珠单抗"；（2）禁食、胃肠减压；（3）"生长抑素"持续静脉滴注；（4）预防性抗感染、增加营养及对症支持治疗；治疗 3 天后，患者恶心呕吐症状较前缓解。

2019年6月25日当地医院外周血复查提示：淀粉酶86 U/L，脂肪酶277 U/L。根据2018年ESMO《免疫结合点阻断剂相关的毒副作用管理专家共识》判定急性胰腺炎，考虑治疗可能与免疫相关，鉴于安全性因素，永久停用"卡瑞利珠单抗"及"甲磺酸阿帕替尼"，嘱患者定期随访。

2019年9月11日复查胸腹部增强CT：胰腺未见明显异常；血脂肪酶34 U/L，血清淀粉酶44 U/L。

此后定期随访，多次复查胸部CT显示：肺部病灶维持PR状态；2020年8月末次随访时胸部CT示：病灶较1年前无明显变化，疗效持续PR（图8-2）。

```
2017年4月"马来酸阿法替尼"
            ↓  PFS 49周
2018年4月"甲磺酸奥希替尼"
            ↓  PFS 23周
2018年10月"卡瑞利珠单抗"+"甲磺酸阿帕替尼"
            ↓
2019年6月因"急性胰腺炎"永久停药
            ↓  持续获益
           至今
```

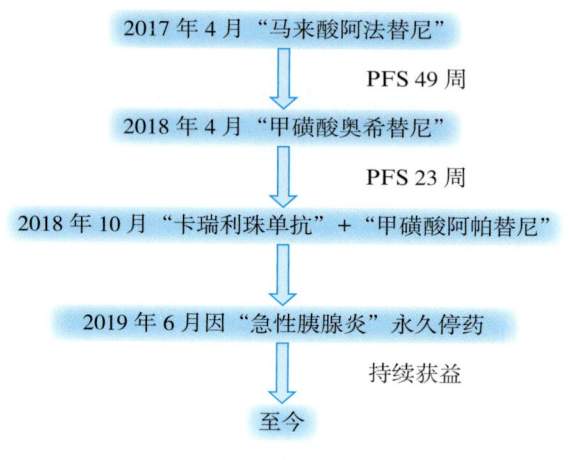

图8-2　治疗流程图

讨论

EGFR突变型患者选择免疫治疗的时机与方法

EGFR突变的晚期NSCLC患者靶向治疗耐药后，后续治疗方案的选择是临床医师面临的难题。随着免疫治疗时代的来临，多种PD-1及PD-L1抗体如"纳武利尤单抗"、"帕博利珠单抗"与"阿特珠单抗"已被证实可以使部分晚期NSCLC患者延长生存期[1~3]；然而，获益的NSCLC患者比例仅有20%[4]。而EGFR突变型患者是否可以从免疫治疗中获益是临床面临的难题。

抗血管抑制剂联合免疫治疗在NSCLC中具有协同增效的作用[5, 6]。IMpower150研究使用PD-L1抗体联合化疗及抗血管生成药物一线治疗晚期非鳞 NSCLC，结果证实，这种联合治疗方案可以给晚期 NSCLC 患者带来明显的生存优势[7, 8]。

免疫治疗的时长

在临床实践中，关于肺癌患者使用免疫治疗的最佳时间并无定论，需要结合患者的个体状况来判定。目前推荐：对于免疫治疗后病情稳定或部分缓解的患者，若经济状况良好，建议免疫治疗持续 2 年；但对经济压力较大者，则可根据实际情况谨慎用药。在达到 CR 后再持续用药 6 个月即可；对于局部晚期患者，建议用药 1 年；对于早期根治性手术之后的患者，则免疫药物使用到手术结束即可，之后可采用化疗。

本例患者应用免疫药物 23 周后因急性胰腺炎而停药，此后肿瘤处于持续稳定状态，由此提示：免疫治疗的有效性维持时间很长，这是化疗无法与之比拟的。由于当前免疫治疗的费用尚偏高，一些患者在接受免疫治疗一段时间后，因为经济原因而无奈停药。即便如此，这些患者相比完全没有使用过免疫药物的患者，获益也会更大。

免疫相关毒副作用（irAE）标记物

本患者治疗过程中出现Ⅲ级急性胰腺炎，若能以可靠的生物标记物来判断患者可能存在的风险，及时调整药物并预防性治疗，有利于患者从免疫治疗中获得更大的效益。免疫结合点阻断剂（ICI）治疗需要 PD-L1、TMB 等生物标记物选择优势人群，同样需要标记物预测 irAE。"伊匹木单抗"治疗外周血 CD8+ T 细胞克隆大于 55 倍时发生 2 或 3 级毒副作用的概率显著增加[9]。调节性 T 细胞缺失可能导致效应 T 细胞过度激活，增加血清中 IFNγ 和 TNF 表达，也可导致严重的毒副作用[10]。"伊匹木单抗"治疗过程中嗜酸性粒细胞增多者更易出现皮肤的严重毒副作用[11]。

血细胞对 irAE 的研究较多，但尚无突破性进展。血液中细胞因子易于检测，一些细胞因子与免疫细胞密切相关[12]。Gowen 等[13]研究认为有自身免疫性疾病史者发生 irAE 的风险较高，原因可能是肿瘤细胞的突变有可能产生新生抗原，这些抗原有可能和正常组织、器官具有同源性。另外还有一些患者体内出现针对治疗药物的抗体，irAE 的风险也随之增加。肠道菌群是 ICI 疗效的预测因子，也被用于预测 irAE[14]。

总之，目前的研究证据级别不高，所获得的分子还不足以作为预测

irAE 的生物标记物，因此尚需更多前瞻性的研究来证实。未来，基因测序与蛋白质组学研究的大数据，并通过生物信息学及分子网络分析将各种与 irAE 直接或间接相关的分子组成预测模型，有可能更准确地预测 irAE。

（王　琪　熊安稳）

述评

本例晚期肺腺癌 EGFR 突变者在三线方案时使用 PD-1 抗体"卡瑞利珠单抗"联合多靶点药物"甲磺酸阿帕替尼"，在治疗过程中因出现Ⅲ度急性胰腺炎而永久停用。此后，在无积极用药抗癌的情况下，疾病处于长期控制中。

本病案为 EGFR 突变肺癌的免疫治疗提供了一个新的方向与可能。另外，该患者在停止免疫治疗后仍能长期获益，提示免疫治疗的时长尚待探讨，并非所有患者都需用药 2 年，而如何制定个体化治疗的具体方案，尚需更多的研究数据给予解答。

（吴凤英）

主要参考文献

[1] Cortes J, Cescon DW, Rugo HS, et al. Pembrolizumab plus chemotherapy versus placebo plus chemotherapy for previously untreated locally recurrent inoperable or metastatic triple-negative breast cancer (KEYNOTE-355): a randomised, placebo-controlled, double-blind, phase 3 clinical trial. Lancet. 2020; 396(10265): 1817~1828

[2] Wu YL, Lu S, Cheng Y, et al. Nivolumab versus docetaxel in a predominantly chinese patient population with previously treated advanced NSCLC: checkMate 078 randomized phase Ⅲ clinical trial. J Thorac Oncol. 2019; 14(5): 867~875

[3] Mazieres J, Rittmeyer A, Gadgeel S, et al. Atezolizumab versus docetaxel in pretreated patients with NSCLC: final results from the randomized phase 2 POPLAR and phase 3 OAK clinical trials. J Thorac Oncol. 2021; 16(1): 140~150

[4] Lu S, Wang J, Cheng Y, et al. Nivolumab versus docetaxel in a predominantly Chinese patient population with previously treated advanced non-small cell lung cancer: 2-year follow-up from a randomized, open-label, phase 3 study (CheckMate 078). Lung Cancer. 2020; 152(2): 7~14

[5] Manegold C, Dingemans AMC, Gray JE, et al. The potential of combined immunotherapy and antiangiogenesis for the synergistic treatment of advanced NSCLC. J Thorac Oncol. 2017;

12(2): 194~207

[6] Jia YJ, Li XF, Jiang T, *et al*. *EGFR*-targeted therapy alters the tumor microenvironment in *EGFR*-driven lung tumors: Implications for combination therapies. Int J Cancer. 2019; 145(5): 1432~1444

[7] Reck M, Mok TSK, Nishio M, *et al*. Atezolizumab plus bevacizumab and chemotherapy in non-small-cell lung cancer (IMpower150): key subgroup analyses of patients with *EGFR* mutations or baseline liver metastases in a randomised, open-label phase 3 trial. Lancet Respir Med. 2019; 7(5): 387~401

[8] Dempke WCM, Fenchel K, Dale SP. Programmed cell death ligand-1 (PD-L1) as a biomarker for non-small cell lung cancer (NSCLC) treatment are we barking up the wrong tree? Transl Lung Cancer Res. 2018; 7(9): S275~S279

[9] Huang J, Xu B, Mo H, *et al*. Safety, Activity, and Biomarkers of SHR-1210, an anti-PD-1 antibody, for patients with advanced esophageal carcinoma. Clin Cancer Res. 2018; 24(6): 1296~1304

[10] Liu J, Blake SJ, Harjunpää H, *et al*. Assessing immune-related adverse events of efficacious combination immunotherapies in preclinical models of cancer. Cancer Res. 2016; 76(18): 5288~5301

[11] Bhalla S, Doroshow DB, Hirsch FR. Predictive biomarkers for immune checkpoint inhibitors in advanced non-small cell lung cancer: current status and future directions. Cancer J. 2020; 26(6): 507~516

[12] Tarhini AA, Zahoor H, Lin Y, *et al*. Baseline circulating IL-17 predicts toxicity while TGF-β1 and IL-10 are prognostic of relapse in ipilimumab neoadjuvant therapy of melanoma. J Immunother Cancer. 2015; 3(1): 39

[13] Gowen MF, Giles KM, Simpson D, *et al*. Baseline antibody profiles predict toxicity in melanoma patients treated with immune checkpoint inhibitors. J Transl Med. 2018; 16(1): 82

[14] Dubin K, Callahan MK, Ren B, *et al*. Intestinal microbiome analyses identify melanoma patients at risk for checkpoint-blockade-induced colitis. Nat Commun. 2016; 7(2): 10391

9. PD-1 抗体致免疫结合点阻断剂相关性重度胃肠毒性 1 例

- ★ 免疫结合点阻断剂 PD-1 抗体相关毒副作用涉及肌体多个系统，其中胃肠毒性的发生率排名前三
- ★ 本例为晚期肺鳞癌在三线治疗方案中使用单药 PD-1 抗体"纳武利尤单抗"，三个疗程后出现腹泻，最严重时每天排水样泻 10 余次，采用抗生素疗效不佳
- ★ 患者既往无慢性消化系统疾病，粪便中未查见致病性病原体，外周血中 TNF-α 及多种白细胞介素的表达水平明显升高；最终经肠镜及病理学检查，明确其病因为 PD-1 抗体所致 3 级胃肠毒性
- ★ 停用 PD-1 抗体，经过低于指南推荐剂量的糖皮质激素治疗后，腹泻症状迅速缓解

病例简介以及初始治疗

患者，男，73 岁；吸烟史 1600 年支。因"反复咳嗽、咳痰 10 余年，再发 1 周"，于 2017 年 10 月 10 日首次就诊于上海长海医院呼吸与危重症医学科。患者既往有"酒精性肝病"10 余年，平时无特殊不适；否认其他慢性疾病史。

2017 年 10 月 11 日行胸部平扫 CT 提示：左肺占位伴肺门淋巴结肿大，双侧胸膜增厚；经支气管镜下活检，病理诊断：左肺鳞状细胞癌 T4N3M1（胸膜、骨）Ⅳ期 PS 1 分。

经全身评估，排除化疗禁忌后，自 2017 年 10 月 17 日起给予化疗"紫杉醇"+"卡铂"方案六个疗程，同时定期给予双膦酸盐类药物抑制骨质破坏，其间多次进行疗效评估均为 SD。

2018 年 4 月 27 日起，间隔 4~6 周给予单药"紫杉醇"维持化疗一次，共维持五个疗程，嘱患者继续定期随访。

2019年4月25日起，患者无诱因地间断出现痰中带血丝，晨起明显，未被重视。2019年8月27日复查胸部平扫CT，结果显示左肺病灶有进展，再次给予单药"紫杉醇"化疗两个疗程，同时联合"盐酸安罗替尼"（10 mg/d）口服；经疗效评估：肺部病灶 SD。

因患者咯血症状较前加重，每天咯鲜血 15~20 ml，故调整治疗方案为 PD-1 抗体"纳武利尤单抗"200 mg，静脉滴注；2019年10月18日、11月2日及11月24日分别给药共三次，患者的咯血症状逐渐好转，其间复查胸部平扫CT提示：病灶稳定（图9-1，图9-2）。

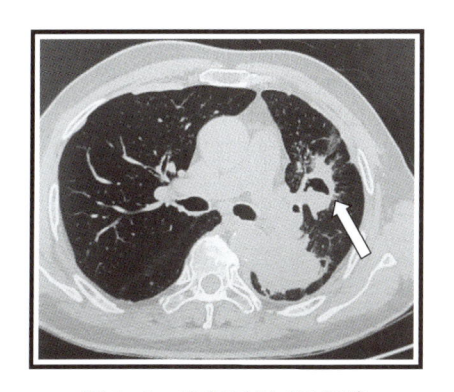

图9-1　胸部平扫 CT 图像

左肺上、下叶病灶，左肺上叶病灶内可见不规则厚壁空洞（箭头，2019年10月17日）

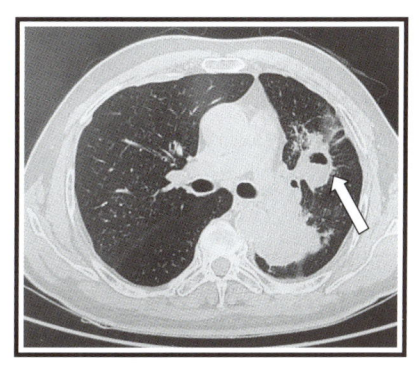

图9-2　胸部平扫 CT 图像

左肺病灶与1个月前差别不大（箭头，2019年11月23日）

2019年11月27日起，患者无明显诱因下出现腹泻，每天10余次（黄色稀便），未见黑便及黏液脓血便；伴有脐周轻度腹痛，无恶心、呕吐及发热等症状。当地医院先后给予"头孢曲松""左氧氟沙星"抗感染；"奥美拉唑"抑酸，"盐酸小檗碱片"联合"蒙脱石散剂"止泻；同时予以补液、营养支持以及调节肠道菌群治疗，腹泻无明显好转。

患者乏力感明显，2周内体重下降约 3 kg，精神状态、食欲及睡眠等状况尚可，遂于2019年12月10日再次被上海长海医院呼吸与危重症医学科收治。

入院后查体：生命体征平稳，精神状态一般，营养状况良好；心、肺未见明显阳性体征；腹部平软，脐周轻压痛，无反跳痛；肝、脾肋下未及；肠鸣音亢进，每分钟约6次。

入院后的主要辅助检查及其结果参见下表。

表 初诊时的主要辅助检查结果

检 查 项 目	检 查 结 果
血液检查	血常规	白细胞计数：8.65×10⁹/L；中性粒细胞百分比：81.1%；淋巴细胞百分比：7.9%；血红蛋白：117 g/L；血小板计数：218×10⁹/L
	血清炎症指标	血沉：80 mm/H；血清降钙素原：0.07 ng/ml；C反应蛋白：90.5 mg/L
	凝血功能	D-二聚体：1.17 ug/ml；其他凝血功能指标均正常
	肝、肾功能及血生化	肝、肾功能基本正常；血清总蛋白：57 g/L；白蛋白：33 g/L；血钾：2.9 mmol/L；血钙：2.04 mmol/L
	肿瘤标记物	细胞角蛋白19片段：6.21 ng/ml；癌胚抗原：11.62 ng/ml；余正常
	外周血淋巴细胞亚群分析	CD3−/CD16+CD56+ 绝对计数：116个/ul（参考值：150~1100个/ul）；CD3+ 绝对计数：584个/ul（参考值：955~2860个/ul）；CD3+/CD8+ 绝对计数：331个/ul（参考值550~1440个/ul）
	血清炎症因子水平	TNF-α：142 pg/ml（正常值<8.1 pg/ml）；IL-2受体：1237 U/ml（参考值：223-710 U/ml）；IL-6：21.1 pg/ml（正常值<5.9 pg/ml）；IL-8：208 pg/ml（正常值<62 pg/ml）
粪便检查		粪隐血（+）；粪转铁蛋白阳性；粪涂片可见大量细菌，杆菌为优势菌
心电图		窦性心律，正常心电图
腹部超声		肝脏、胆囊、胰腺、脾脏、肾脏及肾上腺未见明显异常改变

患者既往无慢性胃肠道疾病史，其临床表现以及辅助检查结果均未提示胃肠道存在病原体感染。结合其肺癌用药史，考虑为免疫结合点阻断剂相关毒副作用的可能性比较大。

2019年12月13日行肠镜检查，镜下见：盲肠至乙状结肠黏膜广泛充血水肿，散在糜烂，尤以升结肠与盲肠显著；升结肠可见散在浅表溃疡；其余肠黏膜正常，无充血糜烂，无溃疡、息肉、肿瘤及异常隆起；血管纹理清晰，肠腔内无血迹（图9-3）。

肠镜下钳取升结肠黏膜1块做活检，病理检查结果：黏膜慢性炎症伴活动，可见隐窝脓肿（图9-4）；判定该患者为"纳武利尤单抗"药物所导致的免疫相关胃肠毒性（腹泻/结肠炎），严重程度为3级。

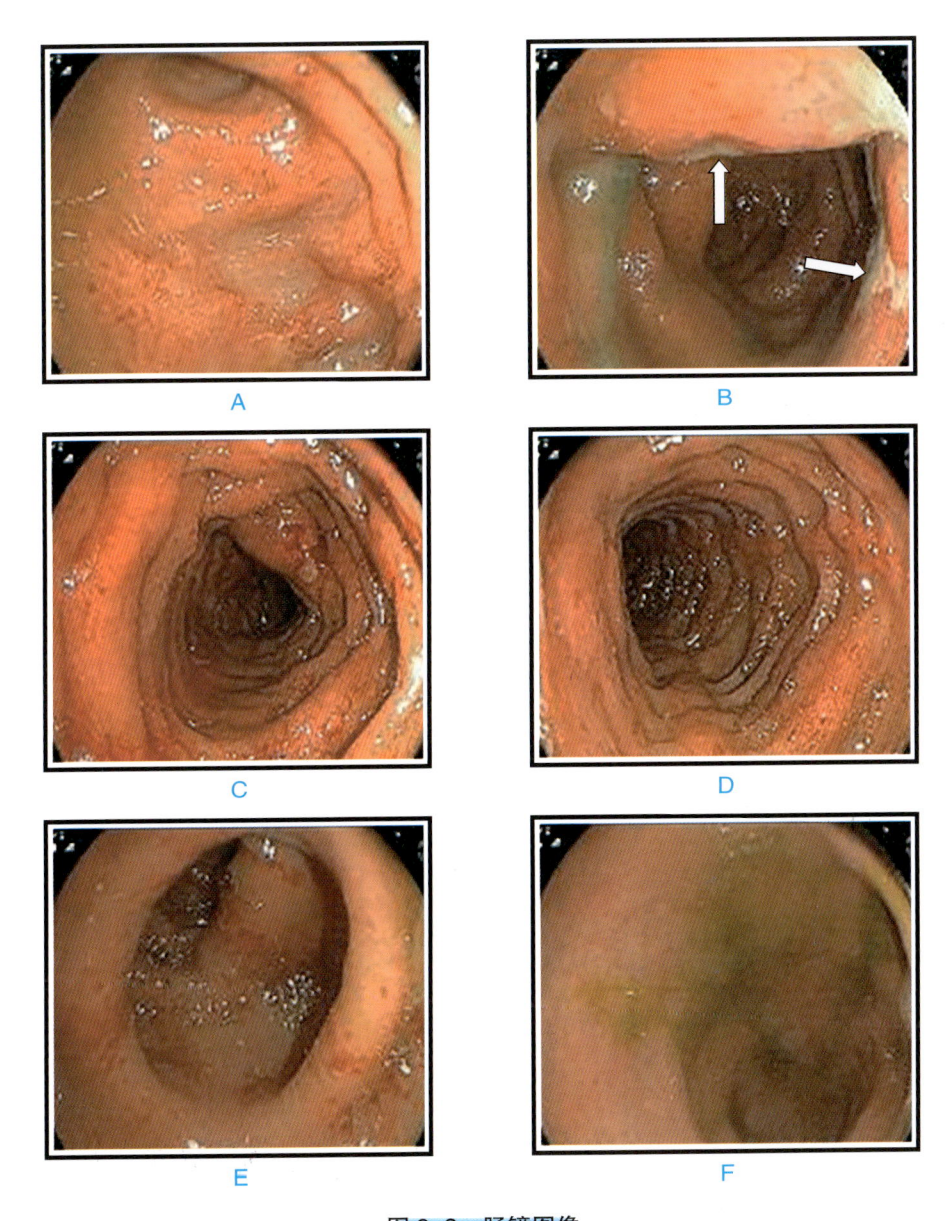

PD-1 抗体致免疫结合点阻断剂相关性重度胃肠毒性1例　　071

图 9-3　肠镜图像

A - 盲肠；B - 升结肠，可见散在的浅表溃疡（箭头）；C - 横结肠；D - 降结肠；E - 乙状结肠黏膜广泛充血、水肿，散在糜烂；F - 直肠

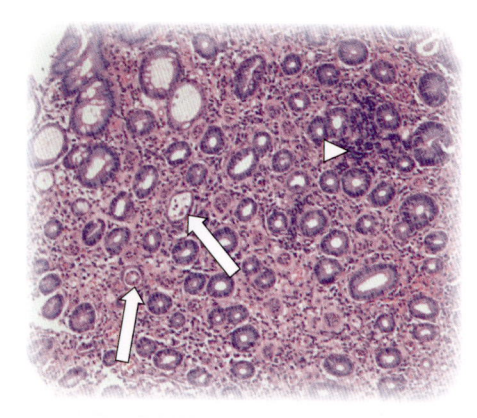

图 9-4　结肠黏膜活检组织的病理学图像（HE 染色，200×）

结肠黏膜慢性炎症伴活动（箭头），可见隐窝脓肿（箭）

后续治疗与随访

2019 年 12 月 13 日起，给予"甲泼尼龙"40 mg，静脉滴注，每天 1 次，连续 3 天；同时给予"铝碳酸镁咀嚼片"保护消化道黏膜、补充液体及电解质治疗。使用糖皮质激素 24 小时内，患者腹泻次数由之前的每天 10 余次减少至 4 次，腹痛消失；治疗 24~48 小时，患者排出黄色糊状粪便 2 次；用药第三天起，每天排粪 1 次，粪便性状正常。2019 年 12 月 17 日起更换为"甲泼尼龙片"（20 mg）口服，每天 1 次，之后出院。

患者出院后未再出现消化系统症状，遵医嘱继续口服"甲泼尼龙片"，每周减量 4 mg，服药至 2020 年 1 月末停药。按照患者及其家属意愿，后续给予最佳支持治疗。全程治疗参见图 9-5。

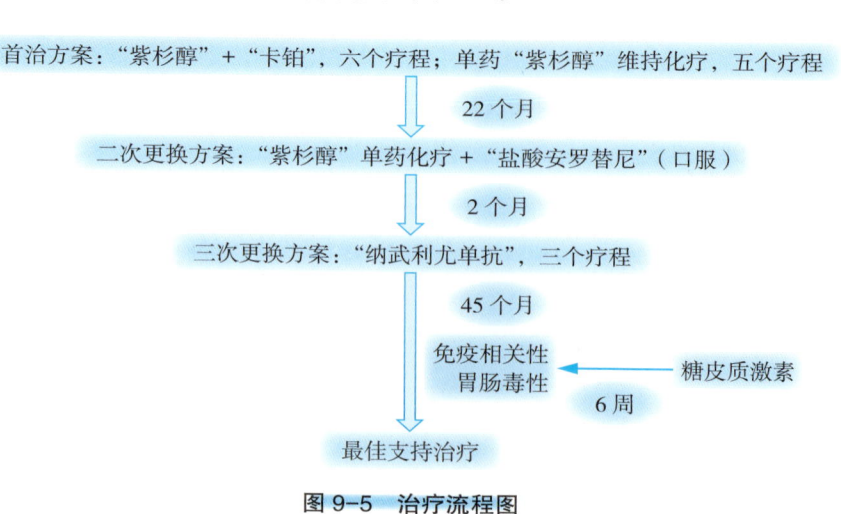

首治方案："紫杉醇" + "卡铂"，六个疗程；单药"紫杉醇"维持化疗，五个疗程
↓ 22 个月
二次更换方案："紫杉醇"单药化疗 + "盐酸安罗替尼"（口服）
↓ 2 个月
三次更换方案："纳武利尤单抗"，三个疗程
↓ 45 个月
免疫相关性胃肠毒性 ← 糖皮质激素
↓ 6 周
最佳支持治疗

图 9-5　治疗流程图

讨论

免疫结合点阻断剂的出现是十年来肿瘤治疗领域最具突破性的进展。目前临床应用最成熟的免疫结合点阻断剂是针对细胞毒性T淋巴细胞相关抗原4（CTLA-4）与PD-1/PD-L1的单克隆抗体，无论对实体肿瘤，抑或血液系统恶性肿瘤的治疗，其客观缓解率与无进展生存期数据均较好。我国已批准多种PD-1/PD-L1抗体用于晚期肺癌的治疗，并取得了较好的疗效。值得重视的是，免疫相关不良事件的识别与处理也已成为临床在使用这类药物时所面临的难题。

免疫结合点阻断剂相关胃肠毒性的发生率

免疫相关胃肠毒性是免疫结合点阻断剂最常见的毒副作用之一，主要表现为腹泻与结肠炎[1]。

CTLA-4抗体相关腹泻的发生率高达约35%，结肠炎的发生率为8%~22%[2]。

相对而言，PD-1/PD-L1抗体对胃肠道的毒性较小。有报道[3]，PD-1抗体"纳武利尤单抗"引起胃肠毒副作用的发生率约为10%；PD-1/PD-L1抗体所致3级以上严重胃肠毒性的发生率仅1%~2%。

免疫药物相关消化道症状的出现时间在不同个体之间差异很大，有报道[4]，发生的中位时间约在首次用药后的10周。本例患者在使用"纳武利尤单抗"后约40天开始出现肠道症状，略早于文献报道的中位时间。

免疫结合点阻断剂相关胃肠毒性的临床表现

免疫结合点阻断剂相关胃肠毒性的症状（腹泻最常见）大多数较轻。水样泻在应用PD-1/PD-L1抗体以及应用CTLA-4抗体的患者中的发生率分别为19%和33%，黑便或血便罕见[1]。

其他常见症状还包括腹痛、恶心、呕吐、体重减轻以及发热[5]。相比肠道，上消化道毒副作用的发生率不高，文献中有患者出现口疮、食管炎和（或）胃炎等的报道。此外，CTLA-4抗体还可能引起口腔溃疡、肛门病变以及一些肠道外表现[6]。

由于临床表现无特异性，故炎症性肠病、感染性腹泻，以及消化道肿瘤等多种疾病均可能出现上述类似表现，因此，必须注意鉴别。

鉴别诊断

近期接受过免疫结合点阻断剂治疗的患者，一旦出现上述一种或多种消化系统症状，均应考虑是否为免疫相关性毒副作用。

对腹泻患者首先应进行粪便检查，除常规及隐血试验外，还应检查粪便中的细菌、寄生虫、病毒以及艰难梭菌霉素[7]。外周血中白细胞介素、肿瘤坏死因子α等多种炎症因子的表达水平升高、淋巴细胞亚群计数的变化，均有助于临床鉴别。肠镜及组织病理学检查对于免疫相关性肠炎具有确诊价值，对于高度被怀疑者建议尽早进行肠镜检查。肠镜下，较为常见的免疫相关性肠炎表现包括肠壁水肿、红斑以及血管走形异常，黏膜糜烂与溃疡形成。典型的组织病理学特征为局灶性活动性结肠炎，伴有斑片状隐窝脓肿或弥漫性黏膜急性炎症[8]。

值得注意的是，某些状态在肠镜下可能未见明显异常的表现，但不能排除免疫相关性肠炎的可能，必要时也应在乙状结肠、直肠等病变高发部位进行黏膜活检。

本例患者以反复腹泻为主要临床表现，尽管外周血中性粒细胞、C反应蛋白及血沉等炎性指标均偏高，但粪便检查未提示可能的致病菌存在，经多种抗生素治疗，腹泻症状未见缓解，这些结果均提示腹泻并非由感染性疾病引起。而外周血中TNF-α与多个白细胞介素的表达水平明显升高，由此应先考虑药物相关性反应，之后的肠镜与病理检查也证实了这一临床推测。

免疫结合点阻断剂相关性胃肠毒性的应对策略

美国国立卫生研究院癌症研究所制定的《常见不良反应术语评定标准（CTCAE-4.03）》对免疫抑制剂相关性胃肠毒性（腹泻/结肠炎）的严重程度进行了分级，应据此施行分级治疗[9]。

本例有明确的肠镜及组织学特征，每天腹泻次数超过7次，按照分级标准，属于3级胃肠毒性，需要停止使用免疫药物，并给予糖皮质激素进行拮抗。

该例患者的年龄偏大，虽然腹泻持续时间较长，但精神状态尚可，既往无糖皮质激素或其他免疫抑制剂用药史，故在初始治疗时仅给予其低于指南推荐剂量[1~2 mg/（kg·d）]的甲泼尼龙。结果，腹泻症状在用药24小时内明显好转，48小时后即恢复正常排便。国外的相关指南中明确指出，对于处理免疫药物相关性毒副作用所推荐的糖皮质激素种类及其剂量，目前并无大样本临床研究数据支持。考虑到药物的各种急、慢性毒副作用，在临床实施治疗方案时，需要综合考虑不同患者各自的体力状况、基础疾病、既往用药史以及药物毒副作用的严重程度，谨慎权衡使用免疫结合点阻断剂干预的个体化剂量及其疗程。

（武　宁）

述评

免疫结合点阻断剂 PD-1/PD-L1 抗体作为新型抗癌药物，无论是作用机制，还是毒副作用，均与以往传统的化、放疗，靶向等抗癌疗法完全不同。在免疫结合点阻断剂相关性毒副作用中，发生率最高的是皮肤毒性，其次是胃肠毒性与内分泌系统毒性。

腹泻是免疫结合点阻断剂相关性胃肠毒性发生时最常见的临床症状。由于晚期肺癌患者的免疫功能相对低下，在抗癌治疗过程中出现消化道感染性疾病的概率较高；既往有炎性肠病病史，以及肿瘤浸润或已侵犯消化道黏膜，都可能引发腹泻。因此，当腹泻发生时，快速而准确地鉴别病因尤为重要。与其他病因不同，因 PD-1 抗体药物毒性而导致的腹泻经抗感染及常规止泻治疗往往无效的，糖皮质激素则是首选药物。

本病例在腹泻症状出现初期，因当地医生缺乏对免疫治疗药物的认知及其用药经验，而将腹泻误诊为感染性疾病，给予患者多种抗生素治疗近2周无效；所幸，同时给予的补液与营养支持较为充分，以使患者的生命体征、精神与营养状态一直维持在较好的水平，明确诊断之后使用"甲泼尼龙"治疗，病情迅速缓解。

相对于传统抗癌方法，免疫治疗药物的出现与使用时间均不长，作为从事肿瘤诊疗的医生，需要通过大量的临床实践逐步熟悉并掌控免疫疗法应用过程中可能发生的各种问题，不断完善治疗方案，以利免疫药物成为一种真正的抗癌利器。

（韩一平）

主要参考文献

[1] Assarzadegan N, Montgomery E, Anders RA. Immune checkpoint inhibitor colitis: the flip side of the wonder drugs. Virchows Arch. 2018; 472(1): 125~133

[2] Iranzo I, Huguet JM, Suárez P, et al. Endoscopic evaluation of immunotherapy-induced gastrointestinal toxicity. World J Gastrointest Endosc. 2018; 10(12): 392~399

[3] Collins M, Michot JM, Danlos FX, et al. Inflammatory gastrointestinal diseases associated with PD-1 blockade antibodies. Ann Oncol. 2017; 28: 2860~2865

[4] Weber JS, D'Angelo SP, Minor D, et al. Nivolumab versus chemotherapy in patients with advanced melanoma who progressed after anti-CTLA-4 treatment (CheckMate 037): a randomised, controlled, open-label, phase 3 trial. Lancet Oncol. 2015; 16(4): 375~384

[5] Rocha M, Correia de Sousa J, Salgado M, et al. Management of gastrointestinal toxicity from immune checkpoint inhibitor. GE Port J Gastroenterol. 2019; 26(4): 268~274

[6] Weber J. Ipilimumab: controversies in its development, utility and autoimmune adverse events. Cancer Immunol Immunother. 2009; 58: 823~830

[7] Haanen JBAG, Carbonnel F, Robert C, et al. ESMO guidelines committee. management of toxicities from immunotherapy: ESMO clinical practice guidelines for diagnosis, treatment and follow-up. Ann Oncol. 2017; 28(4 suppl): iv119~iv142

[8] Samaan MA, Pavlidis P, Papa S, et al. Gastrointestinal toxicity of immune checkpoint inhibitors: from mechanisms to management. Nat Rev Gastroenterol Hepatol. 2018; 15(4): 222~234

[9] Marin-Acevedo JA, Harris DM, Burton MC. Immunotherapy-induced colitis: An emerging problem for the hospitalist. J Hosp Med. 2018; 13(6): 413~418

10. 肺腺癌脑室内多发转移 1 例

- ★ 肺癌的颅内转移很常见，多为脑实质或脑膜转移，仅有脑室内转移的情况罕见
- ★ 本例患者因严重头晕伴反复呕吐，最终确诊为晚期肺腺癌，影像学检查提示存在右侧脑室后角及第四脑室多发占位，未见明确的脑实质或脑膜转移征象
- ★ 由于患者的病况无法耐受开颅手术，仅仅根据影像学特征，无法鉴别脑室内占位是原发性中枢神经系统肿瘤还是转移瘤
- ★ 在肺部肿瘤组织中查见 *EGFR* 非经典突变，经分子靶向药物治疗后，颅内病灶显著缩小，支持"源自肺癌的多发脑室内转移"的诊断

病例简介

患者，女，64 岁。因"头晕伴反复呕吐 1 个月"，于 2017 年 10 月 10 日首次就诊于上海长海医院呼吸与危重症医学科。既往有"高血压病""2 型糖尿病"10 余年，口服药物，自诉血压及血糖控制平稳；自 2012 年起出现双手轻度不自主抖动（左侧为主），未诊治；否认其他慢性疾病史。无烟、酒等不良嗜好。

入院时查体：慢性病容，精神萎靡，生命体征尚平稳，营养状态一般；心、肺、腹部查体未见明显阳性体征。神经系统检查：双上肢肌张力呈轮样强直，四肢肌力 5- 级，余无特殊。

入院后的主要辅助检查及其结果参见表 10-1。

表 10-1　初诊时的主要辅助检查结果

检查项目		检查结果
血液检查	血常规	白细胞计数：8.04×10^9/L；中性粒细胞百分比：86.1%；血红蛋白：128 g/L；血小板计数：218×10^9/L
	凝血功能	D-二聚体：0.55 ug/ml；其他凝血功能指标均正常
	肝、肾功能及血生化	肝、肾功能及电解质基本正常；空腹血糖 11.6 mmol/L；糖化血红蛋白：6.6%（正常值＜6%）
	肿瘤标记物	细胞角蛋白 19 片段：2.41 ng/ml；癌胚抗原：78.6 ng/ml；CA199：132.9 ng/ml；余正常
心电图		窦性心律，正常心电图
腹部超声		肝脏、胆囊、胰腺、脾脏、肾脏及肾上腺均未见明显异常改变

2017 年 10 月 11 日行全身 PET/CT 检查提示：左肺上叶占位伴双肺散在结节影，纵隔多发淋巴结肿大（图 10-1A）；脑室内多发结节影（图 10-2A）。超声支气管镜检查见，第 4R 组和 7 组淋巴结肿大，分别对两组淋巴结行 EBUS-TNBA 术，细胞及病理学检查均提示为肺腺癌。遂明确诊断：（1）左肺上叶腺癌 cT4N3M1c（肺、脑）Ⅳ期 *EGFR* 第 18 外显子 *G719X* 突变 PS 3~4 分；（2）帕金森症。

2017 年 10 月 17 日给予第二代 EGFR-TKI "马来酸阿法替尼" 30 mg/d，口服靶向治疗。开始治疗 1 个月内，患者的头晕、呕吐等症状逐渐改善；治疗 3 个月后，2018 年 1 月复查胸部平扫 CT 及头颅增强 MRI 检查，见肺内（图 10-1B）及颅内多个病灶均明显缩小（图 10-2B），评估疗效为 PR。

A

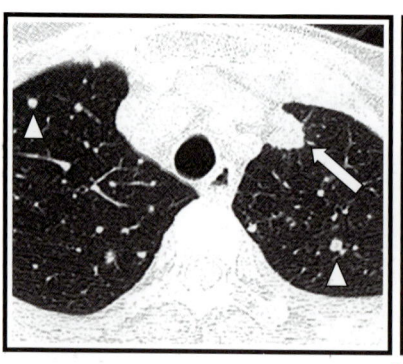

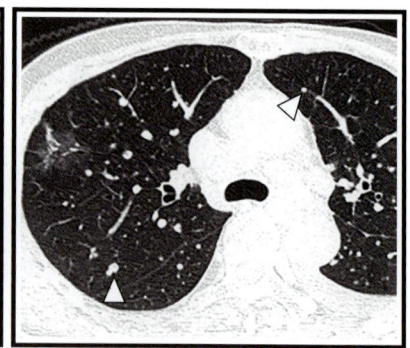

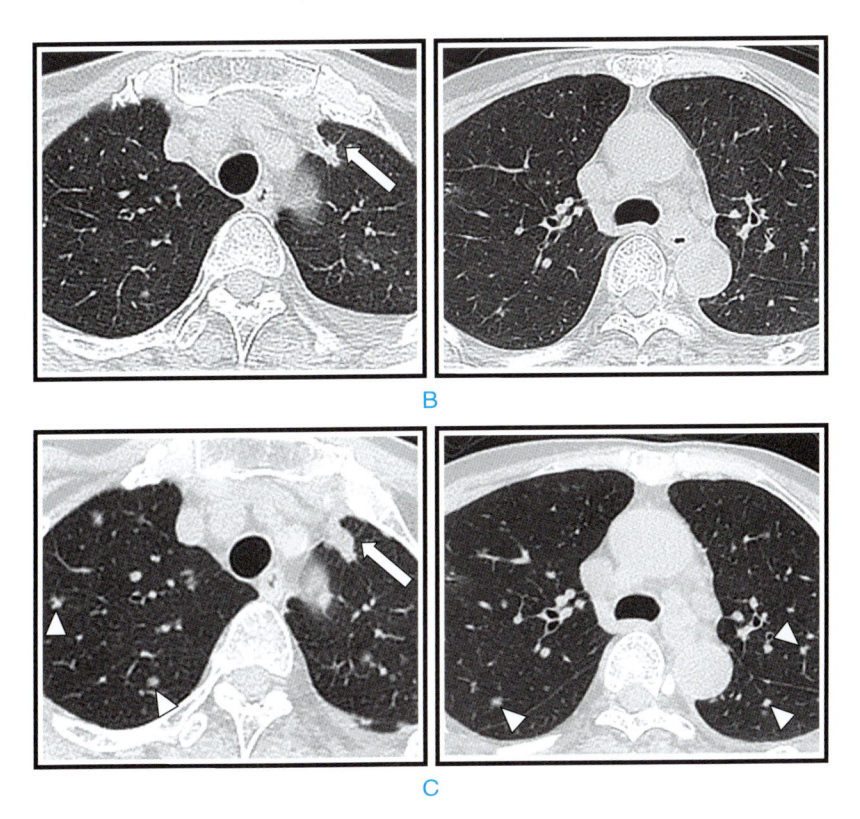

图 10-1　胸部平扫 CT 图像

A－左肺上叶可见一枚 1 cm×1 cm 不规则实性结节（箭头），伴双肺散在微小结节影（箭，2017 年 10 月）；B－靶向治疗 3 个月后复查，左肺上叶结节较前明显缩小（箭头），双肺微小结节明显减少及缩小（2018 年 1 月）；C－靶向治疗 10 个月后，左肺上叶病灶较前增大（箭头），双肺小结节增多、增大（箭，2018 年 9 月）

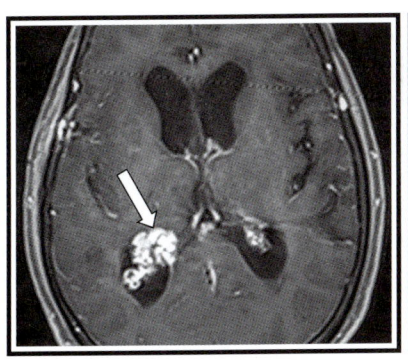

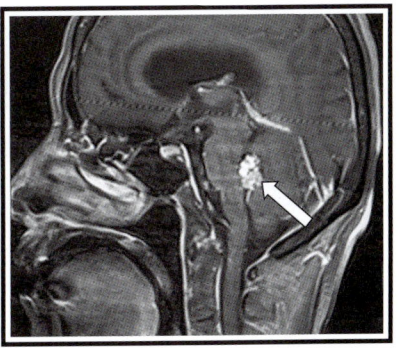

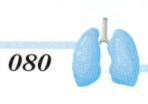

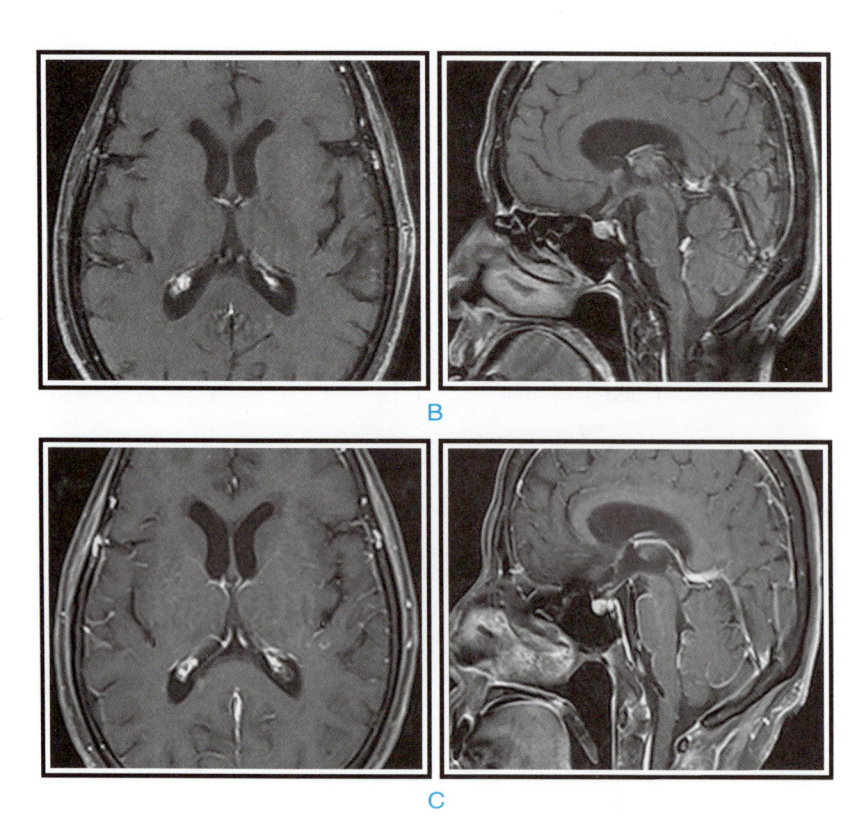

图 10-2 头颅增强 MRI 图像

A - 右侧脑室后角及第四脑室内见多发不均匀强化灶（箭头），伴上游脑室积水及周围水肿（2017 年 10 月）；B - 靶向治疗 3 个月后，脑室内病灶明显缩小，周围水肿基本吸收（2018 年 1 月）；C - 靶向治疗 10 个月后，颅内病灶与之前相仿（2018 年 9 月）

转归

2018 年 9 月初，患者再次出现头晕、头痛，并逐渐加重，伴恶心、呕吐。复查提示颅内病灶稳定（图 10-2C），肺内病灶较前进展（图 10-1C）。

因一般情况较差，患者及家属拒绝接受其他可能产生明显毒副作用的抗癌治疗，自行口服中药及支持治疗。患者于 2018 年 11 月病亡，总生存时间 12 个月。

讨论

颅内是肺癌最为常见的转移部位之一，约 50% 的肺癌患者在病程中会发生颅内转移，其中 10%~25% 的患者在初诊时即已存在颅内转移[1-3]。

理论上，肿瘤细胞可以经血液或脑脊液迁移至颅内任何部位，但在实际临床工作中，脑室内转移瘤非常罕见，相关的报道很少，原发肿瘤包括肾癌[4,5]、肺鳞癌[1]、结肠癌以及黑色素瘤等。

脑室内肿瘤的鉴别诊断

脑室内肿瘤罕见，在所有颅内肿瘤的占比不足1%[6]，其中绝大多数为中枢神经系统原发肿瘤（如：脉络丛乳头状上皮瘤、室管膜瘤、室管膜下瘤、室管膜下巨细胞星形细胞瘤、中枢神经细胞瘤以及脑膜瘤等），脑室内转移瘤更罕见[5]。双侧侧脑室因为有脉络丛结构，血供丰富[7]，比其他脑室更易发生转移。常见的各脑室内肿瘤发生情况参见表10-2。

表10-2 常见颅内病变的好发年龄段及好发部位[8]

发生部位	年龄	
	20岁以下	20岁以上
侧脑室三角区	脑膜瘤，转移瘤	脉络丛肿瘤
侧脑室前角	中枢神经细胞瘤	室管膜下巨细胞瘤
第三脑室	胶质囊肿，脉络膜胶质瘤	
第四脑室	室管膜下瘤，丛状胶质瘤，脉络丛肿瘤，室管膜瘤	室管膜瘤，髓母细胞瘤
室管膜下/脑室旁	中枢神经系统淋巴瘤	

不同性质的脑室内肿瘤常具有相似的影像学特征，且由于部位特殊，组织获取难度大，因此鉴别比较困难。头颅增强MRI检查对于鉴别脑室转移瘤具有一定作用，典型的转移瘤多表现为T1低信号、T2高信号，且有明显强化。

脑脊液细胞学检查对于鉴别不同的脑室肿瘤价值较大。手术及组织活检可以确诊，但因确诊方法对患者的创伤与风险均较大，故对疑及脑室内转移者必须慎重评估后再决定是否采用。

本例患者的头颅增强MRI提示多个脑室内占位性病灶，但影像学无法确定起因及其性质。同时期确诊晚期原发性支气管肺癌，颅内病灶首先应考虑为肺癌转移所致。采用分子靶向治疗后，左肺上叶原发灶、双肺内及脑室内转移灶均明显缩小，头晕、呕吐等症状也获缓解，因此，临床诊断该例为"脑室内转移瘤"。

脑室内转移性肿瘤的治疗策略

美国国立综合癌症网络（NCCN）发布的2020年第3版指南中提到，脑转移瘤的治疗需要多学科综合管理，治疗方法包括全身抗肿瘤治疗、外科手术、立体定向放疗，以及全脑放射治疗等[9]。

有效的全身性抗肿瘤治疗是控制肿瘤生长、延长患者生存时间的基础。在抗癌药物的选择方面，需要兼顾药物的中枢神经系统活性，并定期对全身以及颅内病灶的疗效进行评估。

本例患者的首治方案选用了靶向药"马来酸阿法替尼"。多项临床研究数据显示，"马来酸阿法替尼"对于多种类型的 *EGFR* 非经典突变肺癌有较好的肿瘤控制效果。相对于其他靶向药物而言，该药的血脑屏障穿透力并不强，在脑脊液中的药物浓度仅为血液浓度的0.7%~1.4%，但是，"马来酸阿法替尼"对 *EGFR* 通路的抑制能力很强，其脑脊液浓度（约1 nM）远超对 *EGFR* 的半抑制浓度（IC 50 值 0.5 nM），因此，理论上可以抑制颅内肿瘤。在 LUX-Lung3 和 LUX-Lung6 的研究中，基线存在脑转移的 *EGFR* 突变 NSCLC 患者对"马来酸阿法替尼"治疗的 ORR 分别为70%和75%。加之，分子靶向药物的毒副作用远小于其他抗癌药物，尤其适用于病况不佳的晚期肿瘤患者。

对于需要改善缓解症状，且直径超过 3 cm 的可切除病灶或无法进行活检的颅内转移瘤者，在没有禁忌证的前提下可以考虑手术切除颅内病灶。对于初诊且症状稳定者，还可考虑采用局部或全脑放疗。对于合并多种其他疾病以及病况较重的患者，则进行姑息性治疗。总之，在临床制定治疗方案时，需要综合考虑不同患者的体力状况、基础疾病、既往用药史以及毒副作用的严重程度，谨慎选择。

（孔晨　武宁）

述评

脑室内转移瘤罕见，尤其是肺癌所导致的单纯脑室内转移瘤，鲜有报道，对其的治疗也无明确的指南性意见可供参考。本例患者经影像学检查呈现多个脑室内占位，仅凭 MRI 特征，无法鉴别颅内为中枢神经系统原发肿瘤还是肺癌转移灶。患者以"头晕、头痛、呕吐"等颅内高压症状为主诉，若能进行脑脊液检查，将有助于明确颅内病灶的来源。但是，在患者病况重，且拒绝有创性检查的情况下，先治疗，成为当时最佳、也是唯一的选择。幸运的是，该例患者检测到 EGFR 基因突变，实际治疗效果显示，针对 EGFR 突变的分子靶向药物在这位患者身上显示出了很好的对颅内病灶的控制效果。然并未见到有关于 EGFR-TKI 对中枢神经系统肿瘤可能有效的理论或事实依据的报道；上述案例中，靶向药物对脑室内肿瘤有效，反证了该病灶源自肺部。伴有颅内转移的肺癌患者，无论转移部位是脑实质、软脑膜，还是脑室内，预后都普遍较无颅内转移患者更差。对这类患者，需要全面评估病情，谨慎制定个体化治疗方案，争取更好的转归。

（白 冲）

主要参考文献

[1] Ulahannan D, Khalifa J, Faivre-Finn C, et al. Emerging treatment paradigms for brain metastasis in non-small-cell lung cancer: an overview of the current landscape and challenges ahead. Ann Oncol. 2017; 28(12): 2923~2931

[2] Schouten LJ, Rutten Joost, Huveneers HA, et al. Incidence of brain metastases in a cohort of patients with carcinoma of the breast, colon, kidney, and lung and melanoma. Cancer. 2002; 94(10): 2698~2705

[3] Kong C, Zhou D, Wu N, et al. Multiple intraventricular metastases from lung adenocarcinoma with EGFR G719X mutation: a case report. BMC Pulm Med. 2020; 20(1): 135

[4] Sava I, Sava A, Şapte E, et al. Intraventricular metastatic clear cell renal carcinoma. Rom J Morphol Embryol. 2013; 54(2): 447~450

[5] Raila FA, Bottoms WT, Fratkin JD. Solitary choroid plexus metastasis from a renal cell carcinoma. South Med J. 1998; 19(12): 1159~1162

[6] Hassaneen W, Suki D, Salaskar AL, et al. Surgical management of lateral-ventricle metastases: report of 29 cases in a single-institution experience. J Neurosurg. 2010; 112(5): 1046~1055

[7] Smith AB, Smirniotopoulos JG, Horkanyne-Szakaly I. From the radiologic pathology archives: intraventricular neoplasms: radiologic-pathologic correlation. Radiographics. 2013; 33(1): 21~43

[8] Muly S, Liu S, Lee R, et al. MRI of intracranial intraventricular lesions. Clin Imaging. 2018; 52: 226~239

[9] Nabors LB, Portnow J, Ahluwalia M, et al. Central Nervous System Cancers, Version 3. 2020, NCCN Clinical Practice Guidelines in Oncology. J Natl Compr Canc Netw. 2020; 18(11): 1537~1570

11. 肺部阴影伴发热者被确诊肺恶性肿瘤后的治疗策略 1 例

- ★ 肺癌居我国恶性肿瘤发病率和死亡率之首，骨是其主要血行转移部位之一，发生骨转移常预示着患者生存质量下降和生存期缩短
- ★ 本例发热、咳嗽伴肺部阴影患者，初诊为"社区获得性肺炎"，经抗感染治疗，症状缓解后出院
- ★ 1 年 2 个月后复查发现肺部病灶增大，最终经外科手术确诊为肺恶性肿瘤，临床分期 pT2aN1aM0 Ⅱb 期
- ★ 术后常规行四个疗程辅助化疗，化疗结束后 3 个月随访时，发现骨转移
- ★ 经多学科联合使用靶向药物及局部外照射治疗后，疾病稳定（SD），患者的生活质量提高

病例简介

患者，女，65 岁。因"发热、咳嗽伴左背痛 3 天"，2017 年 10 月 24 日首次就诊于上海市第十人民医院呼吸与危重症医学科。

同日作血液检测：C 反应蛋白（CRP）及白细胞计数升高；胸部 CR 提示：左肺中野、右肺下野小片阴影，考虑：占位性病变。给予"头孢呋辛钠"静脉滴注，3 天后体温正常，咳嗽及背部疼痛明显缓解。胸部平扫 CT 提示：左肺上叶及右肺下叶病灶，左肺上叶舌段及下叶多发粟粒灶、小结节灶（图 11-1）。遂入院，收治后其他辅助检查参见下表。

根据病情，临床诊断为"社区获得性肺炎"（CAP），给予"头孢美唑钠"+"盐酸莫西沙星"抗感染，"盐酸氨溴索、复方甲氧那明"化痰、止咳等对症治疗。

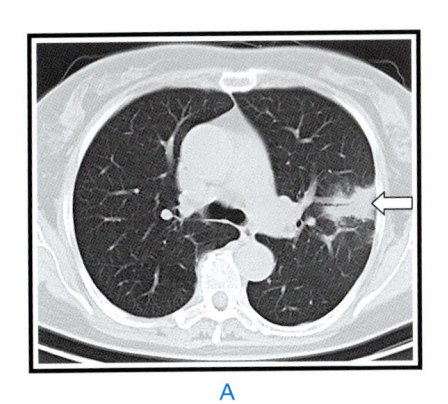

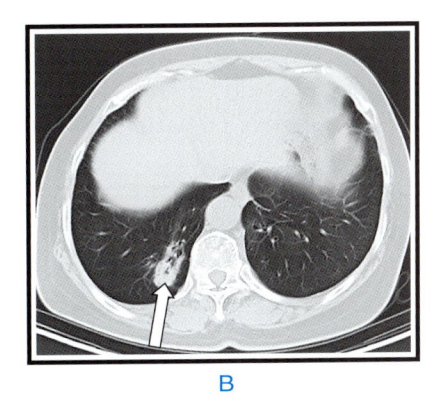

图 11-1　胸部平扫 CT 图像（2017 年 10 月 27 日）

A - 左肺上叶斑片状实变影（箭头）；B - 右肺下叶斑片状实变影（箭头）

表　主要辅助检查

检查项目	检查结果
血液检查 血常规	白细胞计数：9.99×10⁹/L；中性粒细胞百分比：61.7%；单核细胞数↑0.83×10⁹/L；血红蛋白：117 g/L；血小板计数：201×10⁹/L
血清炎症指标	C 反应蛋白：↑52.00 mg/L
凝血功能	D- 二聚体：↑0.68 ug/ml；其他凝血功能指标均正常
肝、肾功能及血生化	肝、肾功能基本正常；谷草转氨酶↑42.0 U/L；钾↓3.3 mmol/L，镁↑1.01 mmol/L
肿瘤标记物	鳞癌相关抗原↑2.1 ng/ml，NSE↑20.51 ng/ml；余正常
呼吸道九联抗体	军团菌抗体、肺炎支原体 IgM、立克次体抗体、肺炎衣原体 IgM、腺病毒抗体、呼吸道合胞病毒 IgM、甲型流感病毒抗体、乙型流感病毒抗体、副流感病毒抗体均为阴性（-）
甲状腺功能	促甲状腺激素↑11.64 mIU/L，余正常
病原学诊断	痰培养、痰涂片、纤维支气管镜下刷检物培养及细胞学涂片均阴性
纤维支气管镜活检	检出凝血组织及少量纤维组织
右肺下叶穿刺物病理	（经皮肺穿刺标本）肺泡组织及间质，可见少量慢性炎症细胞浸润。免疫组化结果：ck（+），ck7（+），vim（+），p63（+），ttf-1（+），p53（-），egfr（-），ki67（-）

2017 年 11 月 8 日复查胸部平扫 CT 提示：左肺上叶后段较之前（2017 年 10 月 27 日）部分吸收，右肺下叶后基底段较之前进展，伴少量液气胸

（图11-2）。遂先后行支气管镜下活检及经皮肺穿刺活检，标本行病理学检查，未发现肿瘤细胞。继续抗感染治疗1周后，患者无发热，且咳嗽症状明显缓解，血象恢复正常，于2017年11月13日出院，嘱定期随访。

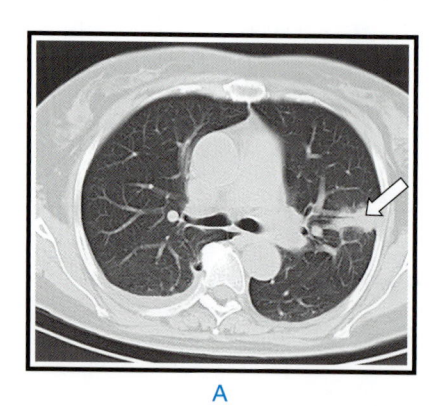

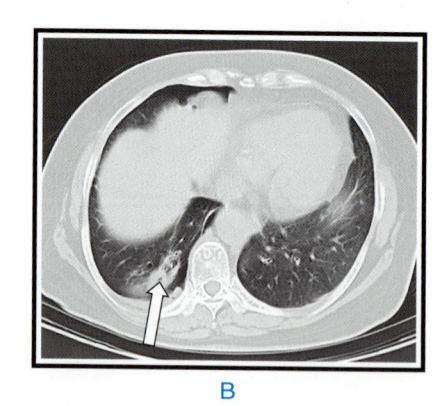

图11-2　胸部平扫CT图像（2017年11月8日）

A－左肺上叶炎症可能性大（箭头），较前片吸收；B－右肺下叶病灶（箭头），较前片进展伴少量液气胸

2017年12月2日及2018年3月13日，患者先后两次复查胸部平扫CT，均提示左肺上叶病灶大部分吸收，右肺下叶病灶部分吸收，考虑慢性炎症可能，未予特殊处理。

2019年1月8日再次复查胸部平扫CT提示：右肺下叶后基底段病变，与2018年3月13日片比较明显增大且实变，局部胸膜包裹性积液可能（图11-3）。

2019年1月23日患者在上海市第十人民医院心胸外科接受"胸腔镜下右肺下叶切除＋纵隔淋巴结清扫术"，术后病理诊断：右肺下叶浸润性腺癌，腺泡型为主（腺泡型约50%，微乳头型约20%，实体型约15%，贴壁型约10%，乳头型约5%），肿瘤体积3.5 cm×3 cm×2 cm，累及胸膜与支气管，见气腔播散，未见明显血管及淋巴管内癌栓；支气管断端未见癌累及；支气管周围查见淋巴结5枚，其中1枚见癌转移（1/5）；肺组织胸膜下另见淋巴结5枚，反应性增生伴炭末沉积。分子诊断提示：*EGFR 19Del*。术后诊断：右肺下叶腺癌 pT2aN1aM0 ⅡB期 *EGFR 19Del* PS 1分。

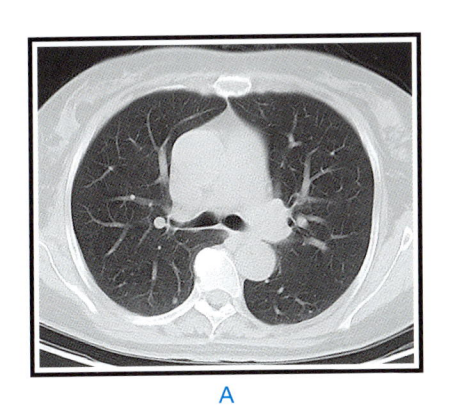

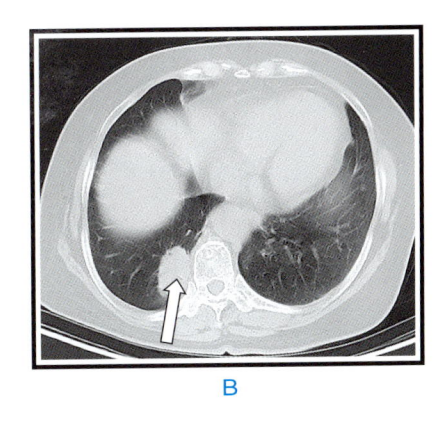

图 11-3　胸部平扫 CT 图像（2019 年 1 月 8 日）

A - 左肺上叶炎症已基本吸收；B - 右肺下叶后基底段见大小约 4.0 cm×2.1 cm×5 cm 肿块样影（箭头），边缘光滑、未见明显分叶

2019 年 3 月 12 日起先后行辅助化疗四个疗程，方案："培美曲塞二钠" + "卡铂"，静脉滴注，3 周一个疗程。完成四个疗程的辅助化疗后，定期随访。

2019 年 9 月 24 日复查时诉"腰痛"，2019 年 9 月 27 日腰椎 MR 提示：胸 12 椎体异常信号灶；腰椎退行性改变；骶 2、3 水平骶管内囊性灶（图 11-4）。2019 年 9 月 30 日骨 ECT 扫描提示：胸 12 椎体异常高代谢区伴溶骨性骨质破坏，是既往骨扫描未见的新发病灶，结合病史考虑骨转移。考虑肿瘤进展，修正诊断为：右肺下叶腺癌 rpT2aN1aM1b（骨）ⅣA 期 *EGFR* 第 19 外显子突变 PS 1 分。

2019 年 10 月 11 日行"椎骨病损切除" + "骨水泥胸椎体成形术"，术后病理诊断：（T12 胸椎）转移性腺癌。因患者初次肺叶切除术后的分子诊断为 *EGFR* 19 外显子缺失突变，给予"盐酸埃克替尼"（125 mg），口服，每天 3 次，同时定期给予"唑来磷酸"，静脉滴注，预防骨相关事件。期间定期复查，疗效评估 SD。

2020 年 11 月再次出现腰痛，复查腰椎 MR 提示：骶椎转移瘤可能，未见其他新发病灶，考虑为局部进展，于外院行 T11-12 椎体及右侧附件棘突伽马刀定向立体放射治疗（2020 年 11 月 17 日至 12 月 3 日，等线剂量 45%，处方剂量 300 cGy，累计剂量 2400 cGy，BED 3120 cGy），同时继续口服靶向药"盐酸埃克替尼"，放疗后腰痛症状缓解。2021 年 2 月 5 日评估疾病 SD，继续采用靶向药至今；全程治疗参见图 11-5。

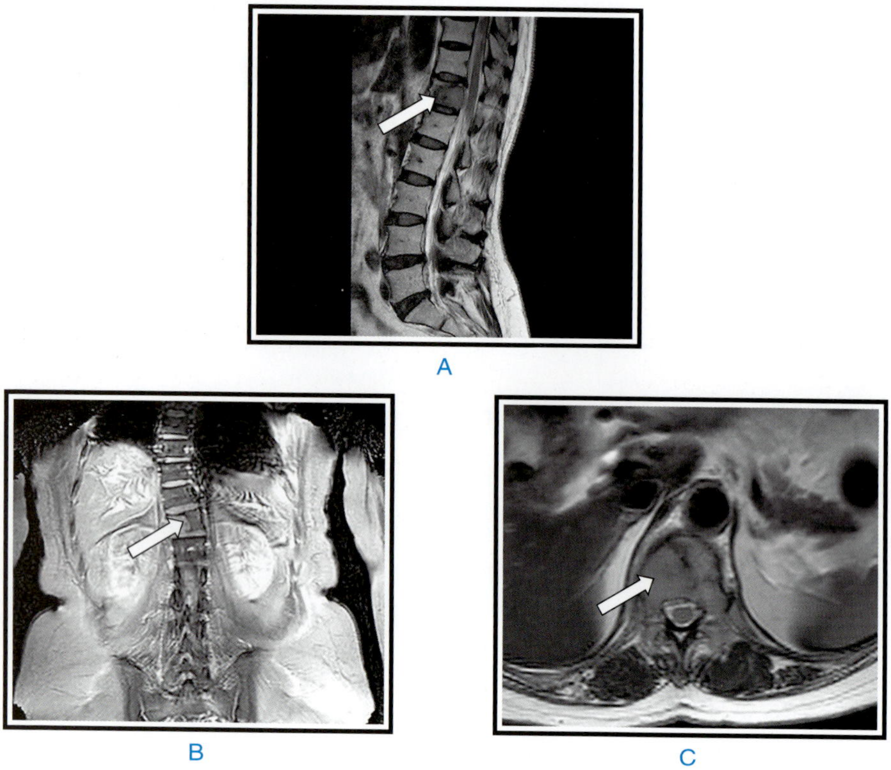

图 11-4　腰椎 MRI 图像

A－矢状面：胸 12 椎体异常信号灶（箭头）；B－冠状面：胸 12 椎体异常信号灶（箭头）；C－横断面：胸 12 椎体异常信号灶（箭头）

右肺阴影，活检未发现肿瘤细胞；拟"肺部感染"，治疗后症状好转

定期随访，14 个月

病灶进展，确诊肺恶性肿瘤
手术，术后辅助化疗四个疗程

3 个月

肺癌复发伴胸椎转移
胸椎手术 + 骨修复药 + 靶向药"盐酸埃克替尼"

12 个月

骶尾部新发转移
伽马刀局部放射治疗，继续用靶向药"盐酸埃克替尼"

定期随访，靶向药长期维持

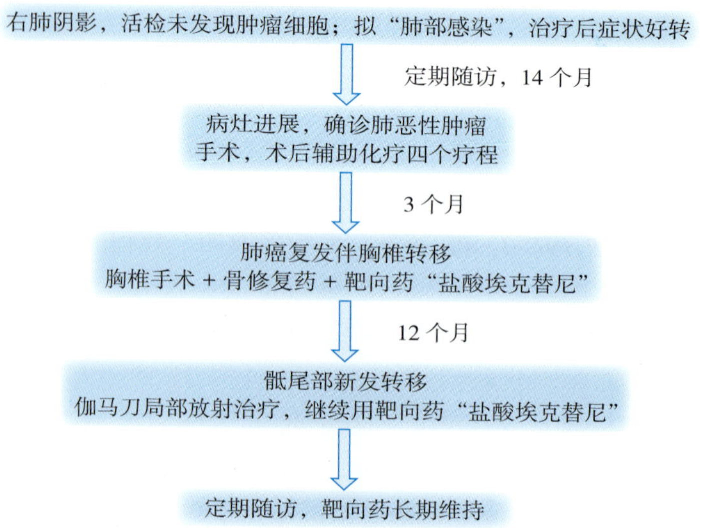

图 11-5　治疗流程图

讨论

发热伴肺部阴影的鉴别诊断

本例患者为中年女性，既往健康，急性起病；临床表现为发热、咳嗽伴胸背部疼痛；外周血白细胞增多、CRP 升高，胸部 CT 提示：左肺中野、右肺下野小片阴影；临床初步诊断 CAP。予以"头孢呋辛钠"静脉滴注，治疗 3 天后症状缓解但影像学显示进展。收治后按我国《成人 CAP 诊断及治疗指南》[1] 以及《发热伴肺部阴影鉴别诊断专家共识》[2]，依然首先考虑 CAP 诊断，经验性抗生素治疗后，影像学显示进展则需考虑：初治未能覆盖病原菌及非感染性疾病可能，故调整抗生素为"头孢美唑钠"+"盐酸莫西沙星"，以覆盖支原体、衣原体和（或）军团菌等不典型病原菌。治疗后，左肺病灶有缩小，但右肺下叶实变进展，结合影像学显示需考虑非感染性疾病可能，进一步行支气管镜下活检及经皮肺穿刺活检。虽病理学检查均未发现肿瘤细胞，但因右肺下叶实变吸收缓慢，仍不能完全排除肿瘤可能。定期随访中，出现影像学上的病灶增长，经手术、病理确诊为肺癌。临床上，对于这类经充分抗炎后影像学表现好转不明显的肺部病灶，应及时行支气管镜或者经皮肺穿刺检查，以排除其他病变的可能性。

NSCLC 的术后辅助化疗

陈万青等[3] 报道，在我国肺癌为常见的恶性肿瘤，其发病率及病死率均居首位。NSCLC 占肺癌的 80%~85%。早、中期的患者首选手术，但是骨转移的风险较高（超过 30%）。虽然电子胸腔镜下切除＋淋巴结清扫术能控制骨转移风险，但是术后骨转移的风险仍较高，必须引起高度重视。美国国立综合癌症网络（NCCN）指南[4] 推荐：NSCLC 根治术后病理证实为ⅠB 期并具有危险因素的患者应行术后辅助化疗，Ⅱ～ⅢA 期患者应常规接受四至六次辅助化疗。本例患者术后诊断为ⅡB 期肺腺癌 pT2aN1aM0 *EGFR 19Del*，PS 1 分，术后采取四个疗程的辅助化疗，但仍在 3 个月后出现肿瘤骨转移。术后四个疗程和六个疗程哪个更优？常规疗程结束后再单药维持治疗 2 年是否患者更能获益？这些问题都需要更多的临床研究去探索。

肺癌骨转移的多学科综合治疗

肺癌骨转移的好发部位多为长骨、脊柱、肋骨以及盆骨，易造成多种严重后果（如病理性骨折、疼痛与脊柱压迫等），影响患者的生活质量，并预示着患者的生存期缩短。《肺癌骨转移诊疗专家共识》[5]建议在原发病系统治疗的基础之上，针对骨转移有计划、合理地制定个体化、多学科综合治疗方案，减少或延缓骨相关事件的发生，以帮助提高患者的生活质量。

针对本例患者，通过多学科会诊，制定了靶向治疗、放疗以及对症治疗相结合的综合治疗方案。

针对癌细胞的全身治疗　靶向治疗药物具有高效、低毒、放射增敏性的特点，而且还具有抗肿瘤活性。Sibilia等[6]的研究表明EGFR作为一种重要的跨膜受体，在多种肿瘤组织或细胞中发生表达和突变，可激活关键致癌信号通路，与肿瘤侵袭和转移关系密切。Eberhard等[7]的临床研究验证了这一结果，具有EGFR基因突变的晚期NSCLC患者在接受EGFR抑制剂治疗后获益。在本例中，该患者存在EGFR 19外显子缺失突变，故建议患者采用"盐酸埃克替尼"（125 mg）口服，每日3次，长期维持治疗。

修复药物　"唑来膦酸"是第三代双磷酸盐类（Bps）药物，Gnant等[8]研究显示"唑来膦酸"联合化疗、放疗等可产生协同治疗作用，不仅可以直接杀伤肿瘤细胞，还能镇痛且抑制骨破坏，以利提高患者的生活质量；故在分子靶向治疗的同时，定期给予"唑来膦酸"，静脉滴注，有助于骨修复。

针对骨转移病灶的治疗　外照射是肺癌骨转移有效的治疗方法之一。Hashmi等[9]的一项多中心结果分析显示，伽马刀立体定向放射治疗（非共面、多角度、聚焦式照射）能最大程度地增加肿瘤的局部控制率，而靶区周围正常组织不受照射或极少受到照射，与传统外照射方法相比具有明显减轻不良反应、增强疗效的优点。故患者骶骨转移后在外院行伽马刀治疗，很快缓解了疼痛，且不伤及周围正常的神经，达到较满意的疗效。

外科治疗　经多学科联合会诊，考虑患者肺癌术后第一次骨转移时，胸12椎体溶骨性转移致截瘫危险性较大，且影像学显示为单发骨转移，故选择椎体病灶清除，骨水泥填充手术治疗。毛宁方等[10]的研究显示，外科治疗能尽可能清除病灶、维持即时或永久脊柱稳定性、恢复或充分保留神经功能，以防止神经受压、缓解疼痛。

（吴宇峰　谈　敏）

述评

发热伴肺部阴影在临床上很常见,其可由感染性和非感染性疾病中多种病因引起。因此,对于发热伴肺部阴影的患者首先应鉴别其病因,才能采取正确的对策。肺部感染是发热伴肺部阴影最常见的病因,临床医生在治疗时首先要考虑是否由于肺炎、肺脓肿、肺结核或支气管扩张伴感染等导致以上症状。另外,非感染性疾病如肺水肿、肺癌、急性呼吸窘迫综合证、肺不张、肺栓塞、肺嗜酸性粒细胞增多症、结缔组织疾病或血液系统疾病肺部浸润等,同样可有发热和肺部阴影症状。所以在临床工作中,怀疑肺部感染的患者在抗生素治疗效果不佳、肺部阴影吸收缓慢等情况下应考虑非感染性疾病可能,并进一步进行支气管镜、经皮肺穿刺、PET/CT等检查积极寻找病因。肺癌为常见的恶性肿瘤,在我国恶性肿瘤中其发病率及病死率均位居首位,其中80%为非小细胞肺癌。早中期非小细胞肺癌经手术治疗后可根据其病理分期进行4~6次辅助化疗预防肿瘤细胞的复发转移。肺癌骨转移应采取多学科综合治疗(MDT)模式,有计划、合理地制定个体化综合治疗方案,减少或延缓骨相关事件(SREs)的发生,以达到缓解症状、提高生活质量进而延长生命的目标。

(宋小莲)

主要参考文献

[1] 瞿介明,曹彬.中国成人社区获得性肺炎诊断和治疗指南(2016年版).中华结核和呼吸杂志.2016; 39(04): 253~279

[2] 谢灿茂,罗益峰,陈起航,等.发热伴肺部阴影鉴别诊断专家共识.中华结核和呼吸杂志.2016; 39(3): 169~176

[3] Chen W, Zheng R, Baade PD, et al. Cancer statistics in China, 2015. CA Cancer J Clin. 2016; 66(2): 115~132

[4] Ettinger DS, Wood DE, Aisner DL, et al. Non-small cell lung cancer, Version 5. 2017, NCCN clinical practice guidelines in oncology. J Natl Compr Canc Netw. 2017; 15(8): 504~535

[5] 董志,赵军,柳晨,等.肺癌骨转移诊疗专家共识(2019版).中国肺癌杂志.2019; 22(4): 187~207

[6] Sibilia M, Kroismayr R, Lichtenberger BM, et al. The epidermal growth factor receptor: from development to tumorigenesis. Differentiation. 2007; 75(9): 770~787

[7] Eberhard DA, Johnson BE, Amler LC, et al. Mutations in the epidermal growth factor receptor and in KRAS are predictive and prognostic indicators in patients with non-small-cell lung

cancer treated with chemotherapy alone and in combination with erlotinib. J Clin Oncol. 2005; 23(25): 5900~5909

［8］ Gnant M, Clézardin P. Direct and indirect anticancer activity of bisphosphonates: a brief review of published literature. Cancer Treat Rev. 2012; 38(5): 407~415

［9］ Hashmi A, Guckenberger M, Kersh R, et al. Re-irradiation stereotactic body radiotherapy for spinal metastases: a multi-institutional outcome analysis. J Neurosurg Spine. 2016; 25(5): 646~653

［10］毛宁方，朱晓东，张晔，等．胸腰椎转移瘤后路手术中骨水泥的应用．中国脊柱脊髓杂志．2009; 19(11): 827~837

12. EGFR-TKI 获得性耐药肺癌患者的后续治疗 1 例

- ★ *EGFR* 突变的非小细胞肺癌患者使用 EGFR-TKI 治疗的 PFS 多数为 9~13 个月
- ★ 本例为 *EGFR 19* 缺失的晚期肺腺癌患者，TKI 靶向治疗 7 个月后出现获得性耐药
- ★ 二线方案使用 PD-1 单抗体联合化疗，1 个疗程后复查胸部 CT，病灶体积不减反增，较治疗前发展更快，肿瘤增大超过 50%
- ★ 后续治疗采用化疗联合抗血管生成药物，影像学评估达到部分缓解（PR）
- ★ 化疗联合抗血管药物治疗后，对残存病灶辅以局部微波消融治疗，实现了对肿瘤的长期控制

病例简介

患者，女，58 岁；既往有"高血压病"史 20 年，药物控制稳定；否认其他慢性疾病史。

2017 年 10 月 25 日因"咳嗽咳痰伴气急 1 个月"首次就诊于上海市肺科医院；次日行胸部平扫 CT 检查，提示：左肺上叶占位伴左侧胸腔积液（图 12-1A）。2017 年 10 月 27 日行左侧胸腔闭式引流术，胸水涂片及细胞块包埋找到腺癌细胞，明确诊断为：左肺上叶腺癌 T1aN0M1a（胸膜）ⅣA 期，分子检测提示 *EGFR* 第 19 外显子缺失突变。

2017 年 11 月 1 日起，给予"吉非替尼"250 mg 口服，每天 1 次。靶向治疗期间，多次复查胸部 CT，疗效评估为 PR（图 12-1B）。

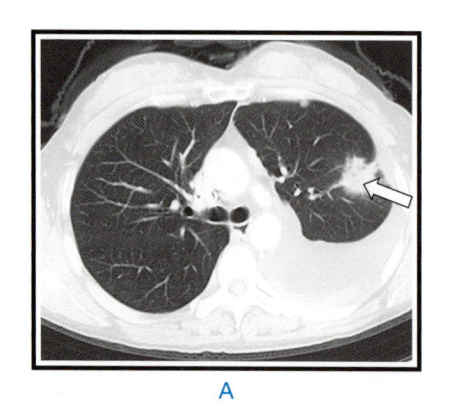

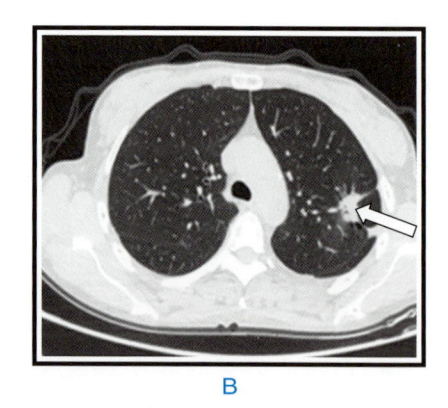

图 12-1 "吉非替尼"治疗前后的胸部平扫 CT 图像

A - 治疗前（2017 年 10 月 26 日），左肺上叶癌（箭头），伴左侧胸膜多发结节，左侧中等量胸腔积液；B - 治疗后（2018 年 3 月 28 日），左肺上叶病灶明显缩小（箭头），胸膜结节消失，胸水未见再增

自 2018 年 5 月 30 日起，患者出现胸闷、干咳，伴纳差、乏力，复查胸部 CT 提示：左肺上叶癌伴左侧胸膜多发结节进展，左侧胸腔积液增多（图 12-2A）。评估为 PD，再次入院行左侧胸腔闭式引流术，胸水细胞包埋蜡块检测明确为腺癌，分子检测提示：*EFGR 19Del / T790M* 阳性，免疫组化结果显示：MET（-）、PD-L1 3%（22C3）。

综合评估后，患者入组"评估 JS001 联合培美曲塞加卡铂治疗 EGFR-TKI 治疗失败的晚期或复发伴 *EGFR* 敏感突变、*T790M* 阴性非小细胞癌"多中心、单臂Ⅱ期临床研究，于 2018 年 6 月 29 日接受"重组人源化 PD-1 单抗（JS001）"360 mg 联合"培美曲塞二钠"＋"卡铂"化疗，3 周 1 次。

联合治疗两个疗程后，患者于 2018 年 8 月 11 日出现全身 3 级痤疮样皮炎，伴发热，体温高达 40℃。考虑到与 PD-1 抗体相关的免疫相关性不良反应中以皮肤毒性最为常见，立即停止联合治疗，静脉给予"泼尼松 1 mg/（kg·d）"处理，连续使用 3 天，体温正常，皮疹消退。2018 年 8 月 20 日复查胸部 CT（图 12-2B）提示：左侧胸腔积液明显增多。再次行左侧胸腔闭式引流术，胸腔积液中找到腺癌细胞；全身评估未见新发肿瘤转移灶。

考虑发生了肿瘤超进展，患者退出临床研究。排除禁忌后，于 2018 年 8 月 22 日调整治疗方案为：3 周 1 次"白蛋白紫杉醇"联合"贝伐珠单抗"治疗。联合治疗六个疗程，期间定期评估为 SD。自 2019 年 1 月 10 日起，停止化疗，定期给予"贝伐珠单抗"单药维持治疗，3 周 1 次。

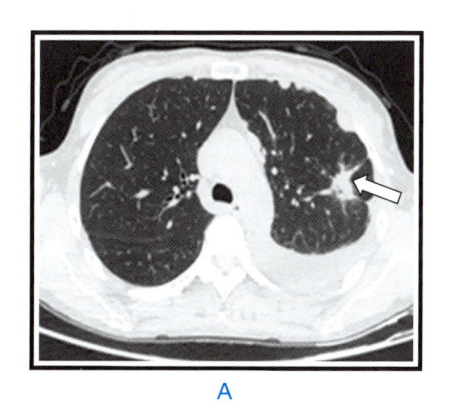

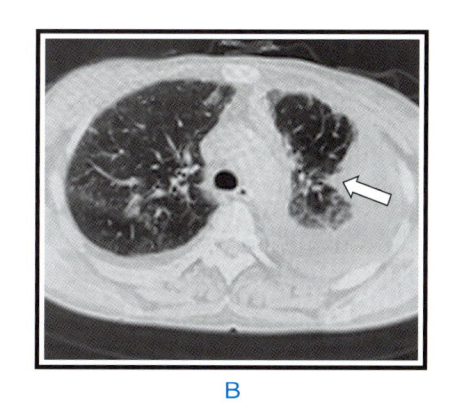

图 12-2　免疫治疗前后的胸部平扫 CT 图像

A - 治疗前（2018 年 5 月 30 日），左肺上叶病灶（箭头）伴左侧胸膜多发结节，较之前进展；左肺下叶磨玻璃结节，与之前相仿；左侧胸腔积液较前增多；B - 治疗后（2018 年 8 月 20 日），左肺病灶较 2 个月前进展（箭头）

维持治疗十七个疗程后，2020 年 4 月 22 日行全身 PET/CT 检查提示：左肺上叶癌灶约为 18 mm×10 mm，肿瘤活性存在，标准化摄取值（SUV）最大值为 2.45，边缘分叶，可见邻近胸膜牵拉征（图 12-3）。在肿瘤控制稳定且肿瘤负荷不大的情况下，进行局部治疗能够快速消除病灶活性，更好地消减肿瘤负荷。2020 年 5 月 8 日行 CT 定位下经皮肺部病灶微波消融治疗，功率 45 W，时间 9 分钟，治疗过程顺利。

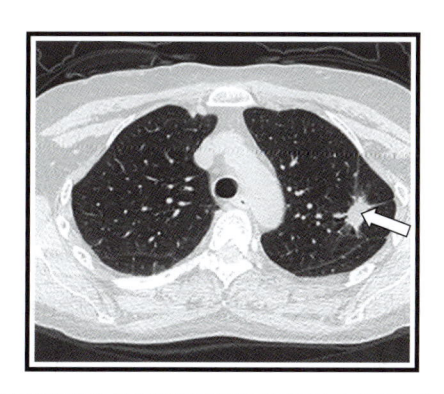

图 12-3　微波消融前的胸部 PET/CT 图像（2020 年 4 月 22 日）

左肺上叶代谢增高的结节影（箭头，18 mm×10 mm，SUVmax 为 2.45），边缘分叶，邻近胸膜有牵拉征

局部微波治疗后，患者无特殊不适，次日行胸部平扫 CT，显示消融灶周围肺组织内磨玻璃样改变（图 12-4A），此为微波消融后常见的 CT

图像改变。2020年6月1日复查平扫CT，磨玻璃样改变相较一个月前明显缩小（图12-4B）。2020年6月5日起继续给予第十九个疗程"贝伐珠单抗"维持治疗，每月1次，至今肿瘤控制稳定。全程治疗参见图12-5。

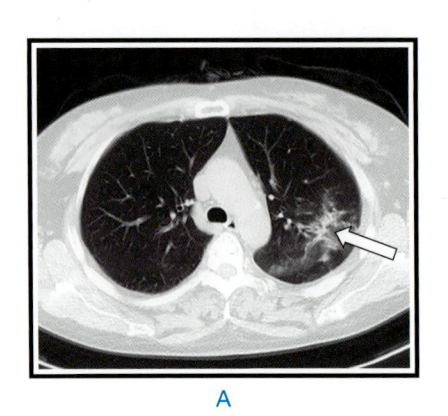

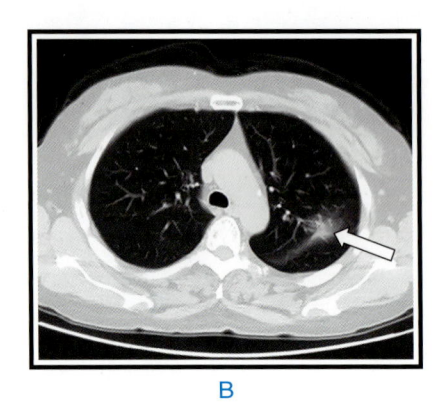

图12-4　微波消融后的胸部平扫CT图像

A-微波消融后（2020年5月9日），消融灶周围肺组织内磨玻璃样改变（箭头）；B-微波消融后（2020年6月1日），消融灶周围磨玻璃样改变较1个月明显缩小（箭头）

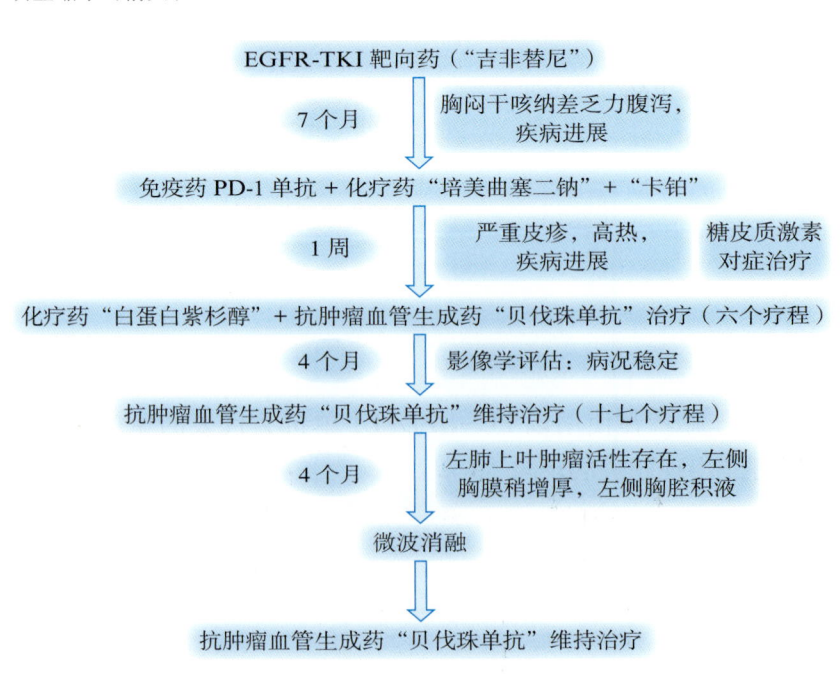

图12-5　治疗流程图

EGFR-TKI 靶向药（"吉非替尼"）

↓ 7个月　胸闷干咳纳差乏力腹泻，疾病进展

免疫药 PD-1 单抗 + 化疗药"培美曲塞二钠" + "卡铂"

↓ 1周　严重皮疹，高热，疾病进展　糖皮质激素对症治疗

化疗药"白蛋白紫杉醇" + 抗肿瘤血管生成药"贝伐珠单抗"治疗（六个疗程）

↓ 4个月　影像学评估：病况稳定

抗肿瘤血管生成药"贝伐珠单抗"维持治疗（十七个疗程）

↓ 4个月　左肺上叶肿瘤活性存在，左侧胸膜稍增厚，左侧胸腔积液

微波消融

↓

抗肿瘤血管生成药"贝伐珠单抗"维持治疗

讨论

EGFR 第 19 外显子缺失突变与第 21 外显子 *L858R* 点突变是肺腺癌最常见的基因突变类型[1]。EGFR-TKI 是针对 *EGFR* 基因突变的靶向治疗药物，虽然在大多数 *EGFR* 敏感突变的 NSCLC 患者中可以收到很好的疗效，但大多患者在接受治疗后 9~13 个月会发生获得性耐药[2]。本患者即为 EGFR-TKI 治疗后获得性耐药的患者，二线使用免疫治疗出现了免疫相关毒副作用以及肿瘤超进展，后线使用化疗联合抗血管生成药物，结合局部消融治疗，使患者获得了长期的肿瘤控制。

免疫治疗在 EGFR-TKI 获得性耐药患者中的作用

PD-1 抗体能够对肿瘤微环境造成影响并作为 *EGFR* 突变患者的治疗方案之一。Isomoto 及其团队[3]证实了 EGFR-TKI 治疗的失败可能与 *EGFR* 突变型 NSCLC 患者的肿瘤免疫微环境改变有关，这种变化可能为 PD-1 抗体的后续治疗提供了线索。Jia 等[4]认为 EGFR-TKI 可通过增加 CD8 + T 细胞浸润，激活树突状细胞，消除 Foxp3 + Tregs 并在早期抑制 M2 巨噬细胞极化来产生抗肿瘤活性。然而，随着治疗的进行，这些可能对联合 PD-L1/PD-1 抑制剂有益的免疫反应逐渐消失。多项使用免疫药物治疗驱动基因突变的 NSCLC 患者的临床研究正在进行中，其治疗方案包括免疫单药治疗、ICI 联合 TKI 治疗以及 ICI 联合化疗/抗血管生成药物治疗（KN-789，CM-722，ORIENT-31，TREASURE 等研究）。

然而，PD-1 抗体对于 *EGFR* 敏感突变型患者靶向治疗失败后的疗效目前仍有争议。PD-1 抗体"帕博利珠单抗"用于 EGFR-TKI 初治、PD-L1 阳性表达（包括 PD-L1 表达 ≥ 50% 的患者）的 *EGFR* 突变型晚期 NSCLC 患者疗效不佳，可能与 *EGFR* 突变型肺癌对 PD-1 阻断剂不敏感有关[5]。部分患者在使用以 PD-1/PD-L1 单抗为代表的免疫结合点阻断剂治疗后可能出现超进展现象[6]。

本例患者两次活检的病理检查结果提示：PD-L1 阳性表达，因此使用 PD-1 单抗联合化疗作为二线治疗方案。但仅用药一次后即出现症状加重及多种毒副作用，评估显示肿瘤超进展，也证实了驱动基因阳性表达的患者并非免疫治疗的最佳受益人群，相反，还可能增加毒副作用的发生概率，因此在制定方案时务必慎重。

免疫治疗超进展的鉴别及其处理

免疫治疗后超进展是指经免疫治疗后病灶体积不减反增,较治疗前发展更快,肿瘤增大超过50%[7]。

超进展可以认为是免疫治疗原发耐药的一种表现,其鉴别主要根据影像学方法。当影像学检查提示肿瘤病灶增大时,必须鉴别超进展与假性进展。与肿瘤超进展相比,假性进展多不伴有症状加重或体能下降,且无新发转移灶,增大的肿瘤病灶会随着后续治疗而缩小或消退。病理检查可见,假性进展的组织内充满淋巴细胞,但未见肿瘤细胞。PET/CT与ctDNA检测都有助于两者的鉴别诊断。有研究[8]显示,血清IL-8水平与免疫治疗的反应存在相关性,发生假性进展时,尽管肿瘤负荷(影像学图像)增加,但血清IL-8水平显著低于基线水平,因此认为IL-8可以被视作假性进展的预测性生物标记物。

本例患者经免疫治疗后病灶增大,病理学评估证实为腺癌细胞增长,因此确认为免疫超进展,必须及时调整治疗方案。

免疫治疗失败的后线治疗选择

化疗联合抗血管生成药物能够显著延长晚期肺癌患者的生存期,其原因是化疗药物与抗血管生成药物作用机制各异,两者具有协同作用;抗血管生成药物能促进肿瘤血管正常化,且可有效促进化疗药物的传递,还能逆转多耐药基因,增强化疗药物的疗效[9]。

本例患者免疫治疗后迅速出现超进展,考虑到原发性免疫耐药的可能性,选择化疗联合"贝伐珠单抗"作为补救措施,结果表明疗效甚佳。

化疗联合局部消融治疗对残存病变的应用指征

微波消融的原理是利用射频微波的高温,杀灭肿瘤细胞,以达到局部治疗疾病的目的,是一种常用的介入治疗手段,适用于各种肿瘤的局部与姑息性治疗。Xu等[10]研究发现,EGFR敏感突变型且非广泛转移的NSCLC患者,在一线EGFR-TKI治疗期间,对所有转移部位进行局部微波消融治疗,能显著延长无进展生存期与总体生存期。

本例患者在使用"贝伐珠单抗"维持化疗十七个疗程后进行微波消融,主要是考虑到病情趋于稳定,且维持治疗后PET/CT检查显示:肿瘤病灶仍有活性,在此情况下加用局部治疗,能够快速消除病灶活性,更好地消减肿瘤负荷。

（吴晟钰）

述评

EGFR-TKI 靶向治疗是 *EGFR* 敏感突变患者一线治疗的标准方案，但治疗后出现耐药不可避免，耐药后应再次活检确定是否存在 *T790M* 或 *C797S* 耐药实现，*MET* 扩增、小细胞转化或基因融合以便指导个体化的后续治疗。

对于无上述基因改变者，免疫疗法是 EGFR-TKI 靶向治疗失败后的一种备选方案。PD-L1 阳性表达的肿瘤细胞比例高、且无 *T790M* 突变的 *EGFR* 敏感突变型 NSCLC 患者，经 EGFR-TKI 治疗失败后选择 PD-1 阻断疗法可能获得显著疗效，但部分患者更易出现免疫治疗后的超进展，由此尚存争议。有研究显示，*EGFR* 敏感突变可能是免疫治疗后超进展的预测指标之一[11]。

免疫治疗超进展患者的预后极差，中位 OS 仅 3~4 月，临床亟需寻找其他方案进行有效治疗。抗肿瘤血管新生治疗可通过血管正常化等多种机制，减少肿瘤新生血管形成，对于快速生长的肿瘤具有较好的疗效。本例患者二线方案中使用 PD-1 抗体联合化疗，一个疗程后出现超进展，之后采用化疗联合抗血管生成药物，取得 PR；后续维持治疗，并辅以局部微波消融治疗，取得了长期的病情控制。

从事肿瘤领域的医生需要综合、灵活使用各种治疗手段，做到个体化治疗，以便延长晚期肿瘤患者的生存期。

（任胜祥）

主要参考文献

[1] Cao X, Zhou Y, Sun H, et al. EGFR-TKI-induced HSP70 degradation and BER suppression facilitate the occurrence of the *EGFR T790M* resistant mutation in lung cancer cells. Cancer Lett. 2018; 424: 84~96

[2] Tan C-S, Gilligan D, Pacey S. Treatment approaches for EGFR-inhibitor-resistant patients with non-small-cell lung cancer. Lancet Oncol. 2015; 16: e447~e459

[3] Isomoto K, Haratani K, Hayashi H, et al. Impact of EGFR-TKI treatment on the tumor immune microenvironment in mutation-positive non-small cell lung cancer. Clin Cancer Res.

2020; 26: 2037~2046

[4] Jia Y, Li X, Jiang T, et al. EGFR-targeted therapy alters the tumor microenvironment in EGFR-driven lung tumors: Implications for combination therapies. Int J Cancer. 2019; 145: 1432~1444

[5] Lisberg A, Cummings A, Goldman JW, et al. A phase Ⅱ study of pembrolizumab in EGFR-mutant, PD-L1+, tyrosine kinase inhibitor naïve patients with advanced NSCLC. J Thorac Oncol. 2018; 13: 1138~1145

[6] Lahmar J, Mezquita L, Koscielny S, et al. Immune checkpoint inhibitors (IC) and paradoxical progressive disease (PPD) in a subset of non-small cell lung cancer (NSCLC) patients. J Thorac Oncol. 2017; 12: 1291~1292

[7] Ferrara R, Mezquita L, Texier M, et al. Hyperprogressive disease in patients with advanced non-small cell lung cancer treated with PD-1/PD-L1 inhibitors or with single-agent chemotherapy. JAMA Oncol. 2018; 4: 1543~1552

[8] Sanmamed MF, Perez-Gracia JL, Schalper KA, et al. Changes in serum interleukin-8 (IL-8) levels reflect and predict response to anti-PD-1 treatment in melanoma and non-small-cell lung cancer patients. Ann Oncol. 2017; 28: 1988~1995

[9] Okkenhaug K, Graupera M, Vanhaesebroeck B. Targeting PI3K in cancer: impact on tumor cells, their protective stroma, angiogenesis, and immunotherapy. Cancer Discov. 2016; 6: 1090~1105

[10] Xu Q, Zhou F, Liu H, et al. Consolidative local ablative therapy improves the survival of patients with synchronous oligometastatic NSCLC harboring EGFR activating mutation treated with first-line EGFR-TKIs. J Thorac Oncol. 2018; 13: 1383-1392

[11] Kato S, Goodman A, Walavalkar V, et al. Hyperprogressors after immunotherapy: analysis of genomic alterations associated with accelerated growth rate. Clin cancer Res. 2017; 23: 4242~4250

13. "甲磺酸奥希替尼"致严重急性心力衰竭1例

- ★ "甲磺酸奥希替尼"系第三代 EGFR-TKI 靶向药，首治中位 PFS 为 18.9 个月；临床研究发现，相较其他 EGFR-TKI 药物有更大的心脏毒性
- ★ 本例患者在确诊为Ⅳ期肺腺癌后根据 EGFR 突变情况予"盐酸厄洛替尼"（150 mg/d）一线靶向药治疗，维持治疗 10 个月后病况进展，在原药物基础上加用"贝伐珠单抗"抗肿瘤血管生成治疗，维持 6 个月后评估再次进展
- ★ 患者明确 T790M 突变后在二线治疗方案中使用"甲磺酸奥希替尼片"（80 mg/d）治疗，28 周后出现严重的急性心力衰竭和心肌损害；结合临床考虑其病因为"甲磺酸奥希替尼"所致心肌毒性反应
- ★ 停止使用"甲磺酸奥希替尼"，经过积极强心、利尿、正性肌力等治疗，心衰症状逐渐好转，左室射血分数恢复
- ★ 患者病况缓解后获得机会接受后续治疗，病情控制佳，生存期得以延长

病例简介

患者，女，64 岁；无吸烟史。因"咳嗽、咳痰 3 周"，2018 年 2 月 6 日被收入上海市杨浦区中心医院呼吸与危重症医学科。患者既往体健，否认慢性病史。

2018 年 2 月 2 日胸部增强 CT 示：左肺下叶病灶，两肺多发结节，右侧肋骨被破坏，左侧少量胸腔积液（图 13-1A）。经皮肺穿刺活检，病理诊断：左肺下叶腺癌。完善全身评估提示颅内（图 13-2）及全身多发骨转移，送检基因检测示：EGFR 突变阳性，19 外显子缺失。诊断为：左肺下叶腺癌 $cT_4N_0M_{1C}$（骨、脑、对肺）ⅣB 期 EGFR 19 外显子缺失，PS 1 分。

2018年2月14日起口服"盐酸厄洛替尼"（150 mg/d），同时定期给予双膦酸盐类药物以抑制骨质破坏。定期随访、疗效评估SD（图13-1B）。

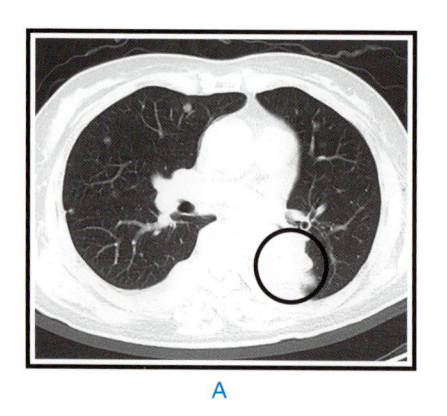

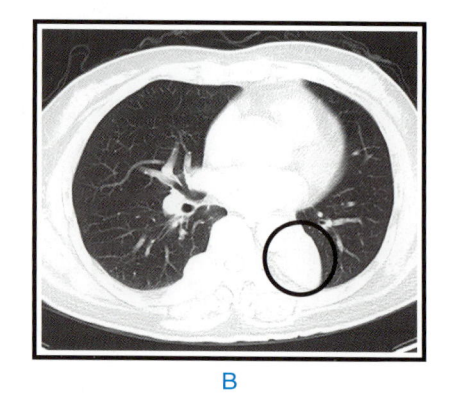

图 13-1　胸部增强 CT 图像

A - 左肺下叶一类圆形块影（圈，4 cm × 4.9 cm，2018年2月）；B - "盐酸厄洛替尼"口服6个月后复查：左肺下叶块影较之前缩小（圈，2.6 cm × 4.6 cm，2018年8月）

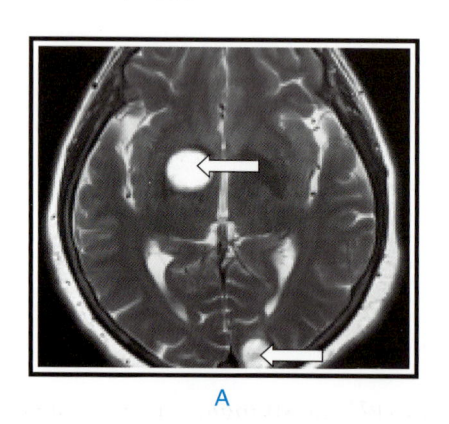

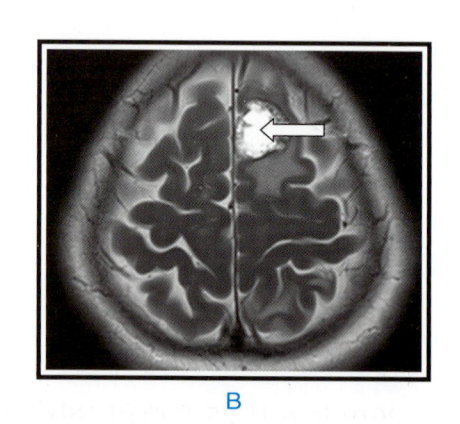

图 13-2　头颅增强 MRI+DWI 图像（2018 年 2 月）

A - 右侧脑室、左侧枕叶异常信号影（箭头）；B - 左侧额叶异常信号影（箭头）伴周围水肿

2018年12月5日评估，胸部增强CT示：左肺下叶体积缩小呈类三角形软组织密度影，肺内转移灶增多、增大（图13-3）。全身骨扫描提示：骨转移部位较前稍有增多。评估为PD，患者拒绝再次活检送检基因检测及放疗，在原治疗基础上加用"贝伐珠单抗"抗肿瘤血管生成治疗。

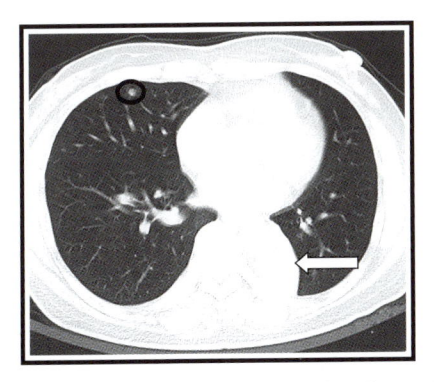

图 13-3 胸部增强 CT 图像（2018 年 12 月）

左肺下叶软组织影（箭头，3.1 cm×5.4 cm）及右肺中叶结节影，均较之前明显增大

期间肿瘤缓慢进展；2019 年 6 月评估胸部增强 CT（图 13-4）示：两肺转移灶较前明显增多、增大，左肺下叶病灶与之前相仿。再次送检外周血基因检测示：*T790M* 阳性。

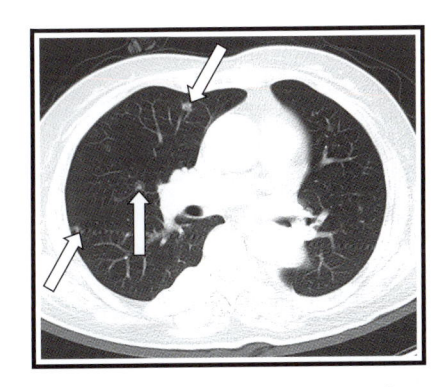

图 13-4 胸部增强 CT 图像（2019 年 6 月）

两肺转移病灶增多（箭头）

2019 年 6 月 25 日改用"甲磺酸奥希替尼"（80 mg/d）口服，同时继续抗肿瘤血管生成、抑制骨破坏治疗。定期随访，疗效评估为 SD。

2020 年 1 月 21 日患者无明显诱因下出现反复咳嗽、咳痰、气急，夜间阵发性呼吸困难，不能平卧，遂查胸部平扫 CT（图 13-5）示：两侧胸腔积液伴右肺下叶膨胀不全；左肺下叶癌致左肺下叶不张，两肺多发转移灶，转移灶较与之前的（2019 年 11 月 28 日）CT 片相仿；右侧肋骨、胸骨及部分胸椎多发转移。2020 年 1 月 23 日被上海市杨浦区中心医院呼吸与危重症医学科收治。

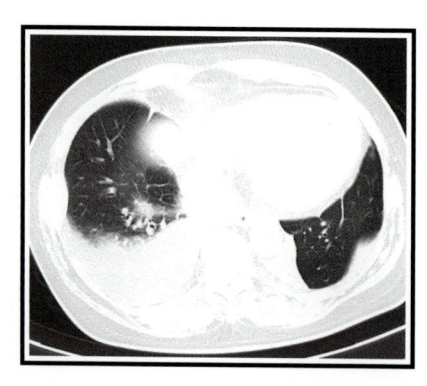

图 13-5　胸部平扫 CT 图像（2020 年 1 月）

两侧胸腔积液，右肺下叶为主，伴右肺下叶膨胀不全

入院后体格检查：生命体征平稳，精神、营养状况一般；半卧位，气急，口唇紫绀；颈静脉未显露；右肺下叶叩诊浊音，两肺呼吸音粗但未闻及明显湿啰音，可闻及哮鸣音；心浊音界向左扩大；心率 84 bpm，律齐；双下肢无水肿。评估 PS 4 分。

入院后的主要辅助检查及其结果参见表 13-1。

表 13-1　主要辅助检查

检查项目		检查结果
血液检查	血常规	白细胞计数 6.6×10^9/L；中性粒细胞百分比 81.7%；淋巴细胞百分比 8.8%；血红蛋白 119 g/L；血小板计数 125×10^9/L
	感染指标	血沉 14 mm/H，血清降钙素原 0.05 ng/ml，C 反应蛋白 6.00 mg/L
	凝血功能	D-二聚体 0.74 ug/ml，其他凝血功能指标正常
	肝、肾功能及血生化	谷丙转氨酶 65 u/L，谷草转氨酶 63 u/L，总蛋白 59.9 g/L，白蛋白 38.7 g/L，肌钙蛋白 T 31.6 ng/L，肌酸激酶 265 u/L，肌红蛋白 139.6 ng/L，CKMB 同工酶活性 26.6 U/L，BNP 969 Pg/ml
	肿瘤标记物	癌胚抗原 22.43 ng/ml，糖类抗原 19-9 107.23 U/ml，糖类抗原 125 154.66 U/ml，糖类抗原 242 95.49 U/ml，糖类抗原 50 72.31 U/ml 余正常
	甲状腺功能	均正常
	血清炎症因子水平	IL-6 16.1 pg/ml（正常值 < 5.9），IL-8 116 pg/ml（正常值 < 62），TNF-α 8.3 pg/ml（正常值 < 8.1）余正常
	自身免疫抗体，免疫球蛋白，补体	IgG 6.1 g/L（正常值 7~16），IgM 0.201 g/L（正常值 0.4~2.3），余正常

续表

检查项目		检查结果
心电图		窦性心律，T 波变化（I，AVL，V5V6 低平），电轴左偏
心脏彩超		左房、室扩大，室壁节段性收缩活动异常，左室收缩功能减退；二尖瓣轻、中度反流，主动脉瓣、三尖瓣轻度反流；EF 0.31，肺动脉压 44 mmHg
胸腔积液	常规	黄色透明，红细胞总数 1000/mm^3，有核细胞总数 91/mm^3；白细胞总数 89/mm^3，中性粒细胞数 19/mm^3，淋巴细胞数 70/mm^3；李凡他试验阳性
	生化	总蛋白 20.6 g/L；葡萄糖 7.42 mmol/L；腺苷脱氨酶 10 u/L；乳酸脱氢酶 105 u/L；氯 107 mmol/L
	脱落细胞	未见肿瘤细胞

2019 年 3 月心脏彩超示：左室松弛性减低，EF 0.67，患者既往无心脏基础疾病。治疗期间未使用其他心脏毒性药物，结合"甲磺酸奥希替尼"药物的毒副作用，首先考虑为"甲磺酸奥希替尼"药物相关性心肌病致严重急性心力衰竭。

治疗与随访

2020 年 1 月 23 日起，立即停用"甲磺酸奥希替尼"，给予静脉使用袢利尿剂（"呋塞米"与"托拉塞米"交替使用）减轻心脏负荷，"螺内酯"口服拮抗醛固酮，"西地兰"强心，"曲美他嗪"改善心肌代谢，"沙库巴曲缬沙坦"改善心肌重构等治疗 1 个月，效果不明显，并出现血压下降，便加用"多巴胺"强心、稳定血压，但效果仍不佳。2020 年 2 月 23 日起加用正性肌力药"左西孟旦"0.1 μg/（kg·min）持续治疗 72 小时，之后患者气急症状逐渐缓解，生命体征稳定。2020 年 3 月 11 日病况缓解出院，此后规律口服"沙库巴曲缬沙坦"。

2020 年 6 月 17 日复查心超示：左室扩大，EF 0.54。2020 年 8 月 13 日心超示：二尖瓣、主动脉瓣轻度反流，EF 0.63。心超变化参见表 13-2。

患者住院期间心脏状况稳定后，于 2020 年 2 月 10 日予"盐酸安罗替尼"靶向治疗，2020 年 3 月 23 日评估提示肺内转移灶进展，于 2020 年 4 月 1 日换用"替吉奥"20 mg，每天 2 次，口服 4 周，停药 2 周。全程治疗参见图 13-6。

表 13-2　心脏彩超变化趋势

日期	左房内径 （19~40 mm）	左室舒张末内径 （35~56 mm）	左室收缩末内径 （20~37 mm）	EF （0.5~0.8）	肺动脉压 （19~27 mmHg）
2019 年 3 月 7 日	33	46	29	0.67	25
2020 年 1 月 31 日	37	61	47	0.44	22
2020 年 2 月 2 日	38	50	32	0.31	22
2020 年 3 月 25 日	30	63	52	0.36	18
2020 年 6 月 17 日	35	59	43	0.54	19
2020 年 8 月 13 日	29	40	26	0.63	19

2020 年 6 月 29 日评估：两肺、头颅以及骨骼均有新发病灶，但患者自觉症状及生活质量评分明显改善，PS 1~2 分。

2020 年 6 月 29 日起行五线 AC 方案（"培美曲塞" + "卡铂" 3 周 1 次）化疗；至 2020 年 10 月 22 日完成六次 AC 方案化疗。

2020 年 11 月 20 日评估为 SD，PS 0~1 分；后续改用"培美曲塞"单药维持治疗至今。全程治疗参见图 13-6。

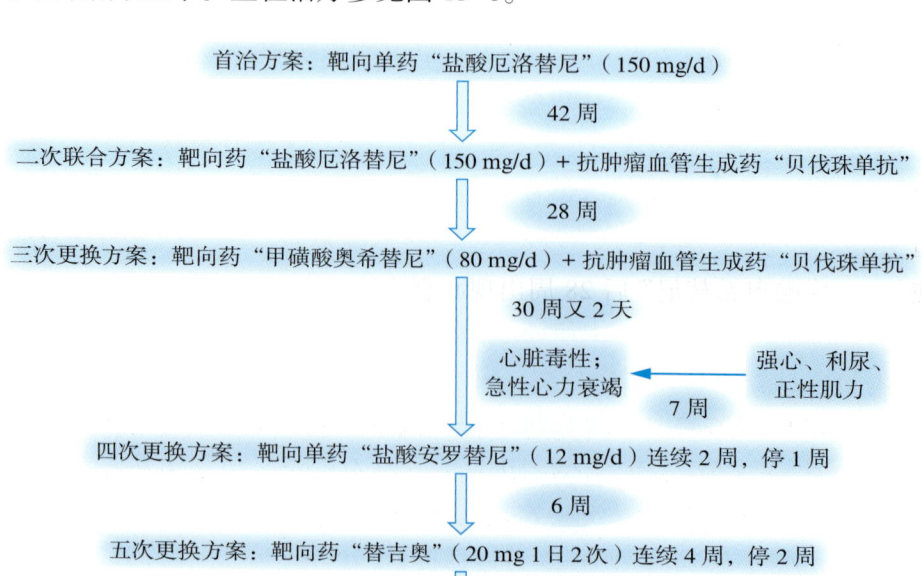

首治方案：靶向单药"盐酸厄洛替尼"（150 mg/d）

↓ 42 周

二次联合方案：靶向药"盐酸厄洛替尼"（150 mg/d）+ 抗肿瘤血管生成药"贝伐珠单抗"

↓ 28 周

三次更换方案：靶向药"甲磺酸奥希替尼"（80 mg/d）+ 抗肿瘤血管生成药"贝伐珠单抗"

↓ 30 周又 2 天

心脏毒性；急性心力衰竭 ← 强心、利尿、正性肌力

↓ 7 周

四次更换方案：靶向单药"盐酸安罗替尼"（12 mg/d）连续 2 周，停 1 周

↓ 6 周

五次更换方案：靶向药"替吉奥"（20 mg 1 日 2 次）连续 4 周，停 2 周

↓ 12 周

六次更换方案：化疗药"培美曲塞" + "卡铂"（3 周 1 次）

图 13-6　治疗流程图

讨论

EGFR-TKI 的出现已有 20 年的历史，*EGFR* 敏感突变或异常表达在肿瘤的生长、发展中起着重要作用，近 50% 的肺癌由 *EGFR* 突变造成。肺癌是我国发病率及病死率第一的恶性肿瘤，其中非小细胞肺癌（NSCLC）约占 85%。EGFR-TKI 的出现明显延长了 NSCLC 患者的生存期，同时改善了生活质量，这是肿瘤治疗领域的一大进步。"甲磺酸奥希替尼"为三代 EGFR-TKI 药物，针对 *T790M* 突变，FLAURA 研究[1]显示一线使用"甲磺酸奥希替尼"治疗 *EGFR* 阳性肺癌患者，中位 PFS 是 18.9 个月，出现耐药后使用传统放、化疗或免疫药物等综合治疗可以使中位总生存期（OS）达到 41.4 个月，较之一代 EGFR-TKI 延长近 2 倍时间。因其良好的疗效，2019 年 8 月 31 日国家药品监督管理局批准其为 *EGFR* 基因突变型晚期 NSCLC 的一线药物。但需要注意的是，"甲磺酸奥希替尼"同时也存在着不可回避的药物毒副作用，如何早发现与处理是临床医师面临的重大挑战。

"甲磺酸奥希替尼"相关性心脏毒性的发生率

日本的临床研究[2]显示与"甲磺酸奥希替尼"相关的 3 级以上心脏毒副作用发生率为 4.9%。主要表现为 QT 延长、心力衰竭、房颤、心肌梗塞以及心包积液。数据[3]显示与其他 TKI 相比，"甲磺酸奥希替尼"导致的心力衰竭、房颤以及 QT 延长的报道率更高，相对风险超过 2 倍；对超过 65 岁及已存在心血管基础疾病者，其心脏的毒副作用更显著。"甲磺酸奥希替尼"引起心力衰竭的出现时间在个体之间差异很大，Anand 等[3]报道中位发生时间约在首次用药后的 4 周，最长发生在 72 周。本例患者在使用"甲磺酸奥希替尼"后 28 周出现心衰症状。

"甲磺酸奥希替尼"相关性心脏毒性的临床表现

"甲磺酸奥希替尼"相关心脏毒性的症状包括 QT 延长导致的心律失常以及左室射血分数下降引起的心力衰竭。FDA 不良事件报告系统（FAERS）的回顾性研究[3]显示心力衰竭是由"甲磺酸奥希替尼"引起的最常见毒副作用（约 2.3%），其次是 QT 延长（约 1.3%）；超过 90% 为严重的毒副作用。而日本的临床研究[2]显示：QT 延长约占 27.7%，3 级毒副作用 2.7%；左室射血分数（LVEF）均有不同程度下降，达到 3 级者约 11.1%。

由于临床表现无特异性，故原发性器质性心脏病、慢性肺源性心脏病以及重症哮喘等多种疾病均有出现上述表现，因此，必须注意鉴别。

如何进行鉴别诊断

近期有"甲磺酸奥希替尼"药物治疗史者，一旦出现上述症状，应结合病史，排除感染等其他原因所致的心肌损伤后，须高度考虑药源性心脏毒副作用。

出现心衰症状后必须尽快完善心电图与心脏彩超检查，与"甲磺酸奥希替尼"治疗前检查进行对比评估。必要时可行胸片或胸部 CT 检查观察心肺情况；血清学检查包括血常规、CRP 及 PCT 等感染指标，凝血功能，心肌标记物以及 BNP 等检测结果有助于鉴别及诊断。

通常认为心电图或心超检查在启动治疗前与出现症状后有明显变化，如 QT 延长、不明原因房颤、LVEF 下降或左右心室扩大等。同时排除其他急性心、肺疾病（病毒性心肌炎，急性肺栓塞，气胸以及大量胸腔积液等）或其他药物性心肌病。

本例患者心力衰竭表现明显，有明确的"甲磺酸奥希替尼"用药史，治疗前后心超可见 LVEF 显著变化（下降 10%~50%），左心房与左心室显著扩大。患者既往无器质性心脏病史及高血压病史，近期无上呼吸道感染的相关性症状，同时排除急性感染性疾病，由此考虑为"甲磺酸奥希替尼"相关性心肌病导致的急性心力衰竭。遂停药，对症治疗后症状改善，心肌损伤的相关检测结果均恢复，由此证实相应的临床诊断。

"甲磺酸奥希替尼"相关性心脏毒性的应对策略

根据美国制定的《国家癌症研究院（NCI）不良事件通用术语标准》（CTCAE 4.0）对肿瘤药物相关性心脏毒性的严重程度进行了分级，并参照相关药物说明书，实行分级治疗。本例患者 LVEF 下降 10%~50%，且有充血性心力衰竭症状，故归类为 LVEF CTCAE 3 级，需要终身停药，并给予强心、利尿，血管紧张素转换酶抑制剂（ACEI），β受体阻滞剂等药物治疗。

积极处理药物相关性毒副作用后，患者仍然可以获得良好的生存质量

Ratel 等[4]与 Reale 等[5]报道显示："甲磺酸奥希替尼"导致的心脏毒

性若能及时发现并积极给予相应的治疗是可逆的。本例患者在被明确药物毒性后即刻停用"甲磺酸奥希替尼"，同时给予常规的利尿，强心，改善心肌代谢药物1个月，因疗效不理想，再加用正性肌力药"左西孟旦"后症状逐渐改善，PS评分由4分恢复至1分。随访心脏超声提示：心房、心室大小及左室射血分数均完全恢复，病况随之缓解趋于正常，具有了再次应用靶向药物"盐酸安罗替尼"的机会，规律随访并根据肿瘤进展状况先后给予五线化疗药"替吉奥"口服及六线药"培美曲塞"联合"卡铂"全身化疗，患者肿瘤控制良好，PS 0~1 分，整体 OS 得以延长。目前患者仍在维持治疗、规律随访中。

（王金平）

述评

"甲磺酸奥希替尼"作为三代不可逆结合的 EGFR-TKI，对野生型 *EGFR* 的抑制作用弱，但选择性抑制 *EGFR* 19 外显子缺失突变、20 外显子 *T790M* 突变以及 21 外显子 *L858R* 点突变，显示出"高效低毒"的特性，同时在合并中枢神经系统转移的患者中也有显著的抗肿瘤活性，极大地延长了 PFS 及 OS。在给患者带来希望的同时，"甲磺酸奥希替尼"也存在着不可忽略的毒副作用。与其他 EGFR-TKI 相比，其心脏毒副作用明显且严重，机制尚未明了，推测可能与"甲磺酸奥希替尼"及其活性代谢产物 AZ5104 抑制 *HER2* 有关。

本例患者心力衰竭后就诊及时，诊断迅速，立即干预治疗后预后良好，病况恢复后继续针对肿瘤的规范治疗，肿瘤控制稳定。及时明确损伤原因，并积极处理损伤结果，恢复较佳，对肿瘤的后续治疗也提供了必要的机会。

相对于传统的化、放疗，分子靶向药物的出现能更高效、精准地控制肿瘤并减少药物毒副作用，提高了患者生活质量。但切忌因毒副作用少，而忽略这些可能存在并十分危险的状况。作为临床医师，需要通过不断地学习以及大量的临床实践逐步熟悉并掌控针对这些少见但又危重的药物毒副作用的治疗方法。

（郑翠侠）

主要参考文献

［1］ Ramalingam SS, Vansteenkiste J, Planchard D, *et al*. Overall survival with osimertinib in untreated, EGFR-mutated advanced NSCLC. N Engl J Med. 2020; 382(1): 41~50

［2］ Kunimasa K, Kamada R, Oka T, *et al*. Cardiac adverse events in EGFR-mutated non-small cell lung cancer treated with osimertinib. JACC: Cardio Oncol. 2020; 2(1): 1~10

［3］ Anand K, Ensor J, Trachtenberg B, *et al*. Osimertinib-induced cardiotoxicity: a retrospective review of the FDA adverse events reporting system (FAERS). JACC: CardioOncology. 2019; 1(2): 172~178

［4］ Patel SR, Brown SN, Kubusek JE, *et al*. Osimertinib-induced cardiomyopathy. JACC: Case Reports. 2020; 2(4): 641~645

［5］ Reale ML, Bianco M, Tabbò F, *et al*. Osimertinib-induced cardiac dysfunction in EGFR mutated lung cancer: a case series of five patients. Am J Cancer Case Reports. 2018; 1(1): 52~60

14. 晚期非小细胞肺癌免疫治疗后再发活动性肺结核 1 例

★ 随着 PD-1/PD-L1 抗体的广泛应用，与免疫结合点阻断剂相关性结核病的发病率逐渐升高，但机制未明

★ 本例为晚期 NSCLC 患者，既往有陈旧性肺结核病史，经化疗后，病况进展

★ 采用免疫单药 PD-1 抗体九个疗程后，肺部病灶缩小，疗效达到部分缓解，之后继续维持用药，定期随访

★ 随访半年后，患者再发肺结核病，在抗结核治疗过程中，肿瘤病灶维持稳定

病程经过

患者，男，71 岁；40 年吸烟史。既往陈旧性肺结核病史 4 年，否认其他慢性病史及肿瘤家族史。2018 年 6 月 4 日外院查胸部增强 CT 提示：左肺上叶结节灶，肺癌可能性大；两肺散在片状阴影，考虑为慢性间质性炎症；右侧第四前肋局部骨质破坏。

2018 年 6 月 12 日就诊于上海市肺科医院，行彩超引导下右侧第四肋穿刺术。次日全身 PET/CT 提示：（1）左肺上叶恶性肿瘤伴右侧锁骨及右前第四肋转移可能，结核性病变不能除外；（2）双肺散在结核等感染性病变可能；双肺肺气肿；纵隔淋巴结炎；左侧气胸；（3）右肾囊肿；脊柱退行性变。肋骨活检标本病理检查：见恶性细胞，倾向转移性腺癌；未见敏感基因突变。明确诊断为：左肺腺癌 cT1bN2M1c（骨）ⅣB 期驱动基因野生型。

2018 年 6 月 14 日胸部平扫 CT 结果参见图 14-1A。

2018 年 6 月 20 日给予细胞毒性药"培美曲塞"+"卡铂"，未见明显的毒副作用，四个疗程后，复查胸部平扫 CT，提示肺部病灶较前缩小，疗效评估为 PR（图 14-1B）。

2018年11月29日起改为单药"培美曲塞"维持四个疗程。

2019年5月22日复查胸部CT示：左肺上叶结节直径增大至17.9 mm，部分淋巴结增大，影像学评估肺部病灶PD（图14-1C）。

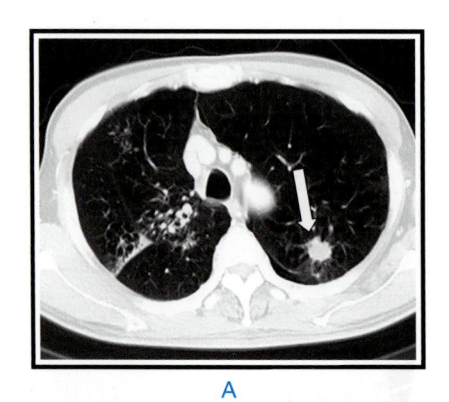

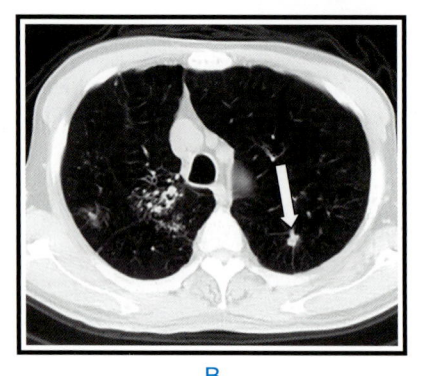

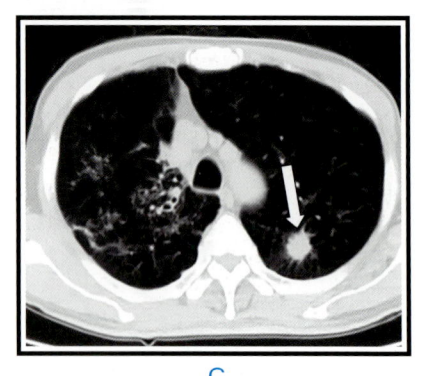

图14-1 胸部平扫CT图像

A－化疗前，左肺上叶病灶（直径约17.5 mm，箭头，2018年6月14日）；B－化疗后最佳疗效达到部分缓解，左肺上叶病灶缩小（箭头，直径约11.3 mm，2018年11月27日）；C－单药维持化疗四个疗程后，病灶增大（直径约17.9 mm，箭头，2019年5月22日）

2019年6月3日给予免疫单药"信迪利单抗"200 mg，两个疗程后，患者出现发热，最高体温39℃。

2019年8月7日复查胸部平扫CT提示：左肺上叶结节病灶（直径20.3 m），双肺气肿、肺大泡并双肺散在陈旧性病灶（图14-2A）。经对症处理后，患者的体温恢复正常，结合患者的病况及其影像学显示，考虑为假性进展可能，继续给予PD-1抗体，共四个疗程。

2019年10月15日胸部平扫CT示：左肺上叶病灶直径缩小至10 mm（图14-2B），六至九个疗程中，定期复查胸部平扫CT，病灶进一步缩小并维持在8 mm，疗效评估为PR（图14-2C）。九个疗程结束后，在当地医院继续用免疫单药"信迪利单抗"，定期随访，未见疾病进展。

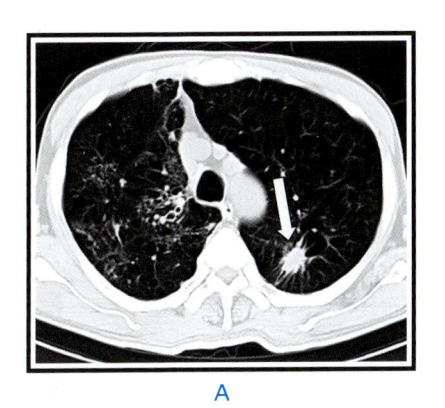

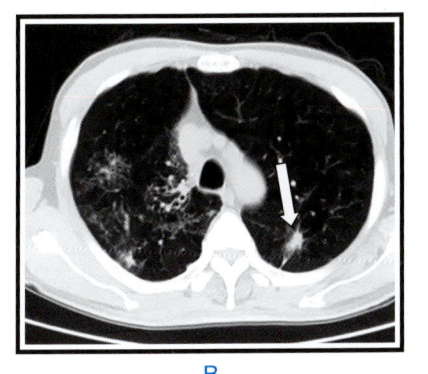

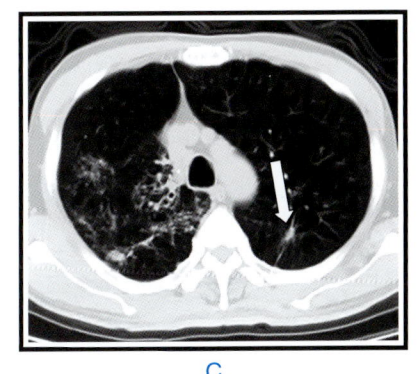

图14-2 胸部平扫CT图像

A－左肺上叶病灶（箭头，直径20.3 mm，2019年8月7日）；B－左肺上叶病灶（箭头，直径10.0 mm，2019年10月15日）；C－左肺上叶病灶（箭头，直径8.0 mm，2020年4月7日）

2020年9月15日，患者再次出现发热、咳嗽、咳痰症状，最高体温达39℃。胸部平扫CT提示：左肺上叶病灶部分吸收，双肺可见散在斑片、结节、条索影；左肺上叶可见一空洞影（图14-3）。痰涂片（荧光染色）示：抗酸杆菌阳性（1+），提示，结核分枝杆菌感染。诊断：双肺继发性肺结核，遂停用免疫药物。

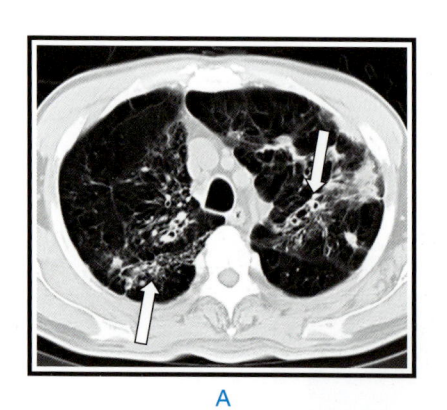

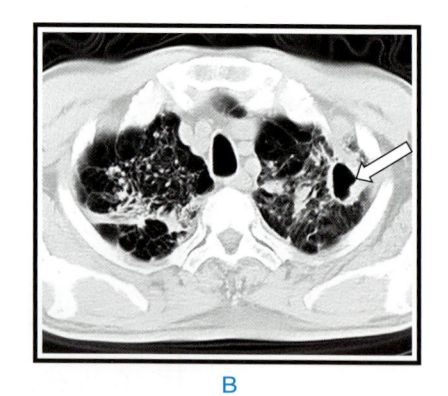

图 14-3　胸部平扫 CT 图像（2020 年 9 月 15 日）

A－左肺肿瘤病灶较前缩小，双肺可见散在斑片、结节、条索影（箭头）；
B－左肺上叶可见一空洞影（箭头）

2020 年 9 月 17 日给予 HERLfx 方案："异烟肼"+"利福平"+"乙胺丁醇"+"左氧氟沙星"抗结核治疗。1 个月后，咳嗽症状较前缓解。抗结核治疗至今，患者病情稳定，肿瘤病灶未见进展，达到长期获益。全程治疗参见图 14-4。

化疗药"培美曲塞"+"卡铂"，四个疗程
5 个月　　　　　　疗效 PR

化疗单药"培美曲塞"维持，两个疗程
2 个月　　　　　　疗效 PD

免疫单药"信迪利单抗"，两个疗程
2 个月　　　　　　肺部病灶增大，出现发热，咳嗽、咳痰，考虑为假性进展

免疫单药"信迪利单抗"，七个疗程
7 个月　　　　　　疗效 PR

定期随访
6 个月　　　　　　出现发热，咳嗽、咳痰；结核菌试验阳性

确诊双肺继发性肺结核，抗结核治疗

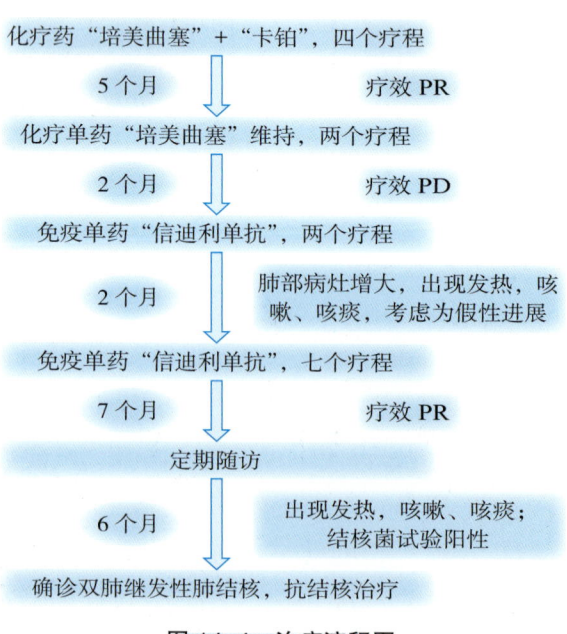

图 14-4　治疗流程图

讨论

近年，PD-1/PD-L1 抗体的应用开启了免疫药治疗肿瘤的新时代，尤其给驱动基因阴性且初治耐药的 NSCLC 患者带来了新的希望。本例患者为中晚期肺腺癌，未检测到驱动基因突变，初治耐药后病灶进展，后续治疗采用免疫单药 PD-1 抗体治疗，两个疗程后出现病灶假性进展，继续原方案采用免疫药物九个疗程后肺部原发病灶显著缩小，多次影像学评估疗效均为 PR。当地医院继续使用免疫药物，定期随访半年后患者再发活动性肺结核，予患者抗结核治疗。治疗过程中，患者病情稳定，肿瘤病灶未见进展，仍获得长期缓解。

免疫治疗中假性进展与真实进展的识别及其处理

在接受免疫药物的过程中，有部分患者可能会出现原发肿瘤病灶增大或新病灶，在持续用药一段时间后肿瘤开始缩小，这些是由于免疫药物的作用机制所致，这种现象被称为"假性进展"；假性进展在既往诸多免疫药物相关文献中被报道。

免疫药物的起效有一定的时间，这是由于从肿瘤新抗原的刺激到抗原递呈、再到趋化因子募集和免疫细胞激活，这一系列免疫唤醒的过程具有延迟效应；其次，免疫药物能提高肌体对肿瘤细胞的免疫应答，促使淋巴结反应性增生，外周 T 淋巴细胞大量募集到肿瘤细胞中，从而导致影像学上出现一过性的肿瘤增大，即形成所谓的"假性进展"。据 Wang 等[2]报道，接受免疫药物的 NSCLC 患者中，假性进展的发生率为 0.6%~5.8%。

评判免疫治疗过程中出现影像学上的进展是否为假性进展，目前尚无明确与统一的标准。临床实践中，大多是通过回顾影像学特征，评估患者的病况，对比肿瘤标记物的变化，进行特定的细胞因子与 ctDNA 检测来综合判断。穿刺活检是有效的鉴别诊断方法，但活检是有创操作，并非适用于所有的患者[3]。

本例患者在使用 PD-1 抗体治疗两个疗程后，影像学检查提示：病灶较前增大，患者出现高热及咳嗽、咳痰症状，经过抗感染及对症治疗后，体温恢复正常，咳嗽、咳痰症状也获有效控制。综合评估后，继续原方案治疗，且密切观察病况的变化。3 个月后再次复查胸部 CT 提示，病灶缩小，证实之前一过性的病灶增大为假性进展。

目前肺癌免疫治疗过程中存在假性进展的情况已备受关注，然基于临床经验之外更客观与有效的评估及合理处置仍有待深入探索。

免疫治疗相关的结核病

相比于传统的细胞毒性药物，免疫药物的毒副作用相对较小。免疫结合点阻断剂阻断 T 细胞负性调控信号、解除免疫抑制后导致肌体出现免疫耐受失衡，累及正常组织后可能表现出类似自身免疫性疾病的炎症反应，被称之为"免疫相关性毒副作用"[4]。免疫相关性毒副作用主要集中在与免疫调节密切相关的器官上，如肝脏、皮肤、甲状腺等。

通常情况下，因接受免疫药物并发传染病的概率较低。然而，肺癌是继发结核感染发生率最高的恶性实体肿瘤，其次是胃癌、乳腺癌、肝癌与结肠癌[5]。本例患者在 PD-1 抗体单药治疗九个疗程后，被确诊为再发活动性肺结核；但在抗结核治疗的过程中，原发的肿瘤病灶并未进展，病况仍获得了长期缓解，再次提示免疫药物的效果具有持久性。

众所周知，传统的细胞毒性药物使用期间患者常合并活动性结核病，这可能与细胞毒性药物导致的免疫功能被抑制有关。免疫结合点阻断剂在理论上不会导致免疫抑制，反而会重新激活被癌细胞负性调控的细胞毒性 T 细胞，进而增强免疫功能以攻击肿瘤细胞。继发结核分枝杆菌感染是否与免疫药物有关？曾有研究报道，PD-1 抗体可能是引起活动性结核病的危险因素，但这一结论尚存争议。

据 Lazer 等[6]报道，与 T 细胞缺陷小鼠相比，PD-1 基因敲除小鼠对结核分枝杆菌感染高度敏感，会形成较大的坏死性病灶，加速死亡。其他结核病研究如 Barber 等[7]也表明，由于 PD-1 抗体导致结核分枝杆菌特异性 CD4+ T 细胞（尤其是 Th1 细胞）与 IFN-γ 反应性增加，PD-1 基因敲除小鼠会发展为不受控制的活动性结核病。

这些结果表明，PD-1 抗体可引起对结核分枝杆菌的过度免疫反应，从而促进结核病的再燃。而本案采用免疫药物九个疗程，在停药半年后继发活动性肺结核，考虑到免疫药物的拖尾效应，可能是上述相同的机制导致活动性肺结核，但也不能排除机会性感染的可能。

（邵楚楚）

述评

随着 PD-1/PD-L1 抗体的广泛应用，可能与免疫结合点阻断剂相关性结核病也相继被报道，本例患者即晚期 NSCLC 使用 PD-1 抗体治疗后再发活动性肺结核，其潜在机制及其对临床应用的意义值得深入探讨。

PD-1 是一种可与配体 PD-L1 和 PD-L2 结合的细胞表面受体，在维持免疫耐受性方面具有重要作用。PD-1 抗体可以促进多种细胞因子与趋化因子的分泌，创造机体的炎性环境，包括过度的炎性细胞浸润与细胞外基质被破坏，同时 T 细胞驱动的快速免疫激活可能导致单核细胞或嗜中性粒细胞更多地聚集至结核性肉芽肿，从而促进结核分枝杆菌的生长与传播。另一方面，活动性结核病可能是由自身炎症或自身免疫过程引起的，而免疫结合点阻断剂最常见的毒副作用本质上是自身免疫性的，说明了两者的相关性。此外，在所有与 PD-1 抗体相关的结核病病例中，还存在潜在的混杂因素，即在临床治疗肿瘤合并症时，糖皮质激素类药物可能因其免疫抑制作用，而增加继发性结核病的风险。

总之，结核病日益增多的可能是免疫结合点阻断剂相关性并发症，但因目前的诊断病例尚不足，已见报道的病例可能仅冰山一角，两者的相关性仍需进一步探索。

（任胜祥）

主要参考文献

[1] Picchi H, Mateus C, Chouaid C, et al. Infectious complications associated with the use of immune checkpoint inhibitors in oncology: reactivation of tuberculosis after anti PD-1 treatment. Clin Microbiol Infect. 2018; 24(3): 216~218

[2] Wang Q, Gao J, Wu X. Pseudoprogression and hyperprogression after checkpoint blockade. Int Immunopharmacol. 2018; 58: 125~135

[3] Ma Y, Wang Q, Dong Q, et al. How to differentiate pseudoprogression from true progression in cancer patients treated with immunotherapy. Am J Cancer Res. 2019; 9(8): 1546~1553

[4] Michot JM, Bigenwald C, Champiat S, et al. Immune-related adverse events with immune checkpoint blockade: a comprehensive review. Eur J Cancer. 2016; 54: 139~148

[5] Dobler CC, Cheung K, Nguyen J, et al. Risk of tuberculosis in patients with solid cancers and haematological malignancies: a systematic review and meta-analysis. Eur Respir J. 2017; 50(2)

[6] Lazar-Molnar E, Chen B, Sweeney KA, et al. Programmed death-1 (PD-1)-deficient mice are extraordinarily sensitive to TB. Proc. Natl Acad Sci. USA. 2010; 107(30): 13402~13407

[7] Barber DL, Mayer-Barber KD, Feng CG, et al. CD4 T cells promote rather than control tuberculosis in the absence of PD-1-mediated inhibition. J Immunol. 2011; 186(3): 1598~1607

15. 晚期肺腺癌免疫治疗后假性进展 1 例

- ★ 由于免疫结合点阻断剂特有的作用机制，肿瘤经治疗后病灶可能在短期内出现一过性增大，表现为"假性进展"，但发生率较低
- ★ 本例为 *KRAS* 突变的晚期肺腺癌，使用双免疫药物"纳武利尤单抗"+"伊匹木单抗"方案治疗第一次用药后 2 周，影像学提示：病灶增大
- ★ 综合病况，考虑假性进展的可能性较大，继续给予免疫治疗两个疗程后，病灶较前明显缩小，并在后续治疗中取得了持久的临床获益
- ★ RECIST 评价标准在评估免疫结合点阻断剂疗效方面存在局限性，可能需要探索更为合适的评价标准

病例简介

患者，男，53 岁；吸烟史 600 年支。既往无其他慢性疾病史。

于 2018 年 6 月 27 日因"咳嗽 2 周余"，首次就诊于上海市胸科医院呼吸与危重症医学科；次日行胸部增强 CT 提示：右肺上叶占位伴肺门、纵隔淋巴结肿大；右肺上叶后段胸膜下结节（图 15-1）。骨 ECT 扫描提示：骶骨及右侧髋臼结节样骨质破坏、右侧髂骨显像剂浓聚，考虑骨转移；左侧髂骨局部骨密度增高。

2018 年 6 月 29 日行支气管镜检查，对气管右侧肿块行 EBUS-TBNA，病理诊断：腺癌；NGS 结果提示：*KRAS* 2 号外显子 *p.G12C* 错义突变；免疫组化检测显示：肿瘤 PD-L1 表达水平 1%~50%。明确诊断：右肺上叶腺癌 cT4N3M1（骨）Ⅳ期 *KRAS* 突变 PD-L1（+），PS 1 分。

经筛查，患者入组 Checkmate227 临床研究，随机分组至"纳武利尤单抗"联合"伊匹木单抗"治疗组，该组给药方案为"纳武利尤单抗" 3 mg/kg，

2周1次；"伊匹木单抗"1 mg/kg，6周1次。

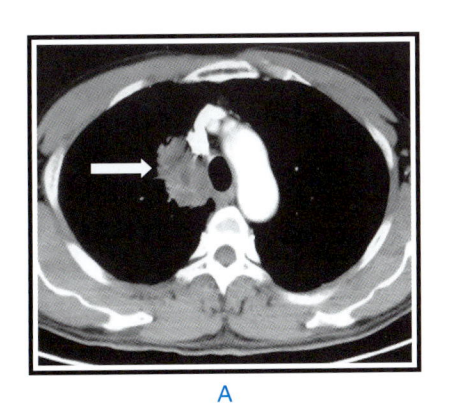

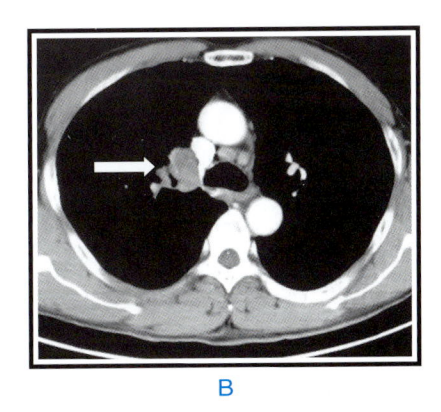

图 15-1　胸部增强 CT 图像（2018 年 6 月 28 日）

A - 右肺上叶病灶（箭头）；B - 右肺门及纵隔淋巴结肿大（箭头）

2018 年 8 月 1 日，第一次使用研究药物治疗，具体方案："纳武利尤单抗"（165 mg）+"伊匹木单抗"（55 mg），静脉滴注。

2018 年 8 月 14 日，患者无诱因下出现胸闷、咳嗽伴黄痰，自诉呼吸时可闻及哮鸣音；听诊时右肺可闻及散在哮鸣音。复查胸部平扫 CT 提示：右肺上叶不规则影伴阻塞性肺不张、肺炎，病灶较前增大，考虑恶性病变；右肺门及纵隔肿大淋巴结；右肺下叶少量感染性病变（图 15-2）。血常规示：白细胞 7.7×10^9/L，中性粒细胞 68.6%；肝、肾功能正常。给予"左氧氟沙星"口服，"噻托溴铵粉雾剂"吸入治疗，使用 2 天后，上述症状缓解。

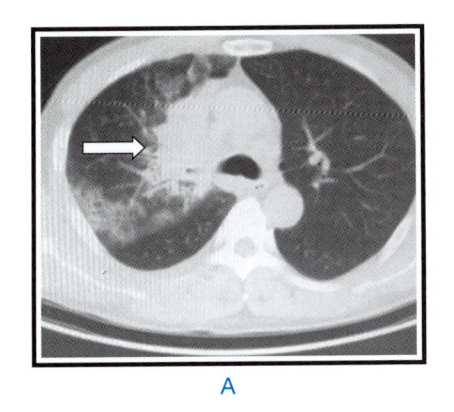

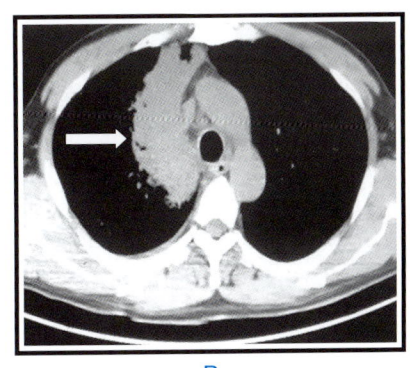

图 15-2　胸部平扫 CT 图像（2018 年 8 月 14 日）

A - 右肺上叶占位（箭头，肺窗）；B - 右肺上叶不规则病灶伴局灶性肺不张（箭头，纵隔窗）

患者接受免疫双药（PD-1抗体+CTLA-4抗体）治疗后，短期内出现影像学上的病灶增大，伴周围片状渗出影以及局部实变，结合新发症状，首先需考虑继发感染的可能。复查血常规正常，口服抗感染药物后临床表现迅速好转，故因肺部感染导致病灶增大的可能性较小。免疫治疗后疾病若快速进展，则更多表现为病灶实性部分增多、体积增大，同时可能出现其他肿瘤进展的表现，如外周血肿瘤标记物数值升高、临床症状加重等，本例患者与之不符合。因此，综合患者的病况，经过免疫治疗后，患者体内的免疫细胞过度激活、局部免疫细胞浸润，从而致影像学上呈现的病灶增大，考虑"假性进展"的可能性较大。

与患者充分沟通后，继续使用免疫治疗，根据临床研究方案，后续间隔2周使用单药"纳武利尤单抗"。2018年8月14日及8月28日，分别2次给予研究用免疫单药"纳武利尤单抗"。

2018年9月10日复查胸部平扫CT示：右肺上叶不规则肿块影，较前缩小，考虑恶性病变；右肺门及纵隔肿大淋巴结，较前缩小；右肺下叶少量感染性病灶较前缩小（图15-3）。疗效判定为疾病SD（有缩小），继续按临床研究方案用药。

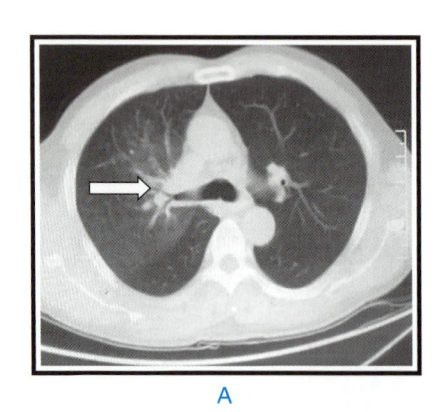

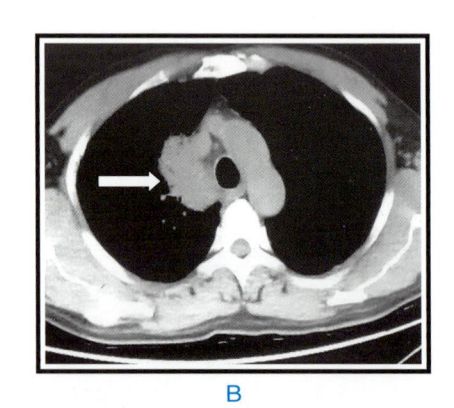

图15-3 胸部平扫CT图像（2018年9月10日）

A-肺窗，右肺上叶病灶缩小（箭头）；B-纵隔窗，右肺上叶病灶，较前明显缩小（箭头）

持续采用免疫药物，至2019年1月14日复查胸部增强CT提示：右肺上叶不规则肿块影，较前增大，周围可见多发斑片状浸润影；右肺门及纵隔可见肿大淋巴结；两肺少量慢性炎症及微结节（图15-4）。疗效评估为PD，退出临床研究。

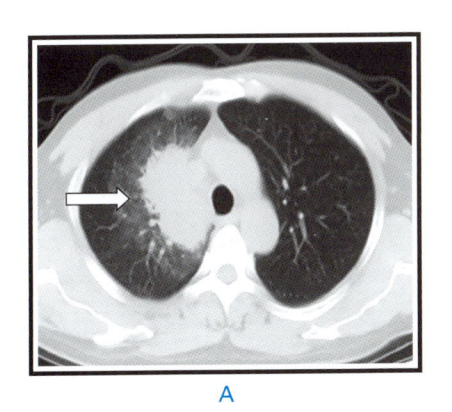

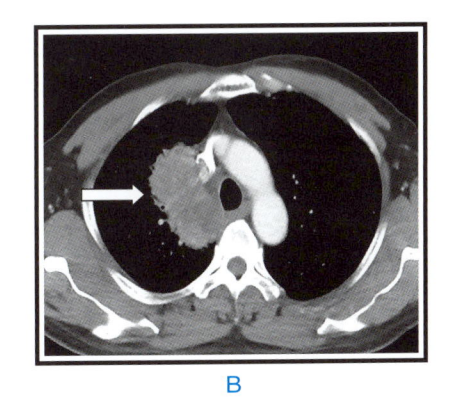

图 15-4　胸部增强 CT 图像（2019 年 1 月 14 日）

A - 肺窗，右肺上叶病灶增大（箭头）；B - 纵隔窗，右肺上叶病灶（箭头）

患者拒绝后续化疗，随访中患者诉自行于当地医院中医药姑息治疗，故未继续抗癌治疗。

讨论
免疫治疗独特的反应模式

免疫结合点阻断剂治疗有独特的反应模式[1~3]：（1）病灶缩小，无新发病灶；（2）延迟反应；（3）进展（缓慢或快速进展）；（4）假性进展。

免疫治疗独特的反应模式，是由免疫结合点阻断剂的作用机制所决定的。肿瘤对免疫药物的反应是连续且多步骤进行的过程：从免疫治疗开始数天到数周，肿瘤抗原暴露，使免疫细胞活化、增殖；数周到数月内，免疫细胞浸润至肿瘤组织，对肿瘤细胞的生长增殖产生影响，进而发挥抗肿瘤作用；数月后，免疫药物对患者存活的影响才开始显现[4]。因此，有学者[5]提出免疫药物起效所需的时间较传统的化疗及靶向药物长，但若起效，药效更为持久，由此可使患者的生存时间明显延长。

假性进展是一种较为独特的免疫治疗反应模式，发生率较低，不到 10%[6]。假性进展是指应用免疫结合点阻断剂治疗后，肌体内的免疫细胞被过度激活，并大量浸润至肿瘤组织，以致短期内影像学上呈现病灶会增大或见新发病灶，但继续治疗后，增大或新发的病灶会缩小、消失。从作用机制上看，免疫细胞若出现过度激活，在较长时间内，肌体的免疫系统均会对肿瘤形成较强的免疫监控能力。因此，出现假性进展的患者继续使用免疫治疗，常可获得较长时间的肿瘤控制。

一项使用 PD-1 抗体治疗 NSCLC、经 RECIST 评估进展后续用药的汇总分析研究[7]，共 121 例患者接受了进展后的后续治疗，其中 10 例患者（8.3%）肿瘤继续缩小，肿瘤长径缩小超过 35%；超过 5 例患者对免疫药物的反应持续时间达到 6 个月，其中 3 例患者的反应持续时间长达 1 年。上述提示，免疫治疗后的假性进展尚有一定的发生率，临床上，必须对有假性进展可能的患者加以鉴别并给出合理的治疗方案。

本例即为典型的假性进展，当出现影像学上的进展时，继续免疫治疗，获得了病灶稳定期；即使后续未持续用药，最终生存期仍超过 29 个月。

免疫治疗后假性进展的判定与鉴别

以往的抗肿瘤治疗评估标准是针对传统放、化疗建立的，基于免疫治疗的独特性，部分患者可能出现免疫治疗后短期病灶增大或出现新病灶的现象，该独特现象并非由肿瘤进展所致，而是由于免疫细胞短期内局部浸润，后续病灶可出现缩小或消失。目前设立了免疫治疗相关的 RECIST 标准[5]（irRECIST）用于免疫治疗效果的评判，这一标准指出，免疫治疗后短期内出现病灶增大或新病灶，并非表示疾病进展，至少应在 4 周后再行影像学检查，以确定真实疗效。

若晚期肺癌患者在免疫治疗后的影像学提示病灶增大，推荐几种便于鉴别假性与真性的方法：（1）对病灶再行穿刺活检，通过病理学检查来判定；（2）PS 评分良好、合并症少的患者可继续用药、密切观察[7]；（3）大多假性进展出现在免疫治疗第一至第二疗程期间，在长期治疗、病情稳定的情况下出现的进展，多数考虑为真进展；（4）肿瘤生物标记物，如 ctDNA、IL-8、LDH 等[8,9]，对真、假性进展的鉴别具有一定作用。

下表对这一问题进行了更加细致的总结。

表 免疫治疗后真、假性进展的区别

特点	真性进展	假性进展
体力状况	恶化	稳定或改善
系统症状	恶化	可能改善
肿瘤增大的症状	出现	可能不会出现

续表

特点	真性进展	假性进展
肿瘤大小		
基线	增大	增大
新发病灶	有，且不断增大	有，后续稳定或缩小，甚至消失
外周血肿瘤标记物水平	升高	下降
活检后病理结果	肿瘤细胞	免疫细胞浸润

（俞 莲）

述评

免疫治疗后肿瘤可能出现短暂的原发灶体积增大或病灶数量增多，经或不经对症处理后，继续使用先前的免疫药物，患者症状缓解，进而出现肿瘤缩小、病情稳定或好转，这种现象被称之为免疫治疗的"假性进展"。

在关于免疫治疗假性进展的报道中，对肿瘤病灶基线的比较缺乏统一的标准。大多数研究是将用药后的病灶大小或数量与用药前相对比，用药后病灶比治疗前缩小，则称之为假性进展；另一些研究是将免疫治疗"进展"后的肿瘤基线作为标准，若继续使用免疫药物后病灶较"进展后的病灶"缩小、病况缓解，则称之为"假性进展"。

由于比较标准的不一致，导致文献报道中关于假性进展的发生率、判定等无法完全统一。笔者更倾向于与用药前的病灶大小作比较，若病灶稳定、缩小甚至消失，则为假性进展。在这样的定义与标准下，才能全面而充分地考虑到免疫药物独特的反应模式及其疗效。本病例即为基于基线肿瘤负荷，影像学评估疾病进展后，继续用药，达到病灶较基线缩小。

在明确的定义下，可通过不断的总结与分析进一步提高临床医生对假性进展的认识及其理解，探索其发生机制、鉴别标准以筛选出假性进展病案，避免部分可从免疫治疗中获益的患者因疗效评判有误而丧失了继续接受治疗的机会。

目前鉴别真、假性进展的"金标准"是再次进行组织活检，但因活检是有创操作，操作时存在一定的困难。本病例未做二次活检，而是在排除了感染、超进展等可能后，综合患者的病况，认为假性进展可能性大，故继续免疫用药，后续的病况证实确属假性进展。但若在早期进展时，就有辅助鉴别的方法，如目前研究关注的血液学与基因组学方法，可为临床诊疗提供更多的帮助以及继续治疗的依据。

此外，本病例的影像学评估为假性进展后继续接受免疫药物获益，病灶有缩小，结束免疫用药后依然长时间生存。这可能是因为免疫治疗在这部分"假性进展"的肺癌患者中，对于免疫系统的激活较其他患者更为充分，能在较长时间内维持对肿瘤的监控与杀伤。

持续采用免疫药物后疗效较为持久，若后续继续接受免疫药物，持续的疗程与结束用药的时点该如何确定？疾病真性进展后是否仍然能从其他免疫药物中获益？上述课题均有待临床深入探讨。

（钟润波）

主要参考文献

［1］Hoos A, Britten C. The immuno-oncology framework: Enabling a new era of cancer therapy. Oncoimmunology. 2012; 1(3): 334~339

［2］Aarntzen EH, Srinivas M, Radu CG, et al. In vivo imaging of therapy-induced anti-cancer immune responses in humans. Cell Mol Life Sci. 2013; 70(13): 2237~2257

［3］Wolchok JD, Hoos A, O'Day S, et al. Guidelines for the evaluation of immune therapy activity in solid tumors: immune-related response criteria. Clin Cancer Res. 2009; 15(23): 7412~7420

［4］Hoos A, Eggermont AM, Janetzki S, et al. Improved endpoints for cancer immunotherapy trials. J Natl Cancer Inst. 2010; 102(18): 1388~1397

［5］Tazdait M, Mezquita L, Lahmar J, et al. Patterns of responses in metastatic NSCLC during PD-1 or PDL-1 inhibitor therapy: Comparison of RECIST 1. 1, irRECIST and iRECIST criteria. Eur J Cancer. 2018; 88: 38~47

［6］Frelaut M, du Rusquec P, de Moura A, et al. Pseudoprogression and hyperprogression as new forms of response to immunotherapy. BioDrugs. 2020; 34(4): 463~476

［7］Kazandjian D, Keegan P, Suzman DL, et al. Characterization of outcomes in patients with metastatic non-small cell lung cancer treated with programmed cell death protein 1 inhibitors past RECIST version 1. 1-defined disease progression in clinical trials. Semin Oncol. 2017; 44(1): 3~7

［8］Amaria RN, Reddy SM, Tawbi HA, et al. Neoadjuvant immune checkpoint blockade in high-risk resectable melanoma. Nat Med. 2018; 24(11): 1649~1654

［9］Richardson DL, Sill MW, Coleman RL, et al. Paclitaxel with and without pazopanib for persistent or recurrent ovarian cancer: a randomized clinical trial. JAMA Oncol. 2018; 4(2): 196~202

16. 晚期肺鳞癌局部消融治疗出现远隔效应1例

- ★ 在肿瘤的免疫治疗时代，免疫结合点阻断剂联合局部治疗可能出现远隔效应，使肺癌患者长期获益
- ★ 本例为晚期鳞状NSCLC患者，一至三线药物均未能有效控制原发病灶
- ★ 后续治疗采用"甲磺酸阿帕替尼"联合PD-1抗体治疗，影像学评估疗效达到部分缓解
- ★ 采用免疫药物十二个疗程后发现，肺部病灶寡进展，纵隔淋巴结肿大
- ★ 对寡进展病灶辅以局部微波消融，原发病灶明显缩小，并出现远隔效应

病例简介

患者，男，69岁；无吸烟史；否认慢性病史及传染病史，平时无特殊不适。因"咳嗽、咳痰1年余，加重伴活动后气急"2018年6月28日首次就诊于上海市肺科医院。

2018年6月28日胸部平扫CT示：右肺下叶结节（1.3 cm × 2.0 cm），纵隔、肺门部分淋巴结增大伴钙化（图16-1A）。

2018年6月29日行超声支气管镜下活检，病理诊断：右肺下叶鳞癌cT1c N2M0 ⅢA期，驱动基因野生型。

经全身评估，2018年7月21日开始行NP方案："长春瑞滨"（40 mg，d1，8）+"顺铂"（60 mg，d1~2）。第一次化疗后2周，患者出现Ⅲ度中性粒细胞减少合并发热，经对症处理后病况缓解，将化疗药物用量削减25%，后续治疗过程顺利，患者病况稳定，无特殊不适。

2018年12月18日（四个疗程后），复查胸部平扫CT提示：肺部病灶增大（PD; 2.7 cm × 1.7 cm，图16-1B）。调整方案：采用二线单药"多

西他赛"（100 mg），未见明显毒副作用。两个疗程后，患者出现活动后气急、咳嗽、咳痰症状。

2019年2月25日胸部平扫CT提示：右肺病灶增大（3.89 cm×3.01 cm，图16-1C）。经全身检查，评估疗效为PD。

2019年2月27日，再次行肺穿刺活检，免疫组化检查提示：PD-L1（22C3）（-），PD-L1（28-8）（-）。

2019年3月22日给予"白蛋白紫杉醇"治疗，共四个疗程。疗效最佳时肺部病灶缩小至2.80 cm×2.12 cm（图16-1D）。

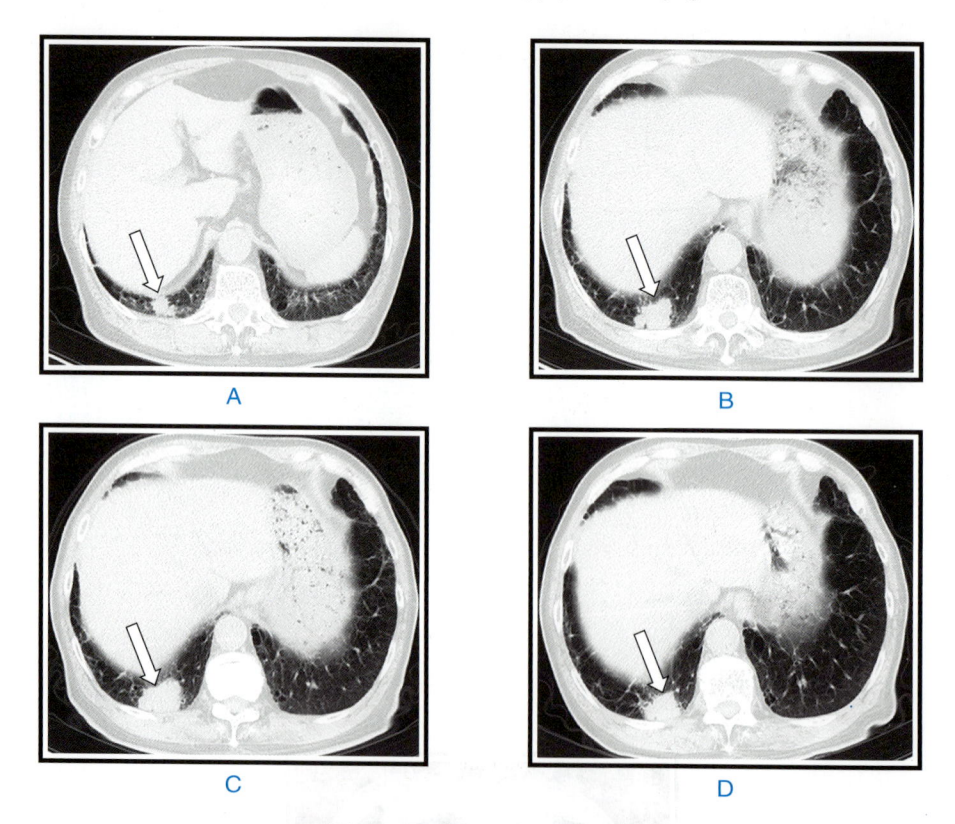

图16-1 胸部平扫CT图像

A - 右肺下叶结节（1.3 cm×2.0 cm，箭头，治疗前，2018年6月28日）；
B - "长春瑞滨"+"顺铂"四个疗程后，病灶增大（箭头，2018年12月18日）；
C - "多西他赛"两个疗程后，病灶进一步增大（箭头，2019年2月25日）；
D - "白蛋白紫杉醇"治疗后，病灶缩小（箭头，2019年5月27日）

2019年8月14日复查，胸部平扫CT显示：病灶增大（3.6 cm×2.3 cm，图16-2A），影像学评估疗效PD。

2019年8月26日口服靶向药"甲磺酸阿帕替尼"联合免疫药"卡瑞利珠单抗"（200 mg），共十二个疗程。其间，多次进行影像学评估，疗效达 PR（图 16-2B），之后定期随访。

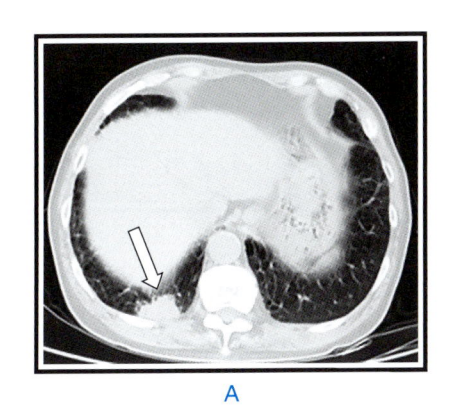

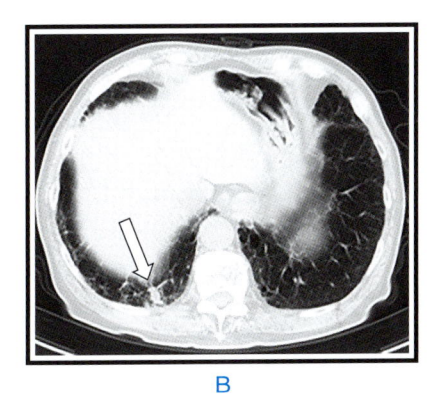

图 16-2　胸部平扫 CT 图像

A - 右肺下叶病灶（箭头，3.6 cm×2.3 cm，2019年8月14日）；B - 右肺下叶病灶明显缩小（箭头，1.3 cm×1.1 cm，2019年12月28日）

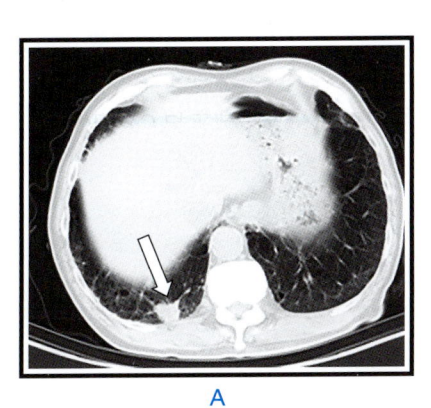

2020年8月23日胸部平扫 CT 提示，右肺下叶病灶较前增大，纵隔4R 组和7组淋巴结增大，出现寡进展（图 16-3）。考虑到患者肺功能较差，不能同时耐受肺部和纵隔放疗，综合评估全身状况后决定给予局部微波消融，消融治疗前辅助检查结果参见下表。

2020年9月7日，对右肺下叶病灶行 CT 引导下经皮微波消融治疗，45 W，10 分钟，治疗过程顺利，患者无特殊不适。1 个月后胸部平扫 CT 提示：右肺下叶病灶较消融前缩小，肿大的纵隔淋巴结也明显缩小，呈现出"远隔效应"（图 16-4）。

B　　　　　　　　　　　　　　　　C

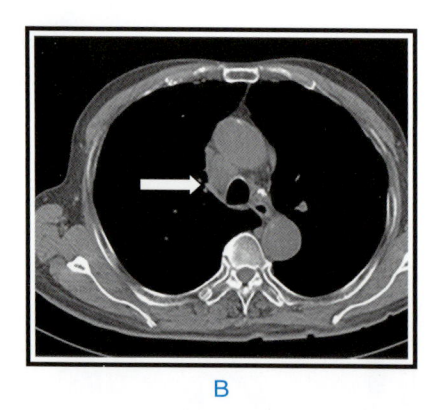

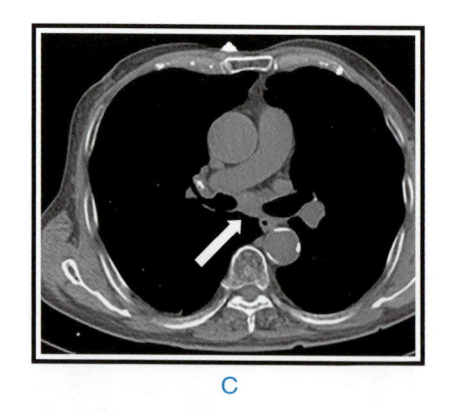

图 16-3　胸部平扫 CT 图像（2020 年 8 月 23 日）

A‐消融治疗前，右肺下叶病灶（箭头，1.9 cm×1.7 cm，肺窗）；B、C‐4R/7 组淋巴结较前增大（箭头，纵隔窗）

表　微波消融前的检查（2020 年 9 月 5 日）

检 查 项 目		检 查 结 果
血液检查	血常规	血清淀粉样蛋白 A：22.14 mg/L↑；血小板比积：0.160
	肝、肾功能及血液生化	尿酸：283 umol/L；尿素氮：4.9 mmol/L，肌酐：70 umol/L；钾：4.05 mmol/L，钠：142.7 mmol/L，氯：108.1 mmol/L
心肌四联检验报告		肌钙蛋白 T：0.005 ng/ml；肌酸激酶 MB 同工酶：0.642 ng/ml；肌红蛋白：21.00 ng/ml↓；N 末端前 B 型钠尿肽：43.6 pg/ml
病理检查	液基细胞	右肺穿刺，见少量异型细胞，倾向鳞癌

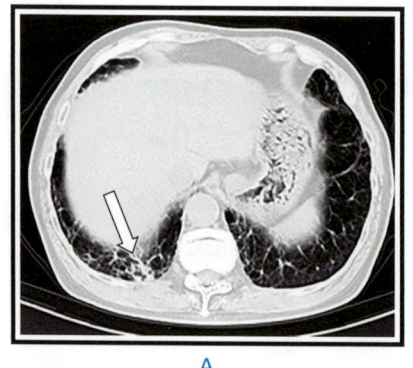

A

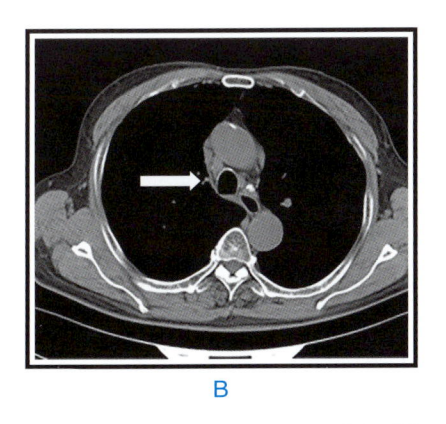

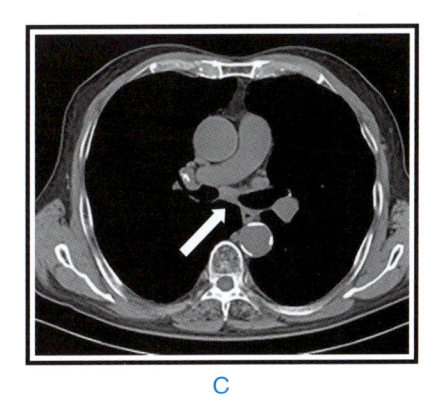

图 16-4　胸部平扫 CT 图像（2020 年 10 月）

A - 消融治疗一个月后，右肺下叶病灶吸收（箭头，肺窗）；B，C - 4R/7 组淋巴结也明显缩小（箭头，纵隔窗）

患者继续接受抗肿瘤血管生成靶向药"甲磺酸阿帕替尼"联合免疫药"卡瑞利珠单抗"，定期随访。2021 年 1 月 25 日，随访 CT 观察到持续的远隔效应，肿瘤控制稳定，达到长期获益。全程治疗参见图 16-5。

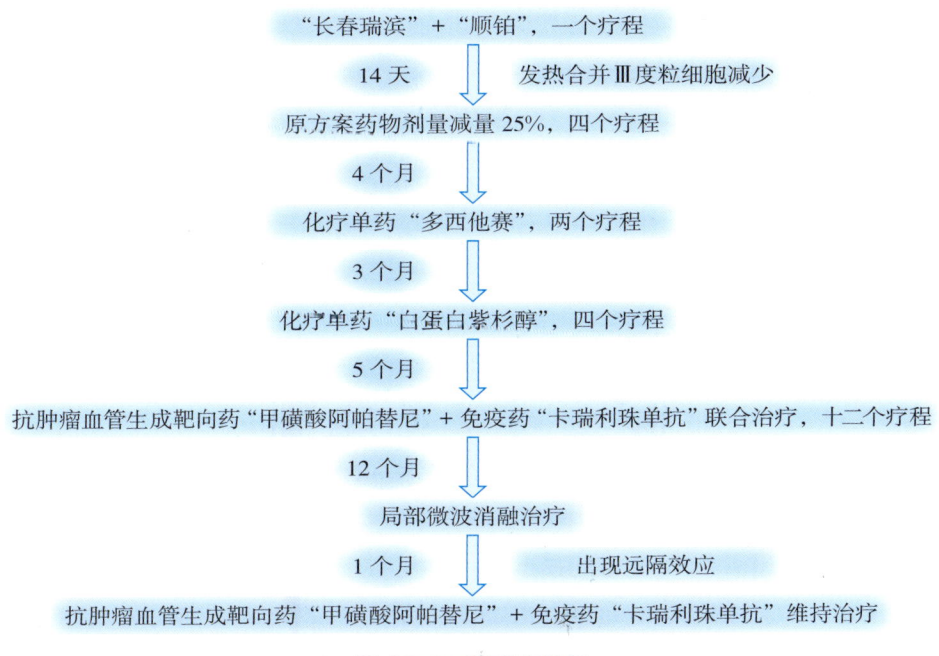

"长春瑞滨" + "顺铂"，一个疗程
↓ 14 天　　发热合并Ⅲ度粒细胞减少
原方案药物剂量减量 25%，四个疗程
↓ 4 个月
化疗单药"多西他赛"，两个疗程
↓ 3 个月
化疗单药"白蛋白紫杉醇"，四个疗程
↓ 5 个月
抗肿瘤血管生成靶向药"甲磺酸阿帕替尼" + 免疫药"卡瑞利珠单抗"联合治疗，十二个疗程
↓ 12 个月
局部微波消融治疗
↓ 1 个月　　出现远隔效应
抗肿瘤血管生成靶向药"甲磺酸阿帕替尼" + 免疫药"卡瑞利珠单抗"维持治疗

图 16-5　治疗流程图

讨论

鳞癌作为 NSCLC 的第二大类型，以中心型肺癌多见，周围型时有发生。相对于腺癌患者大多存在敏感的驱动基因突变（如 *EGFR* 突变、间变性淋巴瘤激酶 *ALK* 融合及 *ROS1* 融合等），鳞癌患者存在驱动基因突变的比例低于 4%，接受靶向治疗的可能性很低，故目前肺鳞癌的治疗手段相对有限，患者预后较差。该患者为晚期右肺周围型鳞癌，纵隔 4R 组、7 组淋巴结转移，前期经常规化疗后病况未获有效控制，后续治疗改用靶向药"甲磺酸阿帕替尼"联合免疫药"卡瑞利珠单抗"后，疗效达到部分缓解，结合局部微波消融治疗，使患者获得了长期的肿瘤控制，并在消融治疗后远端淋巴结病灶明显缩小，展示了"远隔效应"。

晚期鳞状 NSCLC 的免疫用药

PD-1/PD-L1 抗体单药治疗或 PD-1/PD-L1 联合化疗药物已经成为晚期非鳞 NSCLC 患者的标准治疗策略。然而，对于晚期鳞状 NSCLC 患者，可用的治疗方法有限，免疫药物能否使鳞癌患者获益？日益增多的临床研究及数据显示，与传统化疗相比，采用 PD-1/PD-L1 阻断剂治疗晚期鳞状 NSCLC 患者的 OS 和 PFS 显著延长。

2019 年，Chen 等[1]纳入了 11 项随机对照临床试验（3112 例患者）进行荟萃分析以探讨免疫治疗对鳞状 NSCLC 患者的疗效，结果显示 PD-1/PD-L1 抗体在鳞状 NSCLC 的总生存期（风险比：0.74，$p < 0.001$）与无进展生存期（风险比：0.66，$p < 0.001$）方面明显优于化疗药物。在 CheckMate 017 研究和 KEYNOTE-010 研究[2,3]中，免疫药物用于肺鳞癌治疗的研究，也都取得了非常好的疗效。

国内周彩存团队[4]在 2020 年公布了一项关于"卡瑞利珠单抗"联合"甲磺酸阿帕替尼"治疗晚期 NSCLC 患者的Ⅱ期临床研究数据，可评价疗效的患者 ORR 为 30.9%（95% *CI*：21.7~41.2），中位 OS 达到 67 周，佐证了"卡瑞利珠单抗"联合"甲磺酸阿帕替尼"对于已经接受过化疗预处理的晚期 NSCLC 患者疗效显著且其毒副作用可控。

本例为周围型鳞癌，前期使用传统的化疗药物疗效不佳，综合评估患者情况，考虑其对免疫药联合抗肿瘤血管生成药治疗也可能获益，采用"甲磺酸阿帕替尼"联合"卡瑞利珠单抗"治疗后，多次 CT 影像评估疗效 PR，肿瘤病灶明显缩小，体现了免疫药联合抗肿瘤血管生成药对于驱动基因阴性晚期肺癌的有效性。

免疫治疗时代下局部消融治疗的地位

现今，肿瘤已进入精准治疗时代，靶向药物的广泛应用极大地延长了驱动基因阳性患者的生存期。但因靶向药物易出现耐药性，一线药物失败后病变出现寡进展时通常采用局部消融治疗，可使患者再次获益而延长生存期。随着免疫药物的逐渐普及，PD-1抗体治疗逐渐成为驱动基因阴性晚期NSCLC患者的标准疗法，但74%的患者经免疫治疗后会出现获得性耐药，其中大部分表现为寡进展或寡转移。而在使用免疫药物病变进展后采用局部消融治疗，也能获得较好的疗效。

目前常用的局部消融治疗术包括：立体定向放射治疗，氩氦刀冷冻消融，射频消融，微波消融以及高强度聚焦超声等。微波消融作为一种新的消融技术，与射频消融相比能够在短时间内获得更大范围的治疗效果，相比传统外科手术具有高效、精准且创伤小的特点。

局部微波消融的远隔效应

微波消融的原理是通过激发水分子提供高热能来杀灭肿瘤细胞，达到局部治疗疾病的目的，常用于各种肿瘤的局部及姑息性治疗，对于寡转移瘤或寡进展的NSCLC患者，局部疗效非常显著[5]。

伴随着免疫药物的广泛应用，此前在放疗中罕见的一种现象——"远隔效应"（对一个部位的放疗导致远处未经照射的转移灶消退）出现得越发频繁，局部放疗联合免疫药物进而激发"远隔效应"的现象也已经被日益增多的临床研究所证实。

本病案在局部微波消融后同样体现了"远隔效应"，不仅消融后的病灶缩小，未经消融的纵隔淋巴结也缩小了。局部消融可以通过改变人体的免疫微环境，增强肌体免疫系统对远处病灶的免疫反应，主要表现在下列两方面：（1）局部消融通过高热量导致局部肿瘤组织和细胞坏死，坏死的肿瘤细胞释放ATP、肿瘤抗原和危险信号。其后，肿瘤抗原被抗原提呈细胞捕获，经MHC I类分子将抗原递呈给肿瘤抗原特异性T细胞，并与其他共刺激信号协同促进T细胞的活化与增殖；（2）局部消融可促进树突状细胞的浸润，显著提高CD4+、CD8+ T细胞的比例，并活化记忆性T细胞，以达到长期抗肿瘤效应。因此，局部消融与免疫药物具有协同抗肿瘤作用。

（邵楚楚）

述评

肿瘤的免疫治疗是近年来最受关注的研究领域，免疫联合化疗或抗肿瘤血管生成药物已逐渐成为晚期 NSCLC 的标准治疗方案。为了增强免疫药物的疗效，免疫药物联合局部消融的使用也已开始出现。局部消融作为一种替代的治疗方案，具有很大的优势，特别是其具有微创的特性。对于直径不足 3 cm 的肿瘤，局部消融治疗可以完全替代传统手术；对于直径超过 3 cm 的肿瘤，手术的疗效更为确切；对于手术无法根治者，采取局部消融术进行减瘤治疗，同时联合化疗、靶向或免疫药物等其他综合疗法也可以让患者获得较好的疗效，进而提高患者的生活质量。

肝癌是局部消融治疗应用最早的恶性肿瘤，既往研究指出，在晚期肝癌患者中，局部消融术可诱导外周免疫反应，从而增强免疫治疗的效果。Duffy[6]等开展的 CTLA-4 抑制剂联合局部消融治疗晚期肝癌的临床研究表明，免疫结合点阻断剂联合局部消融可以诱导 CD8+ T 细胞聚集，激发抗肿瘤的免疫活性，从而延长晚期肝癌患者的总生存期。

近年，肺癌的局部消融治疗术在国内迅速发展，但迄今，尚无临床试验研究局部微波消融联合免疫药物在肺癌中的疗效。就本例病况而言，局部消融可以通过免疫系统激发远隔效应，增强肌体的抗肿瘤效应，提示免疫药物与局部消融有着协同作用。但是关于免疫药物联合局部微波消融激发"远隔效应"在晚期肺癌中的具体机制尚需深入探讨，同时需要更多的临床研究验证局部微波消融联合免疫药物在肺癌临床实际应用中的安全性及其有效性。

（任胜祥）

主要参考文献

[1] Chen RL, Zhou JX, Cao Y, et al. The efficacy of PD-1/PD-L1 inhibitors in advanced squamous-cell lung cancer: a meta-analysis of 3112 patients. Immunotheraoy-UK. 2019; 11(17): 1481~1490

[2] Borghaei H, Gettinger S, Vokes EE, et al. Five-year outcomes from the randomized, phase Ⅲ trials CheckMate 017 and 057: nivolumab versus docetaxel in previously treated non-small-

cell lung cancer. J Clin Oncol. 2021; 39(7): 723~733

［3］ Herbst RS, Baas P, Kim DW, *et al*. Pembrolizumab versus docetaxel for previously treated, PD-L1-positive, advanced non-small-cell lung cancer (KEYNOTE-010): a randomised controlled trial. Lancet. 2016; 387(10027): 1540~1550

［4］ Zhou CC, Wang Y, Zhao J, *et al*. Efficacy and biomarker analysis of camrelizumab in combination with apatinib in patients with advanced nonsquamous NSCLC previously treated with chemotherapy. Clin Cancer Res. 2020; 27(5): 1296~1304

［5］ Ni Y, Ye X, Yang X, *et al*. Microwave ablation as local consolidative therapy for patients with extracranial oligometastatic EGFR-mutant non-small cell lung cancer without progression after first-line EGFR-TKIs treatment. J Cancer Res Clin Oncol. 2020; 146(1): 197~203

［6］ Duffy AG, Ulahannan SV, Makorova-Rusher O, *et al*. Tremelimumab in combination with ablation in patients with advanced hepatocellular carcinoma. J Hepatol. 2017; 66(3): 545~551

17. 肺浸润性黏液腺癌延误诊断 1 例

★ "肺炎型肺癌"以黏液腺癌最为常见，诊断困难，尤应注意与肺部感染性疾病相鉴别

★ 本例患者因高热、咳嗽、咳痰起病，影像学检查发现双肺弥漫性渗出伴局部实变，经过多种抗生素及诊断性抗结核治疗效果不佳，症状逐渐加重，病情迁延 1 年未得到确诊

★ 最终通过外科手术切除肺部部分病灶，确诊为肺浸润性黏液腺癌

★ 以"培美曲塞"+"卡铂"+"贝伐珠单抗"化疗，症状得到缓解，总生存期 29 个月

★ 肺浸润性黏液腺癌的生物学行为、临床影像学表现、治疗方法具有一定的独特性，大多预后不佳，临床上必须予以关注

病例简介

患者，男，65 岁；吸烟史 800 年支。既往有 "2 型糖尿病" 病史 3 年余，服用 "盐酸二甲双胍"，空腹血糖控制在 7~9 mmol/L，餐后血糖控制在 10~12 mmol/L 之间；平时无特殊不适；否认其他慢性疾病史。

患者于 2018 年 4 月中旬起无明显诱因出现间断发热，体温最高达 39℃，伴有咳嗽、咳白痰，至当地卫生院给予"头孢类"抗菌素治疗后，体温恢复正常，咳嗽咳痰症状亦缓解。

2018 年 11 月再次出现发热伴咳嗽，体温最高 39.2℃，咳白痰，量不多，至当地医院行胸部增强 CT 检查，报告提示"双肺阴影"（图 17-1A、B），支气管镜检查未见明显异常，给予"头孢哌酮-舒巴坦"抗感染及对症治疗 2 周，症状再次缓解。

2018 年 12 月 10 日又一次出现高热，体温最高 39.5℃，当地医院拟诊"肺结核"，给予诊断性抗痨治疗 1 月余，发热及咳嗽、咳痰症状未见

好转。

2019年2月复查胸部平扫CT提示：双肺渗出影，左肺下叶实变影且渗出较前增多（图17-1C）。

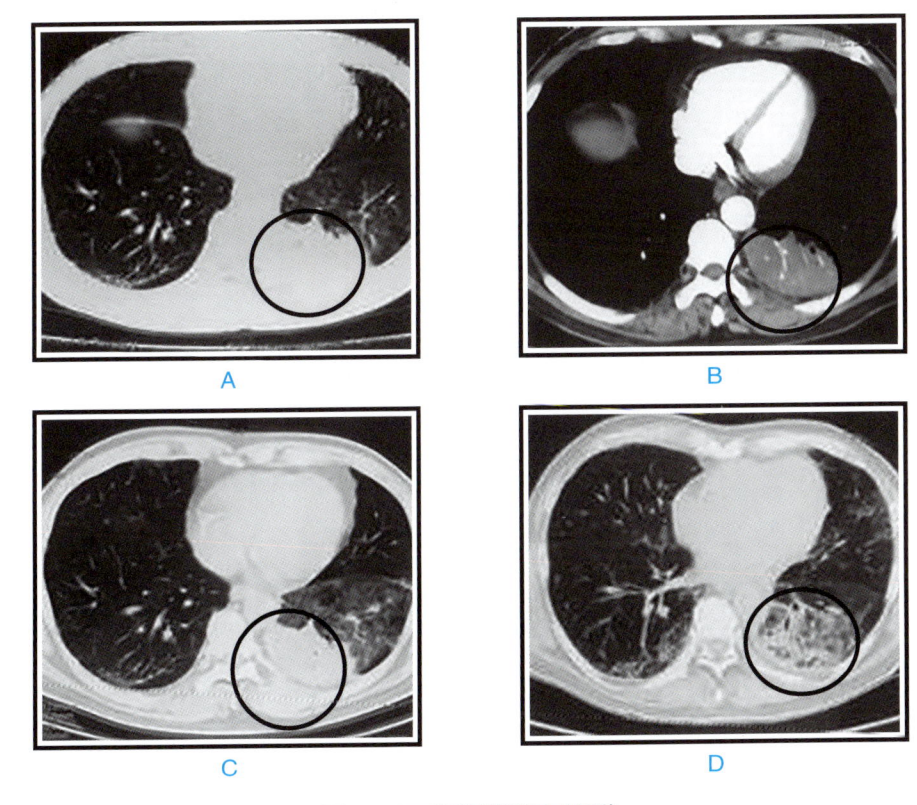

图17-1　胸部增强CT图像

A－左肺下叶占位性病变（圆圈），双肺散在渗出影（增强CT，肺窗，2018年11月）；B－左肺下叶病灶内可见血管充盈（圆圈）（增强CT，纵隔窗，2018年11月）；C－左肺实性病灶未见吸收（圆圈），左肺下叶渗出增多（平扫CT，肺窗，2019年2月）；D－左肺病灶较前稍有吸收（圆圈，肺窗，2019年5月）

2019年3月，因再次发热，伴咳嗽、气喘加重，至当地某三甲医院，查胸部平扫CT示：双肺散在间质性改变伴双肺感染，以左肺下叶为著。行经皮左肺下叶病灶穿刺活检，病理未见明显肿瘤细胞；将组织蜡块送至上海长海医院病理科会诊，考虑"肺黏液腺癌可能"。

2019年4月12日收住上海长海医院胸外科。血常规检查：白细胞计数 11.16×10^9/L，中性粒细胞计数 7.37×10^9/L；中性粒细胞百分比66%；淋巴细胞百分比19%；血红蛋白136 g/L；血小板计数 255×10^9/L。血生化检测：C反应蛋白114 mg/L；血清降钙素原0.632 ng/ml。支气管镜检查：左侧支气管轻度充血，呈炎性改变，左肺下叶基底段管腔内见大量泡沫样痰液（图17-2）。左肺下叶基底段支气管肺泡灌洗液中未找到恶性细胞。因继发感染无法排除，故患者回当地医院继续予"美罗培南"+"头孢西丁"抗感染治疗，体温正常，咳嗽、咳痰有所缓解。

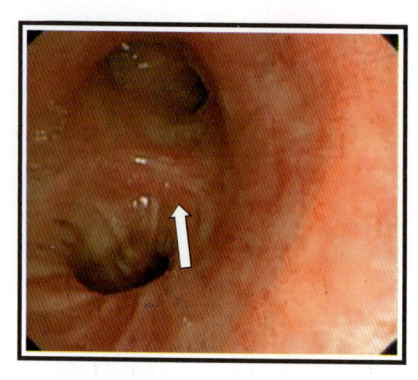

图17-2　支气管镜下图像（2019年4月9日）

左侧支气管小隆突层面，可见左侧支气管黏膜轻度充血，呈炎性改变；无明显出血、狭窄及新生物

2019年5月胸部平扫CT提示：左肺病灶稍有吸收，左肺实变无明显好转（图17-1D）。5月5日在上海长海医院胸外科行"左肺上叶楔切术+左肺下叶切除术+纵隔淋巴结清扫术"。术后病理诊断：左肺下叶浸润性黏液腺癌，见肺叶内弥漫分布胶冻状肿物（图17-3），大小16 cm×11 cm×6 cm，切缘（-）；左肺上叶结节（4 cm×1.5 cm×1 cm），浸润性黏液腺癌，切缘阴性；第5、6、7、10、11组淋巴结均为阴性。免疫组化：CAM5.2（+），Muc-2（-），ALK（-），CK7（+），CK20（+），P53（局灶+），CDX2（部分+），Muc-5（+），Muc-6（部分+），Nap-A（-），PD-1（淋巴细胞3%+），PD-L1（局部上皮+），Ki-67（1%），TTF-1（部分+），CD4（较多淋巴细胞+），ROS1（弱+），TopoⅡ（+），CD8（较多淋巴细胞+）。明确诊断：（1）左肺下叶浸润性黏液腺癌 pT4N0M1a（右肺）ⅣA期基因 *EGFR*、*ALK*、*ROS*1 野生型 PS 1分；左肺下叶切除+左肺上叶楔切术后；（2）2型糖尿病。

A

B

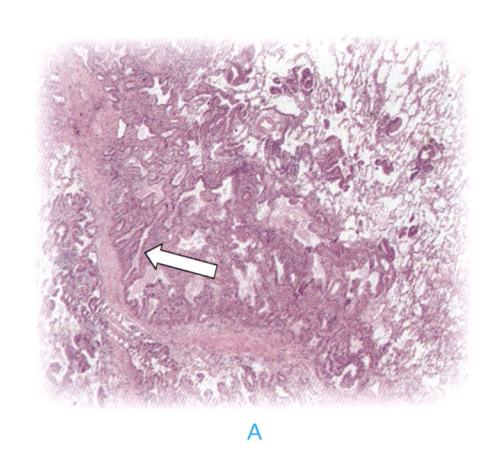

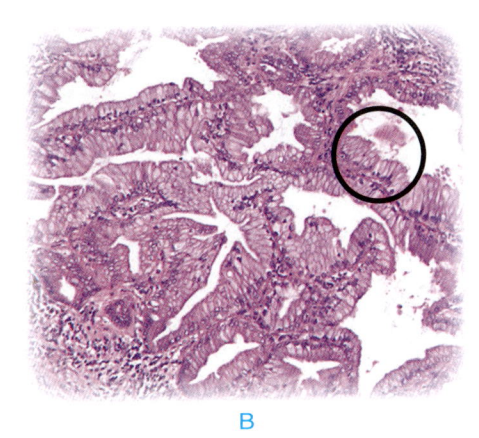

图 17-3　左下肺术后组织病理学图像

A – 癌细胞沿肺泡壁生长，或成腺管样结构（箭头，HE 染色，40×）；B – 癌细胞呈高柱状，胞质富含黏液，核位于基底，核异性不明显（圈，HE 染色，200×）

2019 年 6 月 3 日起，先后予以"培美曲塞"+"卡铂"+抗肿瘤血管生成药"贝伐珠单抗"，3~4 周一个疗程。两个疗程后行胸部平扫 CT 检查，病灶评估为 SD，期间无发热，咳嗽及咳痰症状逐渐缓解。六个疗程后，改予单药"培美曲塞"维持化疗，4 周一个疗程，定期评估，病灶均为 SD（图 17-4）。

因多次化疗后出现骨髓抑制，2019 年 12 月中止化疗。2020 年 3 月，患者再次出现反复高热，最高达 39℃，伴纳差、消瘦，PS 评分：3 分，且无法耐受后续化疗方案。回当地医院予以对症、支持治疗，病情持续进展，后呈恶液质状态，于 2020 年 9 月 1 日病亡；从发病至病亡历经 29 个月。全程治疗参见图 17-4。

A

B

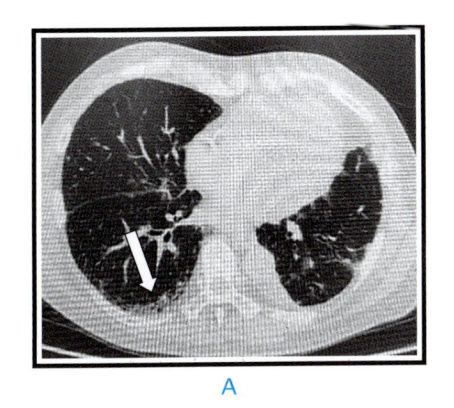

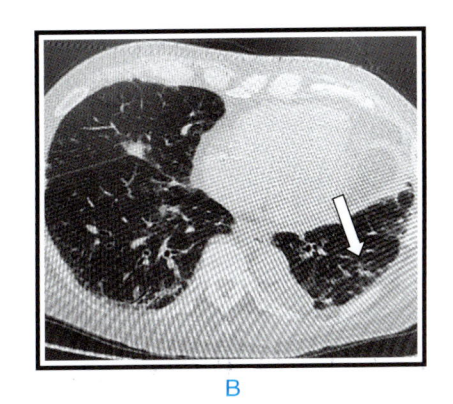

图 17-4　胸部平扫 CT 图像（2019 年 12 月）

A – 左肺术后改变，右肺下叶散在间质改变（箭头）；B – 右肺散在间质改变（箭头）

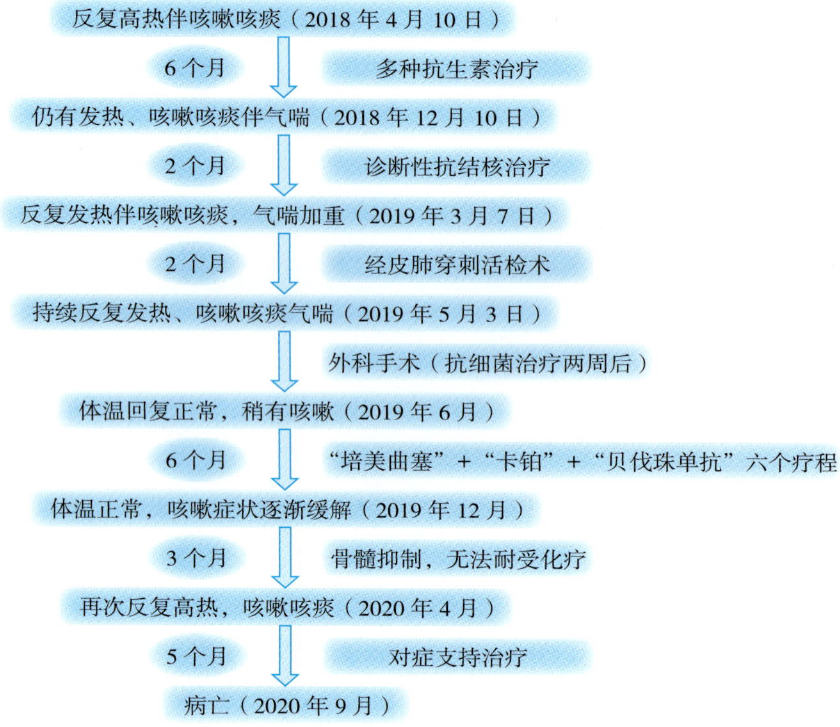

```
反复高热伴咳嗽咳痰（2018年4月10日）
         ↓ 6个月     多种抗生素治疗
仍有发热、咳嗽咳痰伴气喘（2018年12月10日）
         ↓ 2个月     诊断性抗结核治疗
反复发热伴咳嗽咳痰，气喘加重（2019年3月7日）
         ↓ 2个月     经皮肺穿刺活检术
持续反复发热、咳嗽咳痰气喘（2019年5月3日）
         ↓          外科手术（抗细菌治疗两周后）
体温回复正常，稍有咳嗽（2019年6月）
         ↓ 6个月    "培美曲塞" + "卡铂" + "贝伐珠单抗" 六个疗程
体温正常，咳嗽症状逐渐缓解（2019年12月）
         ↓ 3个月    骨髓抑制，无法耐受化疗
再次反复高热，咳嗽咳痰（2020年4月）
         ↓ 5个月    对症支持治疗
病亡（2020年9月）
```

图17-5　诊疗流程图

讨论

2011年国际肺癌研究协会/美国胸科协会/欧洲呼吸协会共同更新了肺腺癌病理分型，其中一个重要的变化，就是将原有的细支气管肺泡癌（BAC）进行了拆分，因为BAC包含有多种不同的病理类型（如黏液性与非黏液性、浸润性与非浸润性），临床表现差异很大，预后亦截然不同。将黏液性BAC归入浸润性腺癌，之后的病理诊断改为浸润性黏液腺癌，属于浸润性腺癌的一种亚型[1]。浸润性黏液腺癌的生物学行为、临床影像学、治疗方法及预后具有一定的独特性。

肺黏液型腺癌的生物学特点

浸润性黏液腺癌生物学特点是：沿肺泡壁生长，容易脱落至肺泡腔，呼吸时肺泡内癌细胞在肺泡腔移动，大多通过肺泡孔（Khon孔）或直接经支气管播散到同侧和（或）对侧，形成新的病灶。所以绝大多数患者都有肺内转移，远处转移却较少见[2]。值得重视的是，该类型腺癌起病隐匿，临床上多有不同程度的咳嗽、咳痰，但全身症状较为少见。

本例患者病程中反复出现高热，咳白痰，未见大量泡沫痰，病情发展至后期则出现呼吸困难；发病一年内，数次就诊于多家医院，使用多种抗菌素治疗均无明显好转；最终外科手术取出病灶活检，才确诊。可见，诸多临床医生（尤基层医院医生），对浸润性黏液腺癌的临床特征认识不足，无法早期识别进而对症治疗。

肺黏液型腺癌的影像学特征

就影像学表现而言，肺浸润性黏液腺癌多以磨玻璃结节或实变的肺炎型肺癌为特征[3]，其影像学特点：病变以外周为主，且好发于中肺下叶，往往累及一个肺叶，以肺实变为主要表现，实变肺内可见支气管充气征、狭窄、僵直、走行迂曲，呈枯树征，实变外周肺组织可见磨玻璃样高密度影；增强CT上实变区域强化不明显，但血管影却呈现扭曲、不规则表现，与肺炎十分相似，用抗感染药后病灶缩小不明显等。

本例的影像学表现为左肺下叶高密度影，反复抗感染及抗结核治疗后病灶无明显吸收。在临床上，对于肺部病变表现为大叶性肺炎或者节段性肺炎且经积极抗感染治疗的效果不佳者，或影像学与临床症状不吻合的肺炎患者，均应考虑肺浸润性黏液腺癌的可能性，尽快获得病理明确诊断后及早行干预治疗。

治疗方法及预后

浸润性腺癌的治疗因影像学表现、临床分型（黏液和非黏液）、分子分型的不同而各异[4]，治疗的手段包括手术、化疗、靶向治疗以及放疗[5]。对于早期的浸润性腺癌患者，手术仍是首选，影像学表现为孤立或局限型浸润性腺癌者，尽可能手术切除；然而肺炎型患者预后较差，主要的治疗方式是化疗。因浸润性非黏液腺癌患者多呈孤立或局限性，故部分非黏液型患者可通过手术达到治愈。浸润性黏液腺癌常出现较高的 *KRAS* 突变，而 *EGFR* 突变率低，病理上也多为高级别的肿瘤分期，预后要比非黏液型的差，合理的治疗选择是传统化疗而非靶向药物[6]。

（胡珍丽　武　宁）

述评

浸润性黏液腺癌因特殊的生物学行为，常表现为肺炎型肺癌，浸润血管者少见，而气道内播散多见，这也可解释此类患者多有肺内转移，而少有肺外转移。确诊时大多已是晚期，对于浸润性黏液腺癌的治疗，目前无甚进展。

本例患者以反复高热为主要症状，经数次足量抗感染药物治疗后效果不佳，病情仍反复，且病灶也无明显缩小，此时获取组织病理学结果尤为关键。

浸润性黏液腺癌的确诊主要依赖细胞或组织病理学检查。镜下，黏液型腺癌呈高柱状上皮细胞，异型性不明显，但细胞质内含大量黏液是其细胞学特征性表现。由于肺穿刺活检或经支气管镜活检所获的标本较小，不利于明确病理分型；外科手术能获得大块标本便于明确分型，但因创伤性大，并非首选。

（聂小蒙）

主要参考文献

[1] Travis WD, Brambilla E, Noguchi M, et al. International association for the study of lung cancer/american thoracic society/european respiratory society international multidisciplinary classification of lung adenocarcinoma. J Thorac Oncol. 2011; 6(2): 244~285

[2] Watanabe H, Saito H, Yokose T, et al. Relation between thin-section computed tomography and clinical findings of mucinous adenocarcinoma. Ann Thorac Surg. 2015; 99(3): 975~981

[3] 陈佳怡，梁宗安. 基于肺癌分类标准演变对肺炎型肺癌的新认识. 中国呼吸与危重监护杂志. 2018; 17(6): 633~638

[4] 刘琳，焦宗林，曾媛，等. 浸润性肺腺癌不同病理亚型的研究进展. 癌症进展. 2020; 18(5): 436~438

[5] Duruisseaux M, Antoine M, Rabbe N, et al. Lepidic predominant adenocarcinoma and invasive mucinous adenocarcinoma of the lung exhibit specific mucin expression in relation with oncogenic drivers. Lung Cancer. 2017; 109: 92~100

[6] Guo M, Tomoshige K, Meister M, et al. Gene signature driving invasive mucinous adenocarcinoma of the lung. EMBO Mol Med. 2017; 9(4): 462~481

18. PD-1抗体相关性罕见毒副作用1例

- ★ 本例为晚期肺鳞癌患者，确诊后先后给予多种化疗药物及放疗；病变再次进展后，使用免疫结合点阻断剂PD-1抗体，出现反应性毛细血管增生症，经对症处理后病况缓解，获得了长期生存
- ★ 患者后续使用PD-1抗体维持治疗及双膦酸盐类药物过程中，出现颌面部肿胀的局部表现，首先考虑双膦酸盐类药物毒副作用而予以停用并对症处理，症状一度缓解
- ★ 使用PD-1抗体维持治疗过程中颌面症状加重，且与PD-1抗体疗程存在明显的时间相关性，遂邀集口腔科、放射科、耳鼻喉科以及病理科与呼吸科进行综合分析以鉴别诊断
- ★ 后经右中鼻道穿刺活检，最终考虑为PD-1抗体相关性毒副作用合并感染，是目前尚未见报道的罕见毒副作用
- ★ 停用PD-1抗体，并给予抗感染和局部对症治疗后，颌面部症状明显缓解

病例简介

患者，男，59岁；既往有"高血压病"病史5年，否认其他病史。

因"活动后气急伴咳嗽咳痰2月，加重1周"于2019年5月16日首诊于同济大学附属第十人民医院呼吸科，胸部平扫CT提示：左肺下叶肿块影（11 cm × 12 cm × 11.7 cm，图18-1）。次日被收治，查体提示：左肺下叶呼吸音低，未见其他阳性体征。

初次入院全身评估：骨扫描提示左侧第5肋、右侧第7、10肋骨骨转移；行支气管镜检查：管腔内未见新生物；超声支气管镜示：左肺下叶低回声区，予以活检；病理诊断：浸润性低分化鳞状细胞癌，PD-L1表达75%阳性，组织*EGFR*、*ALK*、*ROS1*检测均阴性；余辅助检查无殊。

终明确诊断为：左肺鳞癌 cT4N2M1c（骨）ⅣB 期 PS 1 分组织 *EGFR*、*ALK*、*ROS1* 野生型。

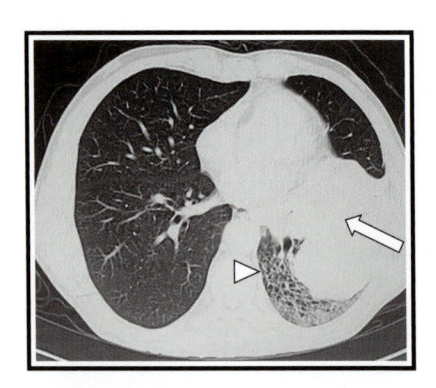

图 18-1　胸部平扫 CT 图像（2019 年 5 月 16 日）

左肺下叶巨大病灶（箭头）伴阻塞性炎症（箭）

治疗与随访

2019 年 6 月 6 日至 9 月 20 日，予一线化疗药："多西他赛"+"顺铂"静脉滴注，3 周一个疗程，共六个疗程。同时，定期（3~4 周一次）给予"唑来膦酸"抑制骨质被破坏。首次方案治疗的最佳疗效评估为 PR。

2019 年 10 月 22 日至 2020 年 1 月 29 日，因疾病 PD，更改为二线化疗药："盐酸吉西他滨"（第一天、第八天静脉滴注），"奈达铂"第一天静脉滴注，3 周一个疗程，共四个疗程；最佳疗效评估为 SD。

2020 年 2 月 18 日至 6 月 11 日，因再次 PD，给予三线化疗药："白蛋白紫杉醇"（静脉滴注，每周 1 次），3 周一个疗程，同步放疗（左肺原发灶放疗 DT58Gy/28fx），共四个疗程；最佳疗效评估为 PR。

2020 年 7 月 3 日，同步化、放疗结束后，开始应用免疫药：PD-1 抗体"卡瑞利珠单抗"（200 mg）静脉滴注，2 周一个疗程，维持治疗，评价疗效为 PR。

2020 年 10 月起，患者渐出现面部、躯干多发"珍珠型""桑葚型"皮损，考虑为"卡瑞利珠单抗"相关特异性皮损（即反应性皮肤毛细血管增生症，RCCEP，图 18-2）。"珍珠型"皮损自 2020 年 12 月开始自行退缩且色泽变暗；"桑葚型"皮损常伴出血，于 2020 年 12 月 15 日至皮肤科激光治疗，术后局部未见复发或瘢痕产生。期间免疫用药方案不变。

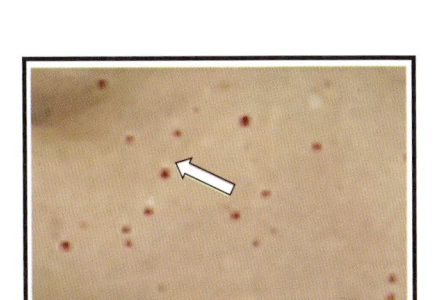

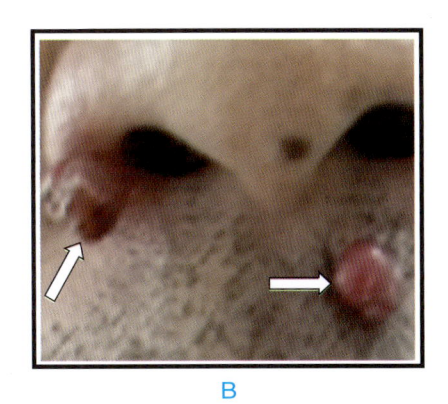

图 18-2 特异性皮损的照片

A - 腹部皮肤出现"珍珠型"RCCEP（箭头）；B - 口鼻周围的"桑葚型"RCCEP（箭头）

2020 年 12 月起，患者反复出现右侧颌面部肿痛，张口受限，往往在每次入院使用"卡瑞利珠单抗"维持治疗及双膦酸盐类药物后 1 周内出现症状，出院后 1~2 周症状可自行缓解。

2021 年 2 月 3 日复查胸部平扫 CT 提示：左肺下叶原发灶呈现病灶内部坏死、空洞形成（图 18-3）。次日行颌骨平扫 CT 提示：右侧上颌窦内后壁、上颌骨多发骨质破坏，可能为骨转移瘤改变，两侧上颌窦及筛窦慢性炎症，两侧上颌窦内稍高密度影，真菌感染可能（图 18-4）。因考虑双膦酸盐相关性颌骨坏死（BRONJ），停用"唑来膦酸"，经口腔科会诊后，给予"盐酸莫西沙星片"抗感染、"洛索洛芬钠片"止痛，症状渐有缓解。

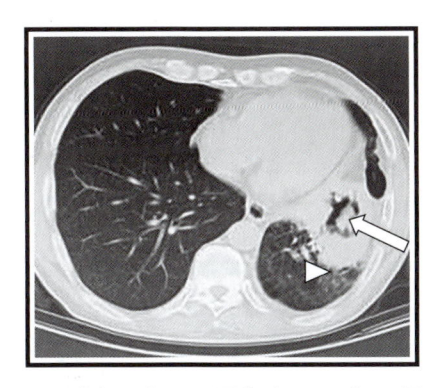

图 18-3 胸部平扫 CT 图像（2021 年 2 月 3 日）

左肺下叶巨大病灶，病灶内见坏死、空洞形成（箭头），阻塞性炎症较前缓解（箭

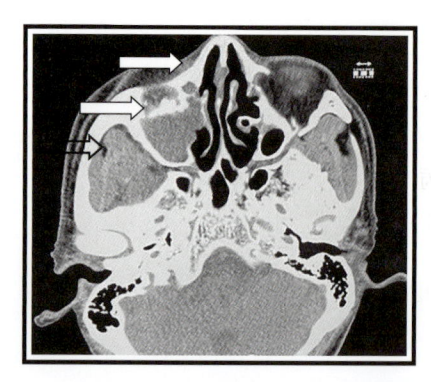

图 18-4　颌骨平扫 CT 图像（2021 年 2 月 4 日）

右侧上颌窦内后壁、上颌骨多发骨质破坏（实心箭头）；两侧上颌窦内稍高密度影，真菌感染可能（空心箭头）

2021 年 3 月 4 日，按时用"卡瑞利珠单抗"维持治疗，3 天后再次出现颌面部肿痛，无法张口（图 18-5）；伴发热，一周内体重下降 5 kg。2021 年 3 月 13 日起予以"盐酸莫西沙星注射液"，静脉滴注，每天 1 次。治疗后，颌面部肿胀略有好转，但症状仍较明显，不能进食，结合之前颌面部影像学提示，不排除真菌感染可能，3 天后加用"米卡芬净钠"，静脉滴注，每天 1 次抗真菌治疗；1 周后颌面肿胀大部分消退。期间患者在复旦大学附属眼耳鼻喉科医院的鼻部增强 MRI 提示：右侧上颌窦、鼻腔、上齿槽硬腭及周围弥漫性软组织病灶，右侧面颊部、咀嚼肌及咽旁间隙，鼻咽、口咽侧壁等弥漫性肿胀。右中鼻道穿刺活检，病理诊断：黏膜及肉芽组织慢性炎，间质较疏松，部分被覆上皮不规则增生伴不典型增生。

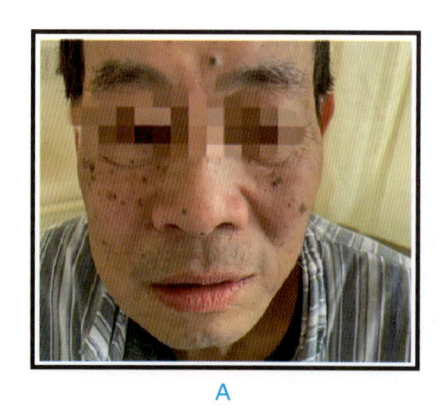

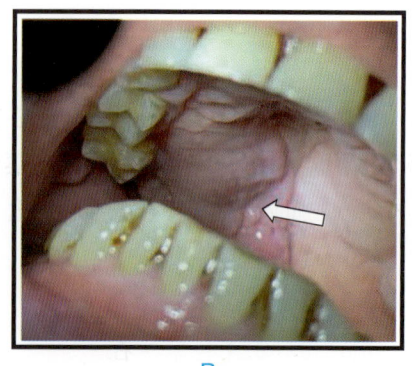

图 18-5　颌面部体征（2021 年 3 月）

A - 右侧面颊部明显肿胀；B - 上齿槽硬腭及周围弥漫性软组织增生样改变（箭头）

至此，结合患者颌面部症状的临床特点和进展过程，经呼吸内科、口腔科、耳鼻喉科、放射科以及病理科等多学科讨论，考虑为"卡瑞利珠单抗"相关性毒副作用可能性大，合并细菌和真菌的混合感染，诱因可能为患者原有的口腔疾病。双膦酸盐本身可引起颌骨坏死，PD-1抗体与双膦酸盐联用可能增加了颌骨坏死的发生风险。全程治疗参见图18-6。

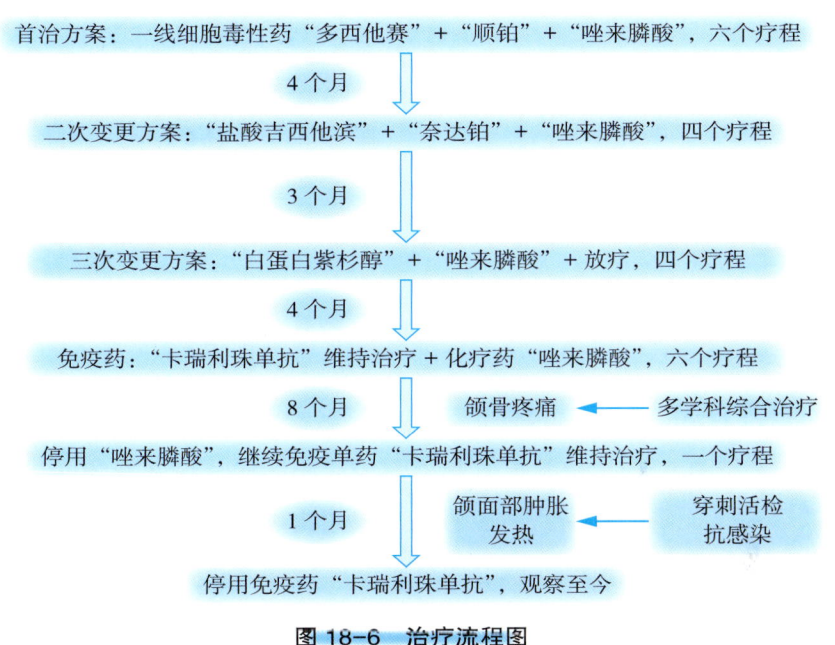

首治方案：一线细胞毒性药"多西他赛"+"顺铂"+"唑来膦酸"，六个疗程

4个月

二次变更方案："盐酸吉西他滨"+"奈达铂"+"唑来膦酸"，四个疗程

3个月

三次变更方案："白蛋白紫杉醇"+"唑来膦酸"+放疗，四个疗程

4个月

免疫药："卡瑞利珠单抗"维持治疗+化疗药"唑来膦酸"，六个疗程

8个月　　颌骨疼痛 ← 多学科综合治疗

停用"唑来膦酸"，继续免疫单药"卡瑞利珠单抗"维持治疗，一个疗程

1个月　　颌面部肿胀发热 ← 穿刺活检抗感染

停用免疫药"卡瑞利珠单抗"，观察至今

图18-6　治疗流程图

讨论
晚期肺鳞癌的整体治疗策略

本病例为驱动基因阴性晚期肺鳞癌，肺部原发灶负荷大，在制定首治方案时，已将姑息性放疗考虑在内。该患者的肿瘤组织PD-L1高表达75%；Zhou等[1]报道，首治方案选择化疗药物联合免疫药物的晚期非鳞非小细胞肺癌中位总生存期可达27.9个月，长于单纯使用化疗药物；理论上首治使用免疫药物疗效可能更佳。本病案因经济原因，未能首用。该患者治疗前PS评分1分，首用化疗药"多西他赛"+"顺铂"后自觉无法耐受同步放疗而拒绝，在完成六个疗程首治方案后病灶即出现进展，遂于二次方案选用了不同作用机制的二线化疗药"盐酸吉西他滨"联合铂类。由于"盐酸吉西他滨"有放射增敏效应，与放疗的间隔时间至少要四周以

上，因此延后采用放疗方案。

三次方案采用了细胞毒性单药"白蛋白紫杉醇"周疗方案联合同步放疗。随着治疗效果的呈现，患者的信心倍增，遂克服经济压力，选用"卡瑞利珠单抗"，疗效令人满意，维持了较长的无疾病进展期。

由于对晚期肺鳞癌的治疗手段相对较少，故制定精准的整体治疗策略尤其重要，需要兼顾和考虑多方面的因素，体现精细化、个体化和全局观念。本例正是在追求长期生存目标的基础上，兼顾治疗的安全性、患者个人意愿以及经济因素，采用全身与局部治疗相结合的综合治疗策略。

免疫结合点阻断剂在晚期肺鳞癌的临床应用

从现有的循证医学依据来看，免疫结合点阻断剂对晚期肺鳞癌治疗效果是令人鼓舞的。多数观点支持免疫结合点阻断剂用于一线治疗NSCLC临床获益更大，尤其是在PD-L1高表达的患者，可实现一线治疗"去化疗"。本病例于2019年确诊肺癌，此时免疫治疗在国内热度初现，价格昂贵，尽管其PD-L1表达高达75%，患者仍基于经济因素而拒绝。庆幸的是，经过多线治疗病情仍反复进展之后，第四线治疗选择免疫药物，依然疗效显著，证明了免疫药物在采用多线药物后的患者中仍具有较好的收益。总结本例患者的治疗经验：免疫药物的应用宜尽早，但即便是在多种方案无效后，免疫药物仍然是一种可选的方案。

皮肤损害是免疫药物最常见的药物相关性毒副作用。特异性皮损是目前"卡瑞利珠单抗"特有的常见不良反应。Zhou等[2]报道，特异性皮损的发生率为15.6%。而Wang等[3]报道，特异性皮损的出现与其疗效呈正相关。本例患者皮损的面积广泛，表现形式多样，原发病灶的控制确实令人满意。

颌面部肿痛症状的诊断、鉴别和治疗

本病案确诊肺癌骨转移，经过多线治疗后出现颌面部肿痛的局部症状，结合病史、颌面部影像检查和口腔科初步会诊，考虑可能为：（1）双膦酸盐相关性颌骨坏死（BRONJ）；（2）肺鳞癌新发颌骨转移；（3）其他原因，如口腔真菌感染，或其他药物相关性毒副作用。患者因初诊时即明确存在骨转移病灶，自2019年6月起一直定期使用"唑来膦酸"治疗。由于原发病灶控制较好，全身评估及骨扫描均未发现其他新发转移病灶。因

上述三项考虑涉及后续治疗方案的选定，故正确诊断至关重要。

肺癌骨转移的诊断强调临床、病理及影像学的三结合，一旦怀疑新发骨转移，必须结合临床表现全面判断。颌骨并非肺癌骨转移的好发部位，该患者除颌面部症状外，无其他新发可疑转移性病灶，原发灶控制良好，故颌骨转移的依据不充分，需要寻求病理学诊断以便确认。

"唑来膦酸"是治疗肺癌骨转移的重要药物。BRONJ是双膦酸盐严重的毒副作用之一，该诊断主要依据病史、临床表现以及辅助检查。患者长期使用"唑来膦酸"后影像学检查发现颌骨缺损，BRONJ必须重视。停用"唑来膦酸"以及对症治疗后，颌面部症状一度缓解；随着后续采用免疫药物，颌面症状迅速再发且加重，与采用免疫药物存在时间上的相关性，暂无法用"唑来膦酸"的毒副作用解释。

经过严密的病情观察，发现自2020年12月起，患者每次颌面部疼痛症状的出现时间均在使用"卡瑞利珠单抗"及"唑来膦酸"治疗后1周内，约2周症状可自行缓解。停用"唑来膦酸"后，再次使用免疫药物仍会迅速出现局部症状，且随免疫用药的疗程增多，症状有逐渐加重的趋势，最终确定其原因为免疫药物相关性毒副作用。

免疫药物可引起内分泌、结缔组织、肺部以及皮肤等多系统的毒副作用，但与本例相类似的症状尚未见报道，故仍需慎重判断。经多学科会诊并行口鼻软组织活检，病理结果不支持肿瘤转移或组织坏死性病变；停用免疫药物，并辅以抗感染治疗后，症状约在1周缓解，支持了最终判断：新发颌面部病变可能是一种罕见的免疫药物相关性口鼻部软组织病变合并感染。

免疫药物相关性间质性肺炎的病理改变可表现为肉芽肿性改变，软组织感染亦是"卡瑞利珠单抗"常见的毒副作用之一。本病案颌面与口鼻部病变的发生机制是否与肺部病变存在相关性，尚待进一步探讨。

（陆游 谈敏）

述评

肺癌诊疗的核心理念是多学科会诊，动态评估，制定个案化精准方案应贯穿始终。对于治疗选择相对较少的晚期肺鳞癌，化疗、放疗和免疫治疗等多种方案的合理应用以及用药时机需全面考虑各方面的因素。按循证医学与指南，结合本例患者自身意愿、经济因素、治疗安全性与患者耐受性，并兼顾营养支持和心理照护等，实现了本病案较长时间生存的经验值得分享。

免疫结合点阻断剂开启了肺癌治疗的新时代，如何充分发挥其疗效以及优化处理其毒副作用，仍需不断积累更多临床病例的实践经验。对于免疫药物的应用时机，目前认为以尽早为原则；但临床尚待更多有价值的疗效评估以便指导免疫用药的时机及其方案的制定，也期待有更好的临床与实验室检测指标以利指导与监测免疫药物的毒副作用。

对肿瘤治疗过程中新发症状的诊疗，均应全面考虑，有据可循，切忌主观臆断。本病案后期出现颌面部症状的准确判断将直接影响后续是 PD 还是 PR，以及治疗方案的更替，因此病理金标准的获取应在第一时间尽早完成。与相关专科会诊医师充分的信息互通与诊疗意见的交换，则可有效避免一些专科误诊。对罕见的药物相关性毒副作用，更应在排他性鉴别诊断的基础上作出切实的谨慎判断。

（宋小莲）

主要参考文献

［1］Zhou CC, Chen GY, Huang YC, *et al*. Camrelizumab plus carboplatin and pemetrexed versus chemotherapy alone in chemotherapy-naive patients with advanced non-squamous non-small-cell lung cancer (CameL): a randomised, open-label, multicentre, phase 3 trial. Lancet Respir Med. 2021; 9(3): 305~314

［2］Zhou CC, Chen GY, Huang YC, *et al*. A randomized phase 3 study of camrelizumab plus chemotherapy as 1st line therapy for ad-vanced /metastatic non-squamous non-small cell lung cancer. J Thorac Oncol. 2019; 14(10 suppl): 215~216

［3］Wang F, Qin SK, Sun XC, *et al*. Reactive cutaneous capillary endothelial proliferation in advanced hepatocellular carcinoma patients treated with camrelizumab: data derived from a multicenter phase 2 trial. J Hematol Oncol. 2020; 13(1): 47

19. EGFR 非经典复合突变型晚期肺癌诊疗 1 例

★ 随着二代测序的大量开展，发现了越来越多的少见 EGFR 突变
★ 本例 EGFR G719X 合并 S768I 非经典复合突变型晚期肺腺癌患者，一线治疗使用"马来酸阿法替尼"单药口服，PFS 达到 13 个月
★ 使用"马来酸阿法替尼"治疗后，患者的颅内转移灶也获得较好的控制，证实该药对脑转移有效
★ 相对于第一代 EGFR-TKI 肺癌靶向药物而言，第二代药物"马来酸阿法替尼"对于多种 EGFR 基因的少见突变或少见突变的复合突变具有治疗优势；第三代靶向药物在少见突变型患者中的疗效值得关注

病例简介

患者，女，69 岁。否认烟酒等不良嗜好；否认特殊接触史；否认家族性疾病史。

2014 年 6 月，患者曾因低热至当地医院行胸部平扫 CT 检查提示：右肺下叶见一枚小结节病灶（1.3 cm×1.2 cm）；全身 PET/CT 检查提示该结节的 FDG 代谢未见异常，考虑炎性病变可能，故未予特殊处理，嘱定期随访。

2016 年 1 月 26 日，复查胸部平扫 CT 提示：右肺下叶结节较前略有增大（1.2 cm×1.7 cm）。当地医院建议手术治疗，患者拒绝。

2019 年 5 月 19 日被收住于上海东方医院，复查胸部平扫 CT 提示：右肺下叶后基底段肿块，两肺广泛小结节，纵隔淋巴结肿大，考虑右肺下叶癌伴两肺及纵隔转移可能（图 19-1）。全身 PET/CT 检查提示：右肺下叶内基底段软组织团块（3.8 cm×3.2 cm，SUVmax 20.5），伴两肺内（SUVmax 14.6）及右侧胸膜多发转移（SUVmax 13.1），右胸膜转移累及胸膜外腹

壁；纵隔、两肺门、两侧锁骨上、腹腔及腹膜后多发淋巴结转移，食管前间隙淋巴结转移灶（3.7 cm×2.3 cm，SUVmax 25.3）疑侵及食管；多处骨骼转移（SUVmax 7.6）；左枕叶转移伴瘤周水肿（0.8 cm，SUVmax 16.9）（图19-2）。患者病程中无咳嗽、咳痰、痰血、咯血、胸痛、胸闷、气促、发热、头痛等不适主诉，饮食及睡眠正常，无明显体重减轻。

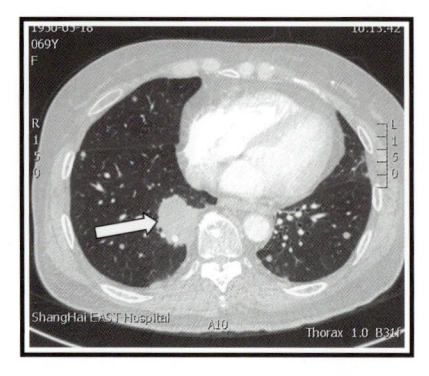

图19-1 胸部平扫CT图像（2019年5月19日）

右肺下叶内基底段脊柱旁可见一肿块影（箭头），双肺及胸膜下散在多发小结节

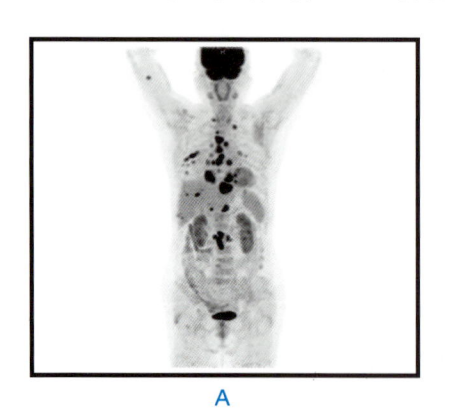

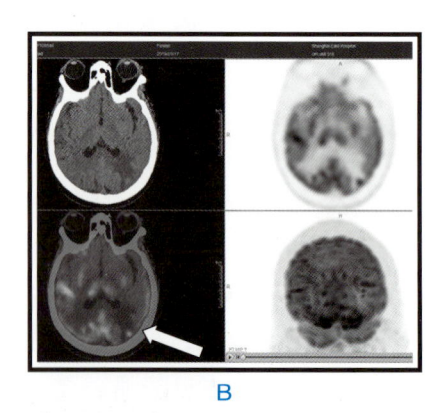

图19-2 全身PET/CT图像（2019年5月20日）

A-全身扫描图像：右肺下叶内基底段软组织团块，伴两肺内及右侧胸膜多发转移、全身多发淋巴结转移、多处骨骼转移；B-头颅扫描图像：左枕叶转移灶伴瘤周水肿（箭头）

入院时查体：在双侧锁骨上触及多个固定、质硬的肿大淋巴结，较大者直径约1.5 cm，无压痛；对双肺、心脏、腹部查体及神经系统检查未见明显异常。2019年5月20日行超声支气管镜检查，分别对4R、4L和7组淋巴结行TBNA。病理诊断：转移性肺腺癌；肿瘤组织ARMS-PCR法

基因突变检测提示：*EGFR* 第 18 外显子 *G719X*、第 20 外显子 *S768I* 突变型，余基因为野生型。遂确立最终诊断：右肺下叶腺癌 cT4N3M1c（肺，胸膜，淋巴结，骨及脑）Ⅳ期 *EGFR* 第 18 外显子 *G719X*、第 20 外显子 *S768I* 复合突变，PS 0 分。自 2019 年 5 月 25 日起，给予"马来酸阿法替尼片" 40 mg 口服，每天 1 次，行靶向治疗。

治疗 1 个月后，2019 年 6 月 28 日患者复诊评估病情，胸部 CT 提示右肺下叶病灶及双肺病灶较前缩小（图 19-3），头颅 MRI 示左枕叶转移灶消失（图 19-4），同时复查外周血肿瘤标记物 CEA 较前下降。评估疗效为 PR，继续原方案治疗，并定期给予"双磷酸盐类"药物抑制骨质破坏。患者口服"马来酸阿法替尼" 1~2 个月间，出现全身皮肤轻度斑丘疹、双手指甲轻度甲沟炎，排便次数每天 2~3 次；继续服药至 3 个月时，上述症状逐渐改善。

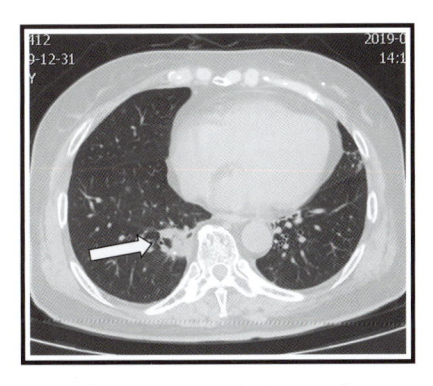

图 19-3　胸部平扫 CT 图像（2019 年 6 月 28 日）

右肺下叶内基底段病灶，较前明显缩小（箭头），双肺及胸膜下转移灶较前缩小，部分消失

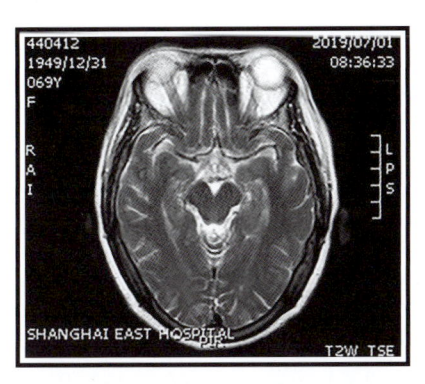

图 19-4　头颅 MRI 图像（2019 年 7 月 1 日）

左枕叶转移病灶消失

2020 年 7 月 9 日复查胸部平扫 CT 发现：右肺下叶病灶较前增大，两肺多发结节伴纵隔增大淋巴结，较前有所增大、增多。考虑肿瘤出现缓慢进展，于 2020 年 7 月 9 日起加用抗血管药物"贝伐珠单抗"治疗，每 21 天为一个疗程，同时继续"马来酸阿法替尼"靶向治疗。2020 年 10 月 29 日复查结果提示：肺内及脊柱病灶继续进展，停用靶向治疗，改用"培美曲塞""顺铂"联合"贝伐珠单抗"治疗，每 21 天为一个疗程，治疗两个疗程。最近一次复查日期为 2021 年 1 月 6 日，评估疗效为 SD。

讨论

这是 1 例 *EGFR G719X* 合并 *S768I* 双位点非经典复合突变，经第二代 EGFR-TKI 药物"马来酸阿法替尼"一线治疗成功的案例，患者一线治疗的 PFS 达到了 13 个月，最佳疗效为 PR。

除外 *EGFR* 19 号外显子缺失突变以及 21 号外显子 *L858R* 点突变之外的 *EGFR* 基因突变，因发病率相对较低又被称为"少见突变"，约占 *EGFR* 突变型非小细胞肺癌的 10.7%~16%。较常见的 *EGFR* 非经典突变包括 20 外显子插入突变、*G719X*（*G719S*、*G719A*、*G719C* 和 *G719D*）、*S768I*、*L858R* 点突变，分别位于 18、20 和 21 外显子。随着二代测序技术的广泛应用，越来越多非经典的 *EGFR* 突变类型被检测到。*EGFR* 经典敏感突变对 EGFR-TKI 的治疗反应率约为 74%，而非经典突变的治疗反应率较低[1]。

EGFR 复合突变是指在一个肿瘤样本中存在 2 个及以上不同的 *EGFR* 突变，其在 NSCLC 中的发生率为 5.4%~18.8%[2,3]。这一差异可能与文献报道中样本数量的大小有关。有关复合突变的发生机制尚未明确，有学者提出其可能是因为某些少见 *EGFR* 突变类型单独出现时不足以导致肿瘤发生，而与其他突变类型复合出现才足以启动细胞发生癌变。

不同 *EGFR* 复合突变的类型对 TKIs 的敏感性不同，导致疗效各有差异。由于 *EGFR* 罕见突变患者的数量较少，目前多为个案报道。曾有报道[4]，双非经典突变患者的预后较双经典突变或经典联合非经典突变患者更差，中位 PFS 分别为 6.5 个月、10.1 个月及 10.5 个月。然而，存在 *G719X* 联合 *S781I* 复合突变的患者对 EGFR-TKI 药物治疗反应较为良好。有研究[5]显示，第一代 TKI 药物对于存在 *G719X* 或 *S768I* 单独突变的患者，ORR 分别为 36.8% 和 33.3%，而对 *G719X* 联合 *S768I* 复合突变患者的 ORR 可达到 50%。

我国的一项回顾性研究[6]发现：第一代 TKIs 对于 *EGFR* 双经典突变、经典联合非经典突变与双非经典突变患者均有效，其中，双经典突变患者获益最为显著；包含经典突变的复合突变或双非经典突变患者使用第一代 TKIs 治疗的中位 PFS 与单经典突变患者无显著差异，但有 *T790M* 阳性突变的复合突变型患者对第一代靶向药物的疗效较差。

目前越来越多的证据表明，第二代 EGFR-TKI 药物"马来酸阿法替尼"可显著改善 *EGFR* 非经典突变患者的预后。Lux-Lung2/3/6 汇总分析结果[7]证实了"马来酸阿法替尼"对于 *G719X*、*L861Q* 与 *S768I* 点突变患者的疗效，ORR 分别为 77.8%、56.3% 与 100%。对于非经典复合突变，马来酸阿法替尼同样显示出较好的治疗反应率。Yang 等[8]分析了 693 例 NSCLC 患者的数据后发现，相较单个的 *EGFR* 非经典突变（*G719X*、*L861Q*、*S768I*）及 *T790M* 突变患者，初始接受"马来酸阿法替尼"治疗的复合突变者至治疗失败时间（TTF）长达 14.7 个月（95% *CI*：6.8~18.5），尤其对于"伴有非经典突变的复合突变"者，其中位 TTF 可以达到 16.6 个月（95% *CI*：6.6~18.7）。体外研究[9]结果显示，*G719X* 突变可导致带有 *S768I* 突变的 EGFR 蛋白的三维结构发生有利的变化，从而增强与 EGFR-TKI 的结合，这可能是导致存在 *G719X* 与 *S768I* 共表达的肺癌细胞株对 EGFR-TKIs 反应性更佳的原因。

本例患者为 *EGFR* 双位点非经典复合突变，其对"马来酸阿法替尼"一线治疗的反应与文献报道一致。LUX-Lung 6 与 1200.66 研究数据均表明，与常规化疗相比，"马来酸阿法替尼"对于脑转移瘤患者具有临床获益，可减缓中枢神经系统的疾病进展。本例患者初诊时即有明确的颅内转移灶，经靶向治疗后在影像学上的颅内病灶完全消失，由此提示：EGFR-TKI 药物在这类患者中具有良好的颅内渗透性，证实了临床研究的结论。

对于 *EGFR* 非经典突变，除了"马来酸阿法替尼"之外，第三代 TKI 药物"甲磺酸奥希替尼"在一些病例与小样本研究中也显示出较好的应用效果。在一项多中心Ⅱ期单臂试验[10]中，77.8% 的 *EGFR L861Q* 突变患者经"甲磺酸奥希替尼"治疗获得 PR，*G719X* 和 *S768I* 突变患者的 ORR 分别为 52.5% 和 37.5%；所有患者的中位 PFS 为 9.5 个月，中位缓解时间为 7.0 个月。一项多中心开放标签Ⅱ期临床研究[11]的结果显示，"甲磺酸奥希替尼"对于单独非经典突变（*G719X*，*L861Q*，*S768I*）治疗的 ORR

为 51.9%，对于复合突变的 ORR 为 75%。

尽管第二、三代 TKIs 在罕见与复合 EGFR 突变 NSCLC 患者中显示出良好的疗效，但由于这类患者数量较少，关于其治疗及转归的研究数据有限，不同的基因突变类型、不同的药物，在不同患者中的疗效可能存在较大差异。因此，在临床实践中，针对这类患者，需要进行个体化的分析与治疗，并汇聚各医疗单位的力量，逐步共同建立关于罕见与复合 EGFR 突变患者的临床数据库。

（尹 琦 陆晶晶）

述评

这是 1 例 EGFR 非经典复合突变，采用二代 TKI 药物治疗成功的案例。由于 EGFR 罕见突变的患者数量较少，很难开展有针对性的大规模临床研究，对靶向药物治疗 EGFR 非经典突变疗效的了解多是通过小型研究或个案报道。

随着二代测序技术的广泛应用，越来越多的 EGFR 非经典突变被发现。LuxLung2/3/6 系列研究开启了 TKIs 药物对 EGFR 罕见突变患者的疗效探索，证实第二代 EGFR-TKI 药物"马来酸阿法替尼"对于 L861Q，G719X，S768I 等位点突变患者的疗效较佳。但是，对包含 EGFR 20 外显子插入突变及含有 T790M 复合突变者，"马来酸阿法替尼"疗效略差，第三代药物"甲磺酸奥希替尼"，以及"波齐替尼"与"TAK-788"等新药的疗效似乎更佳。

本例患者在靶向治疗 13 个月后发生疾病缓慢进展，此时，对肿瘤病灶进行二次活检与再次基因检测，血液样本检测可作为有效的补充。根据二次检测的结果，分析耐药原因，为患者选择最适合的下一步治疗方案，这是目前肺癌精准治疗的发展方向。

（尹 琦）

主要参考文献

[1] Keam B, Kim DW, Park JH, et al. Rare and complex mutations of epidermal growth factor receptor, and efficacy of tyrosine kinase inhibitor in patients with non-small cell lung cancer [J]. Int J Clin Onco. 2014; 19(4): 594~600

[2] Martin J, Lehmann A, Klauschen F, et al. Clinical impact of rare and compound mutations

of epidermal growth factor receptor in patients with non-small-cell lung cancer. Clin Lung Cancer. 2019; 20(5): 350-362. e4

[3] Stone E, Allen HA, Saghaie T, et al. High proportion of rare and compound epidermal growth factor receptor mutations in an Australian population of non-squamous non-small-cell lung cancer. Intern Med J. 2014; 44(12a): 1188~1192

[4] Yu X, Zhang X, Zhang Z, et al. First generation EGFR tyrosine kinase inhibitor therapy in 106 patients with compound EGFR-mutated lung cancer: a single institution's clinical practice experience. Cancer Commun (Lond). 2018; 38(1): 51

[5] Chiu CH, Yang CT, Shih JY, et al. Epidermal growth factor receptor tyrosine kinase inhibitor treatment response in advanced lung adenocarcinomas with G719X/L861Q/S768I mutations. J Thorac Oncol. 2015; 10(5): 793~799

[6] Bo Zhang, Shuyuan Wang, Jie Qian, et al. Complex epidermal growth factor receptor mutations and their responses to tyrosine kinase inhibitors in previously untreated advanced lung adenocarcinomas. Cancer. 2018; 124(11): 2399~2406

[7] Wu YL, Hirsh V, Sequist LV, et al. Does EGFR mutation type influence patient-reported outcomes in patients with advanced EGFR mutation-positive non-small-cell lung cancer? analysis of two large, phase Ⅲ studies comparing afatinib with chemotherapy (LUX-Lung 3 and LUX-Lung 6). Patient. 2018; 11(1): 131~141

[8] Yang JC, Cheng Y, Murakami H, et al. A randomized phase 2 study of gefitinib with or without pemetrexed as first-line treatment in nonsquamous NSCLC with EGFR mutation: final overall survival and biomarker analysis. J Thorac Oncol. 2020; 15(1): 91~100

[9] Kohsaka S, Nagano M, Ueno T, et al. A method of high-throughput functional evaluation of EGFR gene variants of unknown significance in cancer. Sci Transl Med. 2017; 9(416)

[10] MJ Ahn, JH Cho, JM Sun, et al. An open-label, multicenter, phase Ⅱ single arm trial of osimertinib in non-small cell lung cancer patients with uncommon EGFR mutation (KCSG-LU15 09). J Clin Oncol. 2018; 36(15): 9050

[11] Cho JH, Lim SH, An HJ, et al. Osimertinib for patients with non-small-cell lung cancer harboring uncommon EGFR mutations: A multicenter, open-label, phase Ⅱ trial (KCSG-LU15-09). J Clin Oncol. 2020; 38(5): 488~495

20. 双原发非小细胞肺癌诊治 1 例

- ★ 随着临床诊断技术的不断进步，肺部多发结节的检出率逐年增高，多原发肺癌的诊断率亦呈上升趋势
- ★ 本病案先后对左肺、右肺病灶分别穿刺活检，确诊为肺鳞癌与腺癌的双原发肺癌（DPLC），且经过动态基因检测，根据检测结果制定后续治疗方案，经免疫药物联合化疗，病况一度缓解
- ★ 对于 DPLC，建议采取多学科综合治疗（如手术、化疗、靶向及免疫等），以提高生存率
- ★ 多原发肺癌治疗过程中出现进展时，应及时做相关检测，以找到进展原因，进而给予针对性的治疗

病例简介

患者，男，74 岁；吸烟史 600 年支；既往有"慢性阻塞性肺疾病（GOLD 3 级，D 组）"病史，长期使用"布地格福吸入剂"治疗，症状控制可；有"高血压病"10 余年，平时口服"络活喜"，控制可；"2 型糖尿病"病史 1 年，平素口服"阿卡波糖"，血糖控制可。

2019 年 5 月 20 日因"痰中带血 1 周"就诊于上海市华东医院。当天行胸部增强 CT 提示：右肺中叶软组织肿块（5.3 cm×4.2 cm），考虑肺癌可能大；左肺下叶结节影，纵隔淋巴结增大；两肺气肿。遂于 2019 年 5 月 23 日对右肺病灶行经皮肺穿刺活检术，病理结果：右肺鳞癌。

2019 年 5 月 30 日于上海胸科医院行全身 PET/CT（图 20-1）结果提示：（1）右肺中、下叶软组织肿块（分别为 5.9 cm×4.7 cm，3 cm×3 cm）；（2）左肺下叶胸膜下结节影 FDG 代谢增高，提示恶性病变可能；（3）右肺下叶胸膜下小结节影未见 FDG 代谢增高，提示炎性结节可能；（4）纵隔与两肺门淋巴结伴钙化，FDG 代谢增高，提示淋巴结炎可能；两侧胸膜局部增厚。

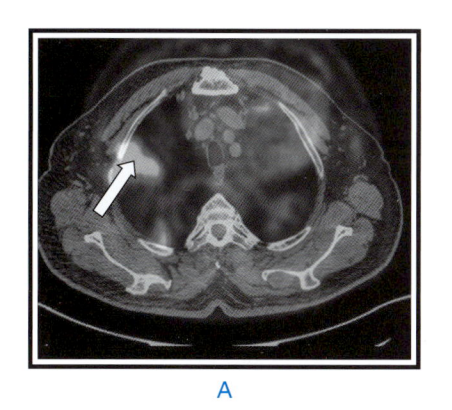

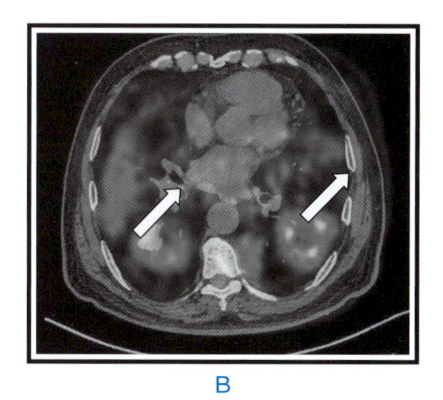

图 20-1　PET/CT 图像（纵隔窗，2019 年 5 月 30 日）

A - 右肺中叶软组织病灶（箭头）；B - 右肺下叶软组织病灶（箭头），左肺下叶胸膜下结节影（箭头），FDG 代谢增高

2019 年 6 月 26 日行免疫药物"信迪利单抗"（200 mg）联合化疗药（GC 方案："吉西他滨"+"卡铂"）1 次（当时尚未确诊左肺腺癌）。

2019 年 7 月 04 日查胸部平扫 CT（图 20-2），同日患者在上海仁济医院胸外科行左肺下叶经皮肺穿刺活检术；病理诊断：左肺腺癌；NGS 检测未见基因突变；PD-L1：70%。华东医院右肺活检标本经仁济医院病理科会诊后，考虑为肺鳞癌。遂明确诊断为：左肺腺癌 T2AN0M0 ⅠB 期；右肺鳞癌 T4N0M0 ⅢA 期，PS 3 分。

2019 年 7 月 25 日经上海仁济医院多学科讨论：患者无手术指征；因肺功能欠佳，无法耐受放疗；建议继续内科抗肿瘤治疗。

2019 年 7 月 30 日给予免疫药"帕博利珠单抗"联合化疗药（DC 方案）："多西他赛"+"卡铂"，五个疗程后，评估病况稳定。

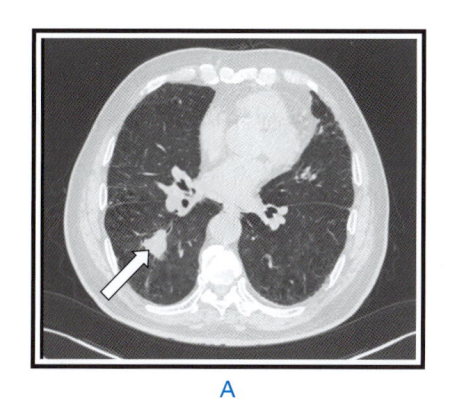

A

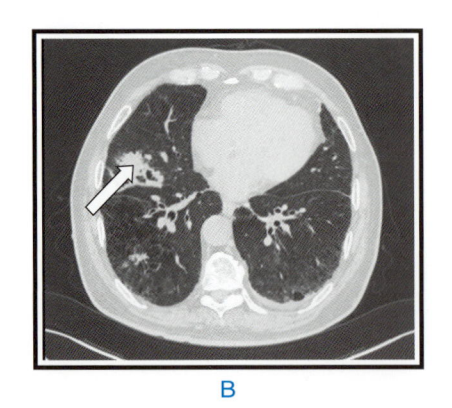

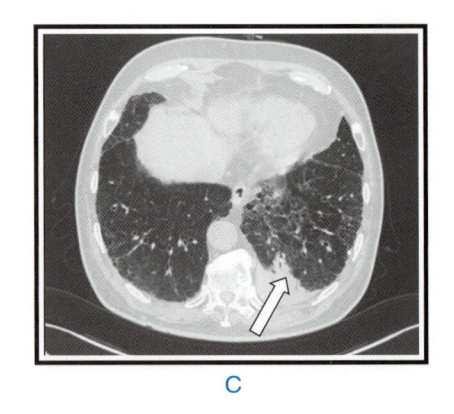

图 20-2　胸部平扫 CT 图像（肺窗，2019 年 7 月 4 日）

A - 右肺下叶病灶（箭头）；B - 右肺中叶病灶（箭头）；C - 左肺下叶病灶（箭头）

2019 年 11 月 27 日改用免疫药"帕博利珠单抗"维持治疗，3~4 周一个疗程。

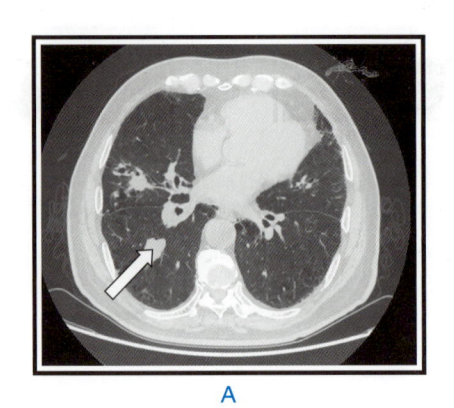

治疗与随访

2020 年 2 月 10 日，患者咳出少量咖啡色痰，复查胸部平扫 CT 提示：右肺病灶较前增大，左肺病灶稳定（图 20-3）。2020 年 2~3 月分别给予"长春瑞滨"化疗药联合免疫药"帕博利珠单抗"治疗两个疗程。

2020 年 4 月复查胸部平扫 CT 提示：右肺中叶及下叶团块灶较前增大（图 20-4）。2020 年 4 月 13 日，再次行右肺经皮肺穿刺活检术，病理结果提示：肺鳞状上皮细胞癌，未见基因突变。给予"盐酸安罗替尼"，口服，同时继续联合免疫药"帕博利珠单抗"，3 周一个疗程。期间每个月评估，病况稳定。

A

B 　　　　　　　　　　　　　　C

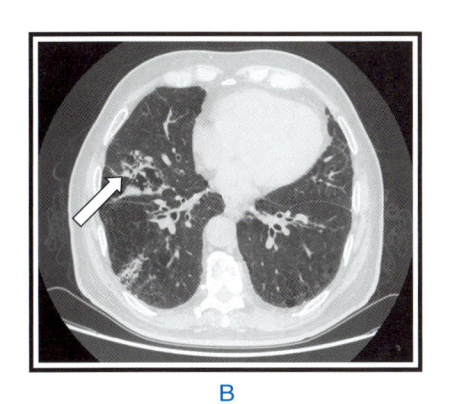

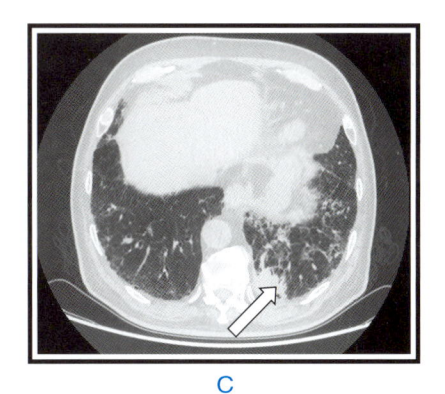

图 20-3　胸部平扫 CT 图像（2020 年 2 月 10 日）

A－右肺下叶病灶（箭头）；B－右肺中叶病灶（箭头）；C－左肺下叶病灶（箭头）

A

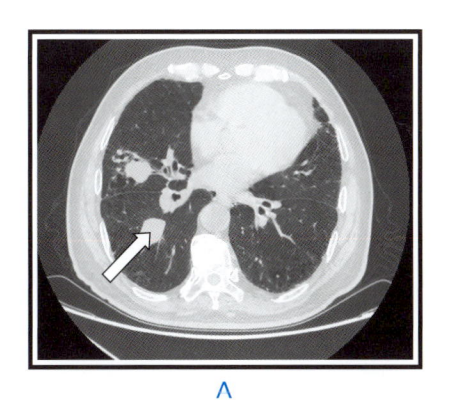

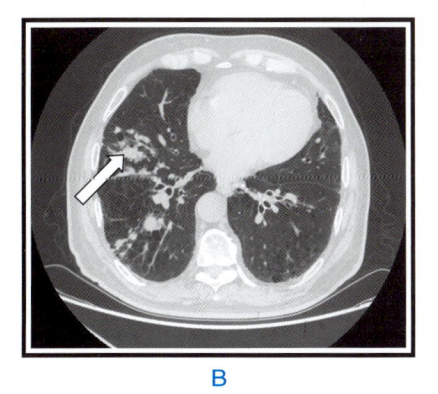

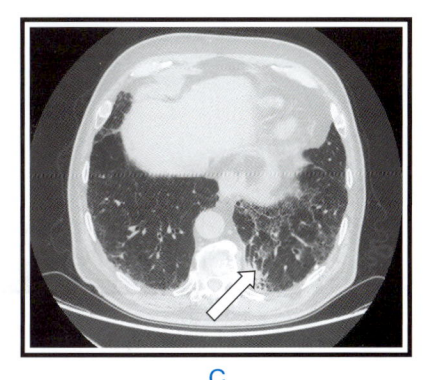

B 　　　　　　　　　　　　　　C

图 20-4　胸部平扫 CT 图像（2020 年 4 月 9 日）

A－右肺下叶病灶（箭头）；B－右肺中叶病灶（箭头）；C－左肺下叶病灶（箭头）

九个疗程后，2020 年 10 月 16 日复查胸部平扫 CT 提示：右肺中叶及左肺下叶占位，较前（2020年9月14日）略增大（图20-5），考虑病况进展，并出现左侧胸腔积液。同日行左侧胸腔闭式引流术，胸腔积液作NGS基因检测，结果提示：*ROS1*、*MET* 基因突变阳性，*EGFR/ALK* 基因野生型。

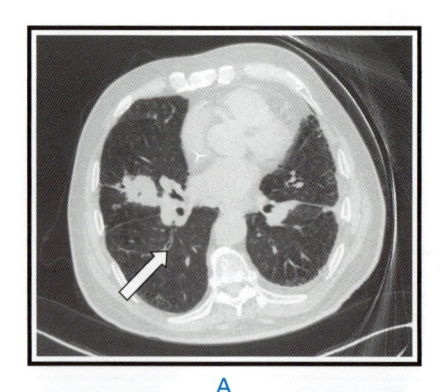

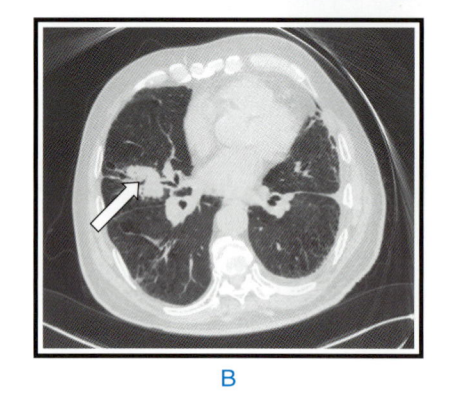

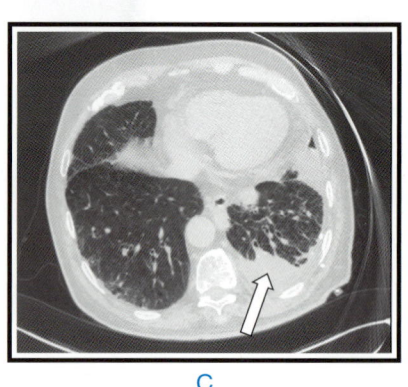

图20-5　胸部平扫CT图像（2020年10月16日）

A－右肺下叶病灶（箭头）；B－右肺中叶病灶（箭头）；C－左肺下叶病灶（箭头）及胸腔积液

2020年10月30日给予靶向药"克唑替尼"口服，同时继续定期给予免疫药"帕博利珠单抗"。

2020年11月20日复查胸部平扫CT提示：左肺（腺癌）病灶稳定，右肺中叶（鳞癌）病灶较前略增大（图20-6）。2020年11月26日，调整治疗方案为："吉西他滨"单药化疗，继续联用靶向药"克唑替尼"及免疫药"帕博利珠单抗"。患者病况可，且否认胸闷气急不适，无骨髓抑制，无肝肾功能不全，无皮疹及腹泻。2021年2月10日评估：疾病稳定；全程诊疗参见图20-7。

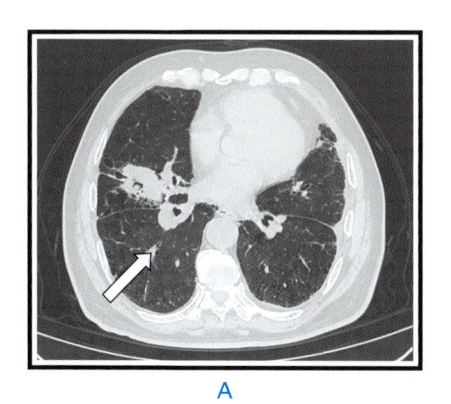

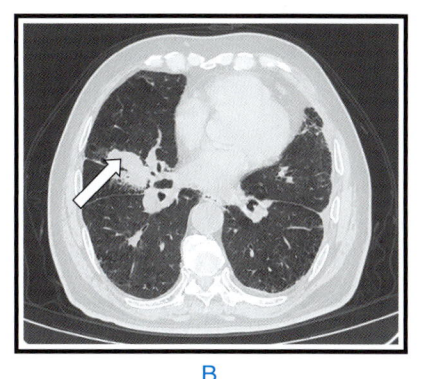

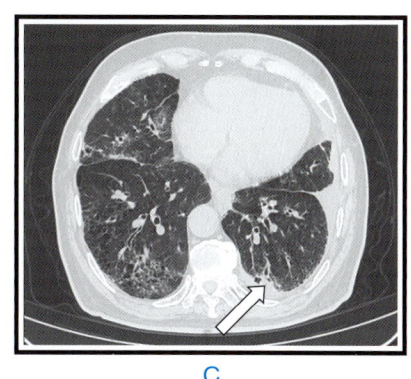

图 20-6　胸部平扫 CT 图像（2020 年 11 月 26 日）

A - 右肺下叶病灶（箭头）；B - 右肺中叶病灶（箭头）；C - 左肺下叶病灶（箭头）

讨论

双原发肺癌（DPLC）是指在同一患者的单侧或双侧肺内，同时或先后出现两个不同起源的原发肺癌。Romaszko 等[1]报道：将 DPLC 分为同时性双原发肺癌（sDPLC）和异时性双原发肺癌（mDPLC）。随着临床诊断技术的不断进步，肺部多发结节的检出率逐年升高，多原发肺癌的诊断率亦呈上升趋势[2]。

1975 年，Martini 和 Melamed[3]提出了 DPLC 诊断的临床病理学标准，此标准以不同病灶间的发病时间、解剖学位置及病理学类型作为诊断的基础。美国胸科医师协会先后 3 次对 Martini-Melamed 标准进行了补充[4]，增加了分子遗传学特征差异的鉴别方法，提出了如 *p53* 和 *EGFR* 突变、二代测序对 sDPLC 的诊断具有重要意义。

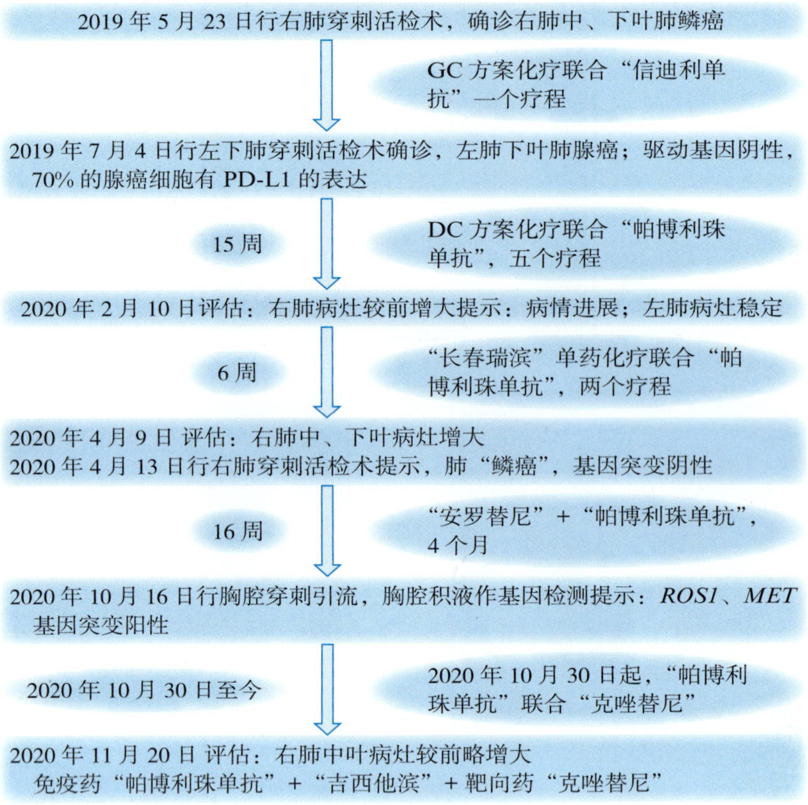

```
2019年5月23日行右肺穿刺活检术，确诊右肺中、下叶肺鳞癌
                              │
                              │  GC方案化疗联合"信迪利单
                              │  抗"一个疗程
                              ▼
2019年7月4日行左下肺穿刺活检术确诊，左肺下叶肺腺癌；驱动基因阴性，
70%的腺癌细胞有PD-L1的表达
                              │
                    15周       │  DC方案化疗联合"帕博利珠
                              │  单抗"，五个疗程
                              ▼
2020年2月10日评估：右肺病灶较前增大提示：病情进展；左肺病灶稳定
                              │
                    6周        │  "长春瑞滨"单药化疗联合"帕
                              │  博利珠单抗"，两个疗程
                              ▼
2020年4月9日评估：右肺中、下叶病灶增大
2020年4月13日行右肺穿刺活检术提示，肺"鳞癌"，基因突变阴性
                              │
                    16周       │  "安罗替尼" + "帕博利珠单抗"，
                              │  4个月
                              ▼
2020年10月16日行胸腔穿刺引流，胸腔积液作基因检测提示：ROS1、MET
基因突变阳性
                              │
           2020年10月30日至今   │  2020年10月30日起，"帕博利
                              │  珠单抗"联合"克唑替尼"
                              ▼
2020年11月20日评估：右肺中叶病灶较前略增大
   免疫药"帕博利珠单抗" + "吉西他滨" + 靶向药"克唑替尼"
```

图 20-7　治疗流程图

然而多原发肺癌，尤对同时性多原发肺癌的诊断与治疗，仍有一定难度。治疗前的病理分型、TNM分期以及基因检测非常重要，是初始的关键；此外，肿瘤的PD-L1表达对免疫治疗的选择也有一定的指导作用。若患者肺脏有多个结节或病灶，尤在影像学提示为转移灶的可能性较小时，患者能耐受的情况下进行多部位穿刺活检非常重要。

本例患者肺脏内同时发现多个病灶，影像学提示转移灶的可能性小，因此分别对左、右肺病灶进行穿刺，病理诊断：不同病理类型的双原发肺癌。经多学科讨论后，采用化疗药联合免疫药作为初治方案，以兼顾两种不同病理类型的肿瘤。

Chang等[5]研究认为仅依靠第一和第二次原发癌EGFR突变情况便足以诊断多原发肺癌；但也曾有报道[6]非小细胞肺癌原发灶与转移灶的EGFR基因表达不一。在治疗过程中发现本病案左肺病灶进展并出现胸腔

积液，再次行胸腔积液 NGS 检测，发现 *ROS1* 和 *MET* 基因突变，经用靶向药"克唑替尼"后，肿瘤被再度控制。因此笔者认为，对于肺腺癌患者，初始诊断时与疾病进展后的动态基因检测非常关键。

对于 sDPLC，目前尚无标准的治疗方案，在治疗时间抑或治疗手段尚存争议。综合国内外文献建议：对于同侧双原发肺癌，若肿瘤位于同一肺叶内，在肺功能及其病况尚可的情况下，首选肺叶切除；若位于同侧不同肺叶，则可采用双肺叶切除、病侧全肺切除或多处楔形切除，或者肺叶切除联合楔形切除。解剖学上的肺段切除加上纵隔淋巴结清扫术能达到与同肺叶切除近似的长期生存效果，功能损伤也更小。在无手术指征且患者能耐受的情况下，应尽可能地进行多个部位的穿刺，在治疗过程中若出现疾病进展，则应考虑动态基因检测，选用相应的靶向或免疫药物，以提高患者的获益率。

因此，对于 sDPLC，建议采取多学科综合治疗（如手术、化疗、靶向药以及免疫药物等），以提高生存率。

（娄月妍　吴学玲）

述评

多原发肺癌（MPLC）是其中较为少见的一种类型，而 DPLC 却是其中最多见的类型。对于肺癌的肺内转移与 MPLC 的鉴别诊断需要引起重视。确诊 MPLC 需要多学科联合论证，综合考虑肿瘤的组织学类型、遗传学特点、影像学特征以及患者的临床表现，以便与肺内转移病灶区分。总体来说，DPLC 患者的预后差于单发肺癌，但是，若能够对原发病灶分别进行外科手术，则患者的预后要优于术后局部复发或远处转移者。

本例患者被诊断为肺双原发肺癌（左肺腺癌合并右肺鳞癌），在制定治疗方案时应兼顾；治疗过程中一旦出现病况进展，必须进行再次活检，以明确是哪种肿瘤发生了进展，同时积极寻找耐药原因。本例患者在出现新发胸腔积液后，再次基因检测发现了 *ROS1* 和 *MET* 基因突变，加用相应的靶向药物后病情再度获得了控制。

必须强调的是：本病例仅为靶向联合免疫治疗成功的个案，并非适用于其他肺癌患者；对于驱动基因阳性的非小细胞肺癌患者，单用免疫药物的效果明显劣于单用靶向药物。

当前的循证医学证据提示，对这类患者使用靶向联合免疫治疗的效果亦劣于单用靶向，且可能会促使药物相关性毒副作用的发生率升高。因此，对于存在 *EGFR/ALK/ROS1* 基因阳性突变的肺癌患者，仍强烈推荐首选靶向药物治疗。

（吴学玲）

主要参考文献

[1] Romaszko AM, Doboszynska A. Multiple primary lung cancer: A literature review. Adv Clin Exp Med. 2018; 27: 725~730

[2] Ishigaki T, Yoshimasu T, Oura S, et al. Surgical treatment for metachronous second primary lung cancer after radical resection of primary lung cancer. Ann Thorac Cardiovasc Surg. 2013; 19: 341~344

[3] Martini N, Melamed MR. Multiple primary lung cancers. J Thorac Cardiovasc Surg. 1975; 70: 606~612

[4] Kozower BD, Larner JM, Detterbeck FC, et al. Special treatment issues in non-small cell lung cancer: Diagnosis and management of lung cancer, 3rd ed: American College of Chest Physicians evidence-based clinical practice guidelines. Chest. 2013; 143: e369S~e399S

[5] Chang YL, Wu CT, Lin SC, et al. Clonality and prognostic implications of p53 and epidermal growth factor receptor somatic aberrations in multiple primary lung cancers. Clin Cancer Res. 2007; 13: 52~58

[6] Chang YL, Wu CT, Shih JY, et al. Comparison of p53 and epidermal growth factor receptor gene status between primary tumors and lymph node metastases in non-small cell lung cancers. Ann Surg Oncol. 2011; 18: 543~550

21. *EGFR* 突变型肺癌发生小细胞肺癌转化 1 例

★ 不可手术的 NSCLC Ⅲ 期患者的标准治疗仍然是同步放、化疗，PACIFIC 模式更是给这部分患者带来治愈或长期生存的可能；但是临床实践仍面临很多问题与挑战。

★ 本病例初诊为 Ⅲ C 期肺腺癌，*EGFR 外显子 21 L858R* 突变型，接受了四个疗程的"培美曲塞联合卡铂"化疗，疗效为 SD（缩小）

★ 肿瘤进展后，改为口服 EGFR-TKI 治疗，疗效为 PR，但 5 个月后疾病再次进展；虽然再次基因检测提示：*L858R+T790M* 突变，但口服"甲磺酸奥希替尼"效果不佳

★ 经皮肺穿刺活检，病理学检查提示为 SCLC，给予 EC 方案化疗两个疗程。疗效 PR

★ 一/二代 EGFR-TKI 治疗后发生获得性耐药的患者中，3%~10% 会出现组织学类型的转变——SCLC 转化，多为不吸烟女性患者，且常伴有 *TP53* 及 *RB1* 基因突变，此时应采取 SCLC 的标准化疗方案"依托泊苷联合铂类"进行治疗

★ 当患者接受 EGFR-TKI 治疗出现耐药后，尽可能再次进行组织学活检，以寻找耐药原因，指导个案化治疗

病例简介

患者，女，49 岁；否认吸烟史；既往无特殊病史。

因"咳嗽 1 月余"2019 年 10 月 11 日就诊于上海肺科医院肿瘤科。同日行胸部增强 CT 提示：左肺上叶支气管阻断，远端可见一软组织密度影，形态不规则，有分叶（约 5.3 cm），边缘欠光，内密度不均；病灶周边可见斑片样的模糊影；纵隔及肺门部分淋巴结增大（图 21-1）。支气管镜检查：左固有上叶黏膜粗糙肿胀呈肿瘤浸润性改变，间嵴增宽，管腔狭

窄（图21-2）。左固有上叶黏膜活检，病理诊断：腺癌；免疫组化结果：TTF-1（SPT24）（+），NapisnA（少+），P40（少+），PD-L1（22C3）（-），PL-L1（E1L3N）（-），ALK-VENTANA（D3F5）（-）；基因检测（PCR、ARMS法）：*EGFR* 外显子 *21 L858R* 突变型，余 *ALK*、*ROS1* 等均为野生型。颈部淋巴结彩超提示：左侧锁骨上见数个低回声结节（大的约7.6 mm×7.6 mm），右侧锁骨上见数个低回声结节（大的约6.3 mm×9.1 mm，图21-3，图21-4）。分别行彩超下细针穿刺抽吸术，液基细胞学检查结果均提示：转移性腺癌。结合全身评估结果，明确诊断为：左肺上叶腺癌 cT4N3M0 ⅢC 期，*EGFR* 外显子 *21 L858R* 突变型。

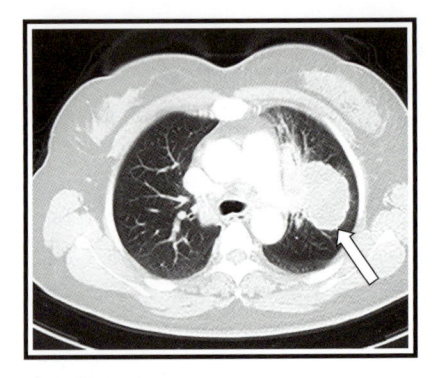

图21-1 胸部增强CT图像（2019年10月11日）

左肺上叶可见一不规则软组织影（箭头），长径约5.3 cm，伴纵隔及肺门部分淋巴结肿大

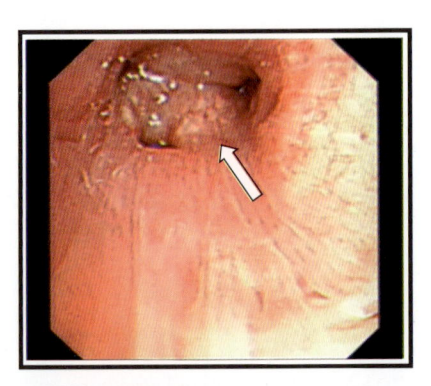

图21-2 电子支气管镜检查图像（2019年10月22日）

左固有上叶黏膜粗糙肿胀（箭头），间嵴增宽，管腔狭窄

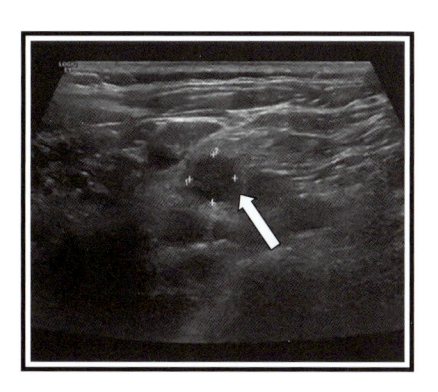

图 21-3　左锁骨上淋巴结彩超图 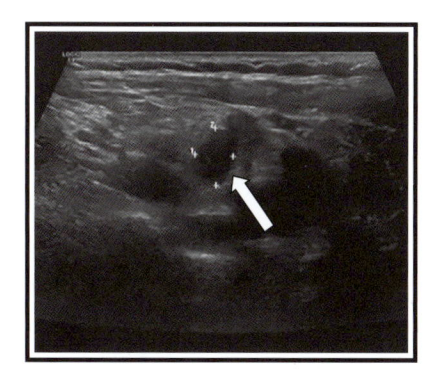　　　　图 21-4　右锁骨上淋巴结彩超图

患者为不可手术的ⅢC期患者，根据诊疗指南，拟行同步放、化疗。2019年10月31日至2020年1月21日，共行四个疗程AC方案（"培美曲塞"500 mg/m^2，"卡铂"AUC=5）化疗，疗效评估：SD（图21-5）。但因患者的依从性以及2020年初新冠疫情的发生，后续未接受放疗。

2020年3月2日复查胸部平扫CT提示，左肺上叶肺癌伴阻塞性炎症、肺不张可能，纵隔及肺门部分淋巴结增大，病灶较2019年12月11日影像显示明显增大（约6.1 cm，图21-6）。

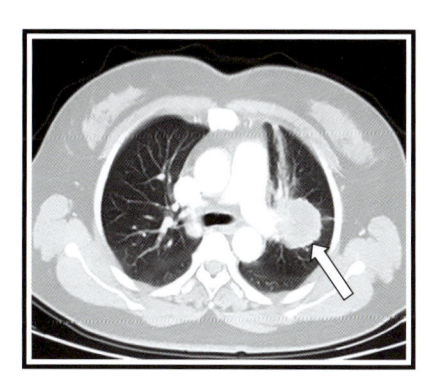

图 21-5　胸部增强CT图像　　　　　　　图 21-6　胸部平扫CT图像

左肺上叶病灶（箭头，2019年12月11日）较2019年10月11日的影像显示有缩小，长径约3.9 cm

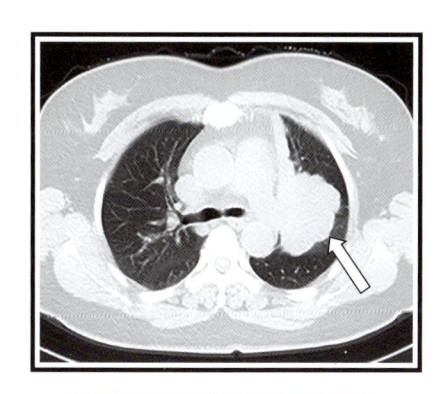

左肺上叶肺癌（箭头，2020年3月2日）伴阻塞性炎症、肺不张，纵隔及肺门部分淋巴结增大，较2019年12月11日肿块明显增大，长径约6.1 cm

2020年3月9日行SPECT检查提示：第5腰椎见骨质破坏及骨皮质中断，考虑第5腰椎转移（图21-7）。颈部淋巴结彩超提示：右侧锁骨

上可见多个低回声结节（大者 8.2 mm × 8.6 mm），左侧锁骨上可见多个低回声结节（大者 7.3 mm × 9.5 mm）；头颅 MR 与腹部彩超未见明显异常。疗效为 PD，修正诊断为：左肺上叶腺癌 cT4N3M1b（骨）-ⅣA 期 *EGFR 外显子 21 L858R 突变型*。

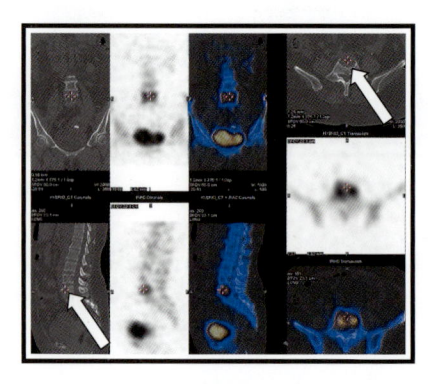

图 21-7　SPECT/CT 图像（2020 年 3 月 9 日）

第 5 腰椎见骨质破坏及骨皮质中断（箭头）

2020 年 3 月 14 日给予"吉非替尼" 250 mg 口服，每天 1 次，每 2 个月复查胸部 CT，疗效达到 PR（图 21-8）。患者无腰痛等症状，暂未做骨放疗，每月给予"唑来磷酸盐"抑制骨质破坏。

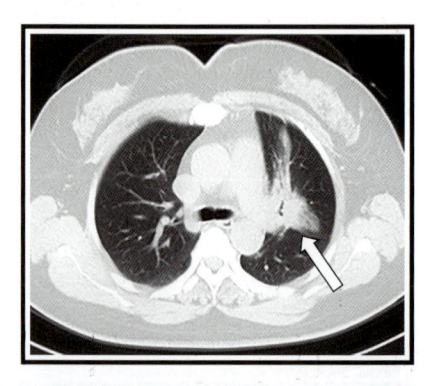

图 21-8　胸部平扫 CT 图像（2020 年 6 月 12 日）

左肺上叶软组织影（箭头），较 2020 年 3 月 2 日病灶缩小，直径约 2.9 cm

2020 年 8 月患者始咳嗽，且进行性加重，伴有腰痛。2020 年 9 月 4 日复查胸部平扫 CT 发现左肺病灶较 2020 年 6 月增大（图 21-9）；复查骨 ECT 扫描：第 5 腰椎浓聚影较前加重，考虑病况再次进展。

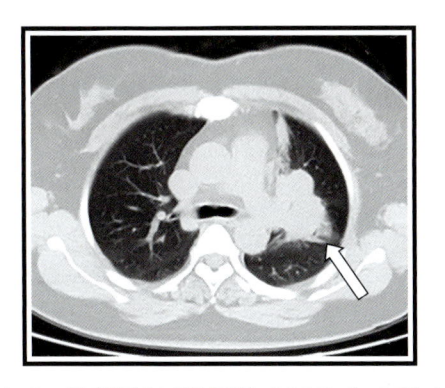

图 21-9　胸部平扫 CT 图像（2020 年 9 月 4 日）

左肺上叶软组织影（箭头），较 2020 年 6 月 12 日病灶增大，长径约 5.2 cm

2020 年 9 月 15 日在 CT 引导下行左肺病灶穿刺活检，液基细胞学查见低分化癌细胞；细胞块包埋标本行 NGS 检测，发现 *EGFR 外显子 21 L858R* 突变型，伴有外显子 *20 T790M* 错义突变、*TP53* 突变。

2020 年 9 月 29 日起改为"甲磺酸奥希替尼"80 mg 口服，每天 1 次，并予腰椎放疗（总剂量 30 Gy）。治疗调整后 1 个月，患者诉腰痛好转，但咳嗽未有缓解。

2020 年 10 月 31 日复查胸部 CT 提示左肺上叶病灶较 2020 年 9 月 4 日病灶增大（图 21-10），疗效 PD。

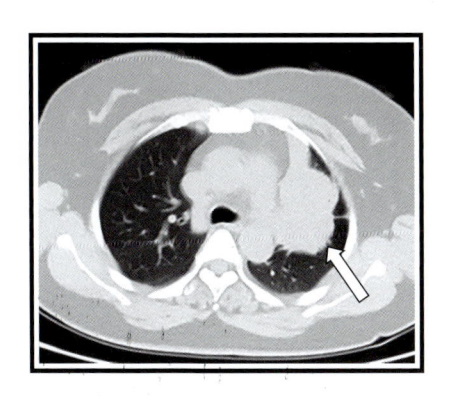

图 21-10　胸部平扫 CT 图像（2020 年 10 月 31 日）

左肺上叶软组织影（箭头），较 2020 年 9 月 4 日病灶增大，长径约 6.7 cm

将 2020 年 9 月左肺穿刺标本的细胞包埋组织进一步行免疫组化分析，结果：Ki67（50%+），CD56（+），TTF-1（SPT24）（少量+），CK（+），P40（-），Syn（部分+），CgA（-），NapsinA（-），INSM1（-）。结

合形态特征,病理诊断为:左肺上叶腺癌,小细胞转化。

2020年11月7日及12月12日,分别行两个疗程EP方案("依托泊苷"+"顺铂")化疗,患者诉咳嗽明显缓解。2020年12月28日复查胸部CT示病灶缩小(图21-11),疗效PR。全程诊疗参见图21-12。

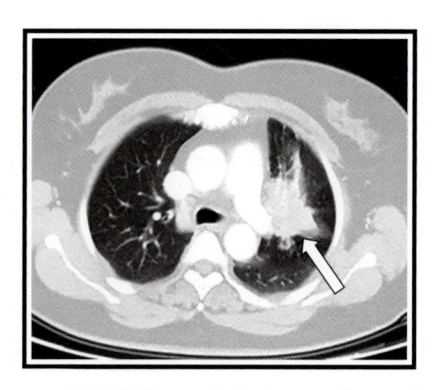

图21-11 胸部增强CT图像(2020年12月28日)

左肺上叶软组织影(箭头),较2020年10月31日病灶缩小,长径约4.2 cm

诊断:左肺上叶腺癌 cT4N3M0-ⅢC期,L858R:(+)
治疗方案:化疗药"培美曲塞"+"卡铂",四个疗程
最佳疗效:缩小的SD

↓ 5个月

诊断:左肺上叶腺癌 cT4N3M1b-ⅣA期(骨)L858R(+)
治疗方案:靶向药"吉非替尼"口服
最佳疗效:PR

↓ 5个月

诊断:左肺上叶腺癌 cT4N3M1b-ⅣA期(骨)L858R(+),T790M(+)
治疗方案:靶向药"甲磺酸奥希替尼"口服
疗效为PD

↓ 1个月

诊断:左肺上叶腺癌,小细胞转化 cT4N3M1b(骨)-ⅣA期
治疗方案:化疗药"依托泊苷"+"顺铂"
两个疗程后疗效为PR

图21-12 诊疗流程图

讨论
Ⅲ期不可手术的 NSCLC 患者的治疗策略

本例患者初诊为ⅢC期肺腺癌，*EGFR* 外显子 *21 L858R* 突变型。Ⅲ期 NSCLC（又称局部晚期 NSCLC），肿瘤已通过淋巴道逐步浸润，但没有发生远处脏器转移，介于早期和晚期之间，一直被称为尴尬的"夹缝求生"。

Ⅲ期 NSCLC 患者治疗方案的选择取决于肿瘤是否"可切除"。本例患者属于ⅢC期，双侧锁骨上淋巴结转移，没有根治性手术机会。基因检测提示 *EGFR* 外显子 *21 L858R* 突变型，那么这类患者该不该一线使用靶向治疗？抑或这类患者的优选治疗方案是什么？

根据 NCCN 指南，放、化疗是Ⅲ期 NSCLC 的标准治疗方案，有 1/5 的Ⅲ期患者经过标准同步放、化疗是可以治愈的。放弃放、化疗，则意味着放弃了治愈的机会。而靶向药物绕不开的一个问题就是获得性耐药，因此，对于Ⅲ期、有潜在治愈可能的这部分患者，标准治疗仍然是同步放、化疗。

随着 2017 年 PACIFIC 研究[1~3]的发布，Ⅲ期肺癌的治疗模式也迎来了新的变革。不可手术的Ⅲ期 NSCLC 患者可在标准治疗，即同步放、化疗后，使用免疫治疗进行巩固；"度伐利尤单抗"组与安慰剂组中位 PFS 分别为 17.2 个月和 5.6 个月（*HR*=0.51；0.41~0.63）；"度伐利尤单抗"组的中位 OS：47.5 个月，几乎达到了 4 年；换言之，约 50% 的患者通过 PACIFIC 模式活过了 4 年，降低了 29% 的死亡风险（*HR*=0.71；95% *CI*：0.57~0.88）。PACIFIC 模式已成为这类不可切除Ⅲ期 NSCLC 患者的治疗新标准，相继被 NCCN、CSCO 等多个国内外临床实践指南推荐。值得注意的是，本病例是一位 *EGFR* 敏感突变的Ⅲ期患者，然这类患者能否采纳 PACIFIC 模式？虽然 PACIFIC 研究也纳入了这类病患，但是所占的比例非常小，研究者[3]发现了 PFS 延长的趋势，*HR* 值 0.76（95% *CI*：0.35~1.64），但无统计学差异，没有观察到 OS 获益。根据既往经验，有 *EGFR* 敏感突变的患者，免疫治疗的效果欠佳。因此目前的数据尚不能很好地回答这个问题，或者说目前难以常规推荐"度伐利尤单抗"可用于 *EGFR* 突变的局部晚期 NSCLC 患者同步放、化疗后的巩固治疗。

在国内的临床实践中，仅 30% 的Ⅲ期不可切除 NSCLC 患者接受了同步放、化疗，更常用的是序贯放、化疗；甚至许多患者因为惧怕放、化疗的毒副作用而拒绝接受；同时医疗资源的分布不均、病房床位紧缺等真实世界的影响因素，也使得部分患者难以接受规范的放、化疗。

本例患者因个人依从性以及2020年初突如其来的疫情，最终仅接受了化疗，而未接受根治性放疗。根据目前的国情，半数以上Ⅲ期不可切除的NSCLC患者无法真正从PACIFIC临床模式中获益。这需要医务人员与患者共同努力，探索更符合国内患者特点的治疗模式。

SCLC转化致EGFR-TKI耐药

EGFR-TKI给晚期*EGFR*敏感突变NSCLC患者带来了显著的临床获益，但其无法避免的原发性与继发性耐药现象，成为进一步提高靶向药物疗效的瓶颈。对于接受一/二代EGFR-TKI治疗后的获得性耐药，临床上除了应考虑是否出现*T790M*突变，能否继续采用第三代EGFR-TKI治疗外，随着对耐药机制的深入研究，包括旁路激活（如*MET*、*HER2*、*HER3*激活）以及组织学类型的转变（如SCLC转化）等耐药机制，已逐渐被重视。

本例患者先后经过一代和三代EGFR-TKI治疗，肿瘤持续进展，再次活检后经免疫组化分析提示SCLC，明确导致其对TKI耐药的机制为SCLC转化。给予EC化疗后疗效再次达到PR。这个病例的诊疗过程向临床提出了下列思考。

2006年Zakowski等[4]在《新英格兰医学杂志》首次报道了1例TKI治疗失败后由NSCLC转化为SCLC的病例；EGFR-TKI获得性耐药后的病理组织学转化开始受到关注。Marcoux等[5]的回顾性研究显示，3%~10%的*EGFR*突变型NSCLC会转化为SCLC；发生SCLC转化的患者中多为不吸烟女性。有报道显示，雌激素、孕激素会导致女性腺癌转化为SCLC的发生率上升。因此，SCLC的转化与性别，尤其是激素或激素受体等可能存在一定相关性，本例患者即为49岁不吸烟女性，与文献报道相符。

关于NSCLC转化成SCLC的机制目前尚无定论，讨论较多的有下列三种机制假说。

肿瘤异质性　目前普遍认为肺癌等实体瘤存在时空分布的异质性，因此推测，SCLC转化的原发肺腺癌中混杂少量的SCLC成分，疾病发展以及多次治疗（克隆选择压力）过程中，SCLC转化成了优势克隆。

干细胞分化　近年来，在乳腺癌、肺癌等多种恶性肿瘤中都成功分离出了肿瘤干细胞，推测 SCLC 及腺癌源自共同携带 *EGFR* 突变的多能干细胞，在靶向治疗后，部分多能干细胞增殖分化为 SCLC。

肺泡 II 型细胞的转化　　腺癌细胞与部分 SCLC 细胞均可来源自 II 型细胞上皮细胞。研究[6]显示，*RB1* 及 *TP53* 的失活可能导致 II 型肺泡上皮细胞向 SCLC 发展，引起肺腺癌对靶向药物产生获得性耐药，这些多见于不吸烟的女性患者。Lee 等[7]的研究显示，伴有 *RB1* 与 *TP53* 同时失活的肺癌患者在治疗期间发生 SCLC 转化的的风险较没有合并这一类共突变的患者增加了 42.8 倍。因此，同时存在 *EGFR*、*TP53*、*RB1* 三种突变的患者在 TKI 治疗过程中一旦出现耐药，应高度怀疑 SCLC 转化。Marcoux 等[5]的回顾性研究显示，58 例 *EGFR* 突变的 NSCLC 患者发生 SCLC 转化，再次活检的所有组织样本中仍携带 *EGFR* 突变，*TP53* 突变 79%，*RB1* 缺失或突变 58%，*PIK3CA* 突变 29%。有 5 例患者在发现 SCLC 转化后，*T790M* 转为阳性。

本例患者在初诊时仅使用 ARMS 法进行分子检测，获得了 *EGFR L858R* 突变的单一结果，但"吉非替尼"治疗的 PFS 仅 5 个月，之后 NGS 检测发现同时伴有 *TP53* 等突变，这可能导致靶向药物治疗的有效时间短，且是后期出现 SCLC 转化的原因之一。

发生 SCLC 转化后，SCLC 成分仍携带 *EGFR* 突变，但失去了 *EGFR* 蛋白表达，导致癌细胞对 EGFR-TKI 具有抗药性。本例患者在一代 TKI 耐药后，虽然基因检测发现 *EGFR 外显子 21 L858R* 与 *外显子 20 T790M* 突变，但是三代 TKI 治疗无效，也印证了这一现象。对于 SCLC 转化患者，应当采取 SCLC 的标准治疗办法，首选"依托泊苷"联合铂类方案治疗。2019 年 3 月 18 日，美国 FDA 批准"阿替利珠单抗"与"卡铂"和"依托泊苷"联合用于广泛期 SCLC 患者的一线治疗[8]。但是 Marcoux 等[5]的回顾性研究显示，SCLC 转化后患者对细胞毒性药物（铂类＋"依托泊苷"＋紫杉烷类）有高反应率，但 17 例接受免疫治疗的患者均未出现应答。因此，现有数据显示，此类 TKI 耐药后发生 SCLC 转化的患者尚不能采取广泛期 SCLC 患者免疫联合化疗的模式。当本病例选择 SCLC 的标准方案化疗后，患者的症状及其影像学表现均呈明显好转，疗效达到 PR。

NSCLC 经靶向治疗后出现耐药，必须重视再次组织活检，这将有助于对耐药机制的正确判断，从而指导个案化治疗。液基细胞学检查或通过血检进行基因检测尚有一定局限性，更易忽略像 SCLC 转化这样的情况，本病例就是最好的案例。

随着个体化精准治疗的不断发展，不可手术的Ⅲ期及Ⅳ期 NSCLC 患者的生存不断延长，这就需要临床在全程管理中更规范的治疗，不断学习，在真实世界的实际操作中，尽可能优化诊疗方案，使患者获得最大收益。

（刘 莉 王季颖）

述评

不可切除的Ⅲ期 NSCLC 是目前多学科治疗中最复杂、最具争议的一类疾病。这部分患者的治疗模式从 1980 年代的单纯化疗，发展到 1990 年代的放疗联合化疗，直到 2000 年后，才正式确立了同步放、化疗为标准的治疗模式。进行标准的同步放、化疗的患者中，有 1/5 是可以完全治愈的。放弃放、化疗，就可能放弃了治愈的机会。临床上应充分掌握诊疗策略，根据指南制定治疗方案，同时告诉患者，应克服盲目恐惧的心理，配合医生接受最适合的治疗方式。

盲目相信所谓"最前沿"的治疗，跨适应证甚至超适应证选择不合适的治疗方式，很可能会影响到后续的治疗选择与效果，甚至错过最佳的治疗时机。很遗憾本病例未能接受到同步的根治性放疗，虽然存在患者依从性及疫情不可抗力等主观与客观的原因，但也恰恰反映出目前在中国的临床实践中，Ⅲ期不可切除的 NSCLC 患者接受同步放、化疗这一治疗模式的实际可操作性不尽如人意，需要多方努力来解决这一问题。

尽管同步放、化疗已经能让 1/5 的Ⅲ期患者达到治愈，但仍有 4/5 的患者在 1~2 年内复发，且时间越长，复发比例越高。PACIFIC 模式为Ⅲ期 NSCLC 的治疗迎来了新的变革，也为这类患者带来了长期生存的可能；该模式仍然是建立在同步化、放疗基础上的，如何使该模式更符合国情，更能被国内患者接受，这是需要临床深入探讨的。其次，本病例初诊时虽然是Ⅲ期不可切除的 NSCLC 患者，但是存在 *EGFR* 敏感突变，针对这类患者，能否使用 PACIFIC 模式尚无定论，靶向治疗的最佳切入时机尚存争议。因此，需要胸外科、肿瘤内科、放疗科、病理科等多学科共同参与，以利个体化方案的制定。

本病例发展到Ⅳ期、接受一代 TKI 治疗出现耐药后，NGS 检测出现 *T790M*，但在更换三代 TKI 方案后疾病反而进展了；最终病例免疫组化结果：SCLC 转化。此病例提示再次组织活检的重要性。

迄今，临床已普遍接受并利用基因检测来指导靶向治疗，但因患者惧怕而不愿意接受有创检查、医务人员的技术水平尚未过关、缺乏可再次活检的病灶以及患者不耐受等多种原因，以致在若干治疗后再取组织活检进行病理免疫组化这一环节未被重视。由此造成了部分患者仅由血检或细胞学检查来评估耐药原因，导致后续治疗方案的失缺。然而随着精准治疗的发展，对耐药机制探讨的不断深入，临床上不再满足于仅一种耐药机制 *T790M* 突变；呼吸内科医生还必须具备经皮肺穿刺活检、超声支气管镜检查等多种操作技能，才能达到获取组织标本、从分子病理学角度实现个案化精准治疗的目的。

（王季颖）

主要参考文献

[1] Antonia SJ, Villegas A, Daniel D, *et al.* Durvalumab after chemoradiotherapy in stage Ⅲ non-small-cell lung cancer. N Engl J Med. 2017; 377(20): 1919~1929

[2] Gray JE, Villegas A, Daniel D, *et al.* Three-year overall survival with durvalumab after chemoradiotherapy in stage Ⅲ NSCLC-update from PACIFIC. J Thorac Oncol. 2020; 15(2): 288~293

[3] Faivre-Finn C, Vicente D, Kurata T, *et al.* Four-year survival with durvalumab after chemoradiotherapy in stage Ⅲ NSCLC-an update from the PACIFIC trial. J Thorac Oncol. 2021; 19 (21): 22~28

[4] Zakowski MF, Ladanyi M, Kris MG, *et al.* EGFR mutations in small-cell lung cancers in patients who have never smoked. N Engl J Med. 2006; 355(2): 213~215

[5] Marcoux N, Gettinger SN, O'Kane G, *et al.* EGFR-mutant adenocarcinomas that transform to small-cell lung cancer and other neuroendocrine carcinomas: clinical outcomes. J Clin Oncol. 2019; 37(4): 278~285

[6] Oser MG, Niederst MJ, Sequist LV, *et al.* Transformation from non-small-cell lung cancer to small-cell lung cancer: molecular drivers and cells of origin. Lancet Oncol. 2015; 16(4): e165~172

[7] Lee JK, Lee J, Kim S, *et al.* Clonal history and genetic predictors of transformation into small-cell carcinomas from lung adenocarcinomas. J Clin Oncol. 2017; 35(26): 3065~3074

[8] Horn L, Mansfield AS, Szczęsna A, *et al.* First-line atezolizumab plus chemotherapy in extensive-stage small-cell lung cancer. N Engl J Med. 2018; 379(23): 2220~2229

22. 气道腔内介入技术在晚期肺癌中的应用 1 例

- ★ 呼吸内镜介入技术是肺癌诊断与治疗中不可或缺的，不仅可以参与肺癌早期诊治，还可在后期管理中发挥作用，免疫治疗时代呼吸内镜介入技术的作用更加突出
- ★ 本例患者初治时即为晚期肺鳞癌伴气道内转移，合并左、右主支气管狭窄，经过支气管镜下处理，患者的胸闷、气急症状较前明显缓解，为后续治疗提供了机会
- ★ 选择免疫药物联合化疗药物作为该患者的初治方案，治疗过程中出现皮疹，考虑为免疫结合点阻断剂相关性皮肤毒性，给予糖皮质激素口服，之后皮疹缓解
- ★ 再次采用免疫药物后，出现发热及肺部渗出性改变，经支气管镜检查结合临床特征，确认为免疫结合点阻断剂相关性肺炎合并继发真菌感染，采用糖皮质激素与抗感染药物后症状缓解
- ★ 糖皮质激素减量过程中，发热等症状反复出现，经支气管镜下冻取肺组织活检，再次明确为免疫结合点阻断剂相关性肺炎；糖皮质激素加量后，炎症渗出明显缓解，肺部原发灶则维持稳定

病例简介

患者，男，63 岁；吸烟史 600 年支；既往体健，个人及婚育史无殊。2019 年 9 月初出现咳嗽、咳痰，胸片未见明显异常，考虑支气管炎，予口服抗生素（具体不详），症状无明显改善。10 月中旬咳嗽、咳痰症状加重，痰中伴少量血丝，逐渐出现胸闷与咽下困难。

2019 年 11 月 7 日至当地医院就诊，胸部平扫 CT 提示：纵隔支气管分叉处占位、双侧支气管狭窄（图 22-1）。次日因"咳嗽、咳痰 2 个月，胸

闷气急1个月，症状加重1周"就诊于上海长海医院呼吸与危重症医学科。

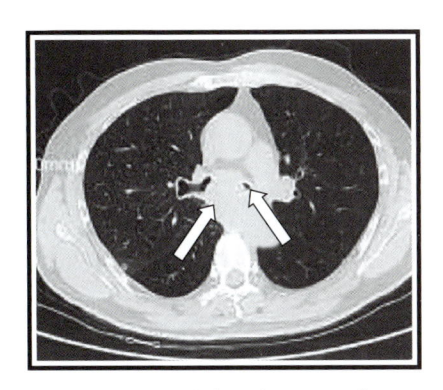

图 22-1　胸部平扫 CT 图像

气管隆突下占位（箭头，2019年11月7日）伴双侧主支气管狭窄

入院后体格检查：患者呈急性病容，端坐位，双肺可闻及明显哮鸣音。心电监护提示：血氧饱和度波动于80%上下，给予鼻导管吸氧5 L/min后，血氧饱和度可升至约90%。

2019年11月8日患者首次接受支气管镜检查，镜下见：隆突下新生物，侵犯左、右主支气管，左主支气管管腔直径1 mm，右主支气管管腔直径2 mm；在左主支气管腔内行金属支架置入术，支架置入后左主支气管管腔直径扩增至5 mm；活检隆突下新生物送病理学检查，并对右主支气管腔内新生物进行激光消融，治疗后右主支气管管腔直径约8 mm（图22-2）。经支气管镜介入治疗后，患者的胸闷、气急症状较前明显缓解。11月9日PET/CT检查提示：纵隔型肺癌伴左锁骨区、上纵隔、胃小网膜囊以及腹膜后淋巴结转移。

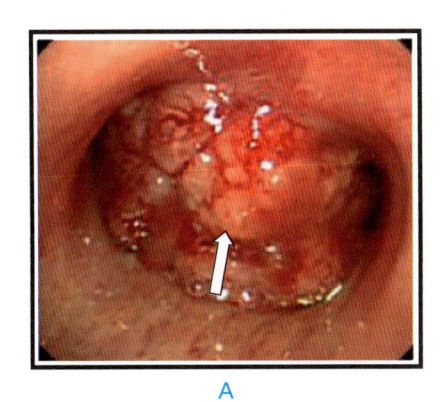

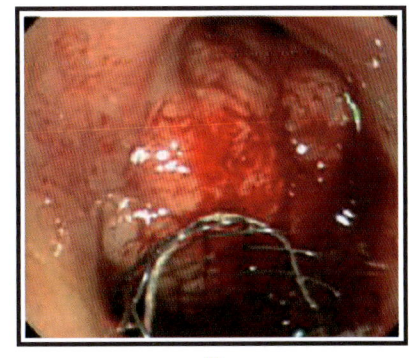

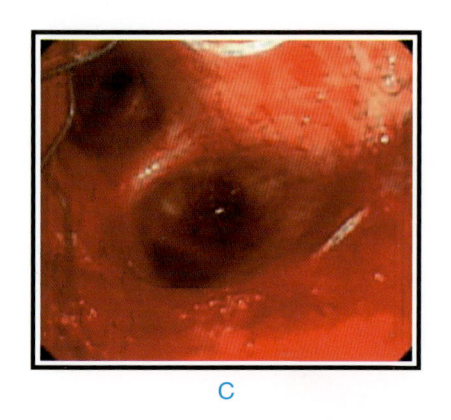

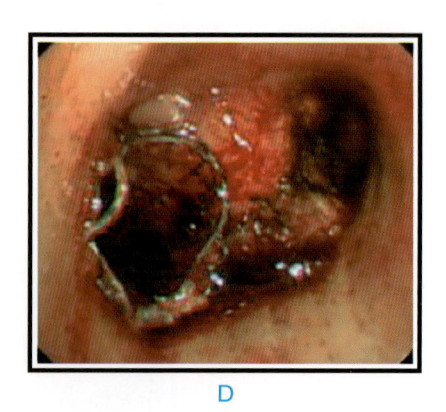

图 22-2　支气管镜检查图像（2019 年 11 月 8 日）

A - 隆突下病灶（箭头）伴双侧支气管狭窄；B - 左主支气管金属支架植入术后；C - 左主支气管远端管腔通畅；D - 经腔内介入治疗后，左、右主支气管较前通畅（隆突层面）

2019 年 11 月 26 日，病理学诊断：低分化鳞状细胞癌（PD-L1 22C3 抗体表达 30%）。当天行第二次支气管镜检查提示：右中间支气管管腔重度外压性狭窄；采用高频电凝清理右中间支气管，清理后管腔直径可达 8~9 mm。

结合影像学检查，明确诊断为：纵隔型肺鳞癌 T4N3M1a（左锁骨区、上纵隔、胃小网膜囊以及腹膜后淋巴结）ⅣB 期 PS 1 分。

两次介入治疗后，患者病况明显缓解，PS 评分由 3 分降为 1 分。完善全身检查后，2019 年 11 月 28 日给予化疗药物联合免疫药物："白蛋白紫杉醇"+"卡铂"+"帕博利珠单抗"。治疗后 1 周，患者咳嗽、咳痰及咽下困难症状均较前明显缓解。2019 年 12 月 22 日继续该方案行第二个疗程。

2020 年 1 月 17 日，患者无明显诱因下出现全身红色皮疹伴瘙痒，未见水泡与结痂（图 22-3）。血清免疫检测结果：IL-2 受体 783 U/ml，TNF-α 51.9 pg/ml，均明显高于正常值。结合临床，考虑为免疫结合点阻断剂相关性皮肤毒性，遂停用免疫药物，同时给予口服糖皮质激素"醋酸泼尼松" 0.5 mg/（kg·d）治疗，1 周后皮疹完全消退。"醋酸泼尼松"逐渐减量，至 2020 年 2 月末停药。

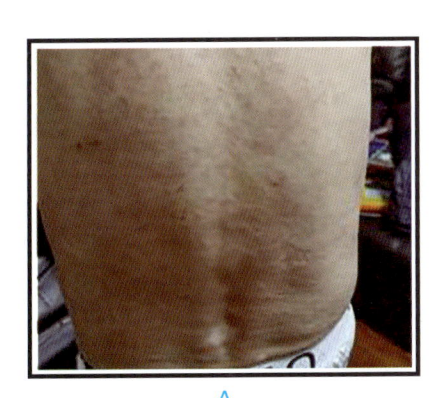

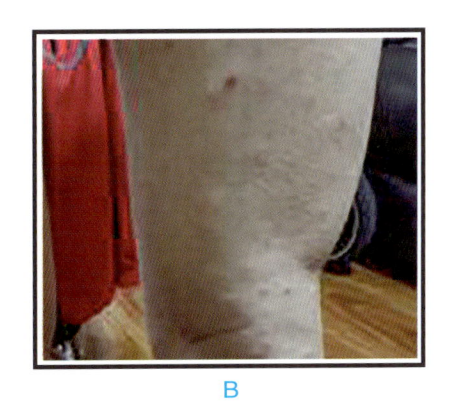

图 22-3 多发红色皮疹图

A – 背部；B – 下肢

2020年2月28日第三疗程采用细胞毒性药物"白蛋白紫杉醇"+"卡铂"后出现Ⅱ度骨髓抑制及严重的胃肠道不良反应，患者因此拒绝第四个疗程化疗。

2020年3月26日胸部平扫CT检查提示：病灶较前明显缩小（图22-4）。第三次支气管镜检查镜下见：左主支气管腔内金属支架在位且通畅，管腔内少许新生肉芽组织及坏死物附着（图22-5A），镜下清理肉芽组织与坏死物后，直视下取出金属支架；3天后复查支气管镜下见：支气管与左、右主支气管管腔通畅（图22-5B）。

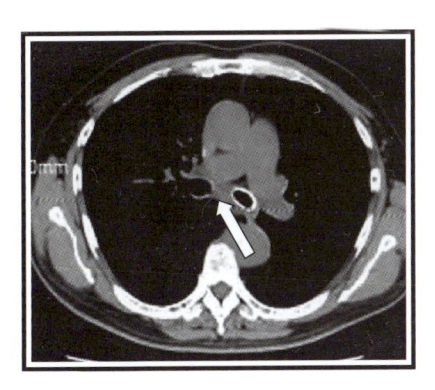

图 22-4 胸部平扫 CT 图像

隆突下病灶较前明显缩小（箭头，2020年3月26日），左主支气管腔内支架在位且通畅

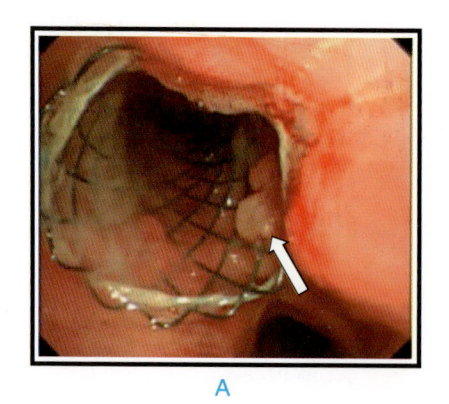

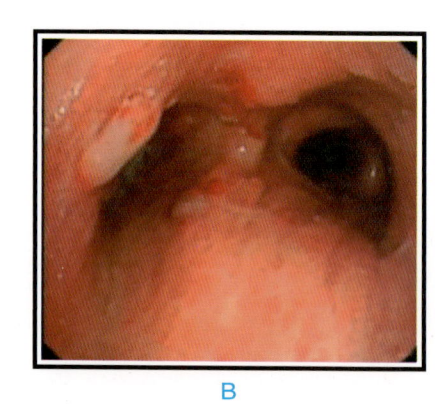

图 22-5　支气管镜图像（2020 年 3 月 26 日）

A - 左主支气管腔内金属支架在位，管腔通畅，腔内少许肉芽组织（箭头）；
B - 支架取出后 3 天，气管及双侧主支气管管腔通畅

2020 年 3 月 30 日，再次予免疫单药"帕博利珠单抗"（200 mg）静脉滴注。用药后 1 周，患者四肢出现散发皮疹，即予"地塞米松乳膏"外涂后稍缓解。4 月末，皮疹加重，双下肢尤甚（图 22-6），给予"醋酸泼尼松" 0.5 mg/（kg·d）口服，患者因恐药物的毒副作用而未遵医嘱，自行涂抹含激素类药膏（不详）后，皮疹略缓解。期间未再针对肿瘤行内科治疗。

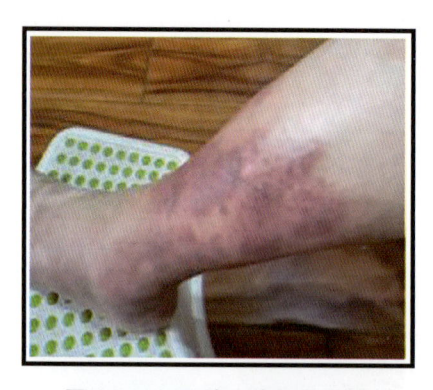

图 22-6　下肢皮疹较前加重

2020 年 6 月初患者再次出现咳嗽、咳痰症状，间断发热（最高 38℃）。6 月 11 日行胸部平扫 CT 提示：两肺炎症（图 22-7A、B）。外周血检测提示：白细胞计数 12.06×10^9/L，中性粒细胞百分比 84.4%，淋巴细胞计数 0.98×10^9/L；血沉 77 mm/h，降钙素原 0.123 ng/ml，CRP 135 mg/L，IL-2 受体 2240 U/ml，IL-6 63 pg/ml，CD4/CD8 1.33。为明确

两肺渗出性改变的原因，6月12日行第四次支气管镜检查，镜下行右中肺支气管肺泡灌洗术。支气管肺泡灌洗液（BALF）检查结果：BALF 细胞分类以淋巴细胞为主（60%）；病原学 NGS 查见副流感嗜血杆菌（序列数 356）及烟曲霉（序列数 180）。结合病况，考虑免疫结合点阻断剂相关性肺炎（CIP）合并肺部细菌及真菌感染可能。给予"甲泼尼龙"抗炎（80 mg，静脉滴注，每天 1 次），"莫西沙星"（0.4 g，静脉滴注，每天 1 次）联合"伏立康唑"（0.2 g 口服，1 次 /12 h）抗感染；"复方磺胺甲噁唑"片（0.96 g 口服，每天 3 次）预防继发肺孢子菌肺炎等治疗。

患者的体温逐渐恢复正常，临床症状明显缓解；6月20日复查胸部 CT 提示：肺部渗出影较前明显吸收（图 22-7C、D），予出院，院外继续口服糖皮质激素治疗。

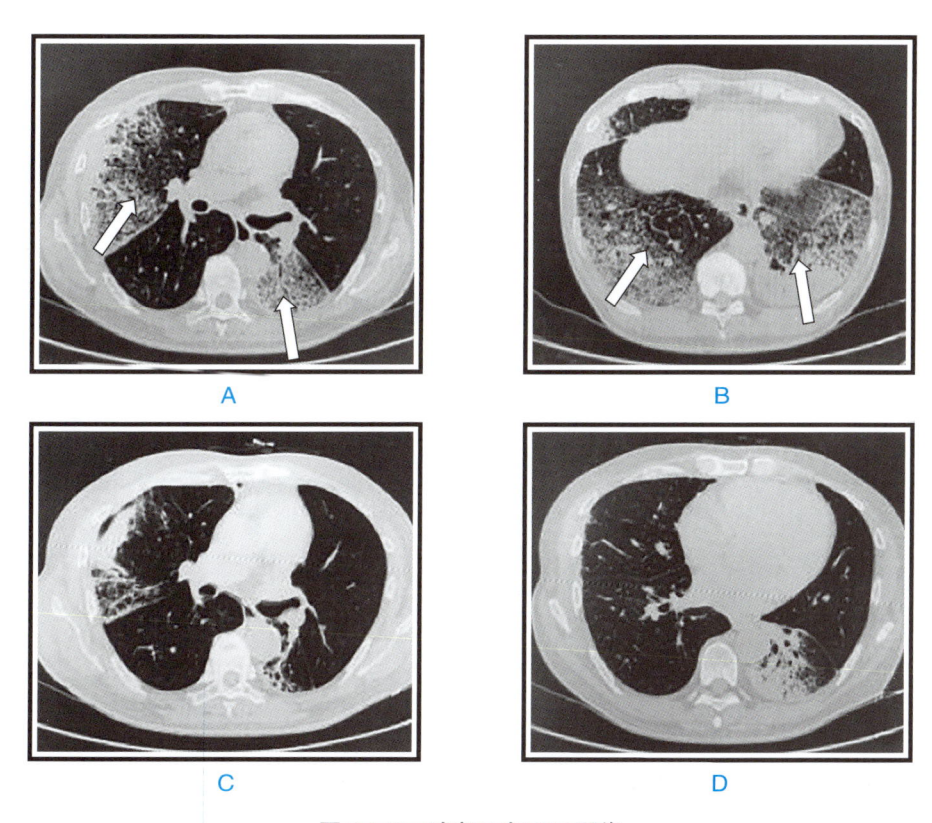

图 22-7 胸部平扫 CT 图像

A、B - 双侧肺炎（箭头，2020 年 6 月 11 日）；C、D - 经用糖皮质激素与抗感染药物后肺部炎症缓解（2020 年 6 月 20 日）

2020年7月28日复查胸部平扫CT示：肺部渗出影基本吸收。患者病况可，缓慢降低"醋酸泼尼松"每天的口服剂量。

2020年9月，患者又一次出现发热伴咳嗽，再次收治入院。此时"醋酸泼尼松"5 mg口服，每天1次。追问病史，"醋酸泼尼松"从10 mg/d减量至5 mg/d的过程中患者曾出现过发热（体温最高38.5℃），冰袋降温处理后退热。之后反复出现低热（体温波动于37.5℃）。9月9日复查胸部平扫CT提示：两肺下叶新发间质性炎症（图22-8）。血液检测结果：降钙素原正常，白介素测值较前明显下降。第五次支气管镜检查，镜下行右肺下叶内基底段支气管肺泡灌洗术及冻取肺组织（图22-9）。BALF细胞分类：淋巴细胞65%，巨噬细胞30%，肥大细胞2%；肺组织病理学诊断：肺间质少量淋巴细胞浸润，纤维组织增生（图22-10）。结合临床，诊断为CIP复发，给予"醋酸泼尼松"1 mg/kg口服治疗，同时给予预防继发感染、营养支持等对症治疗。

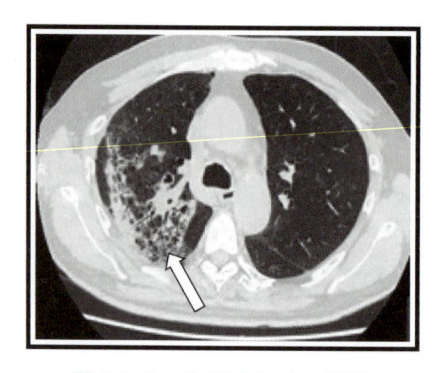

图22-8 胸部平扫CT图像

肺部可见新发渗出性病灶（箭头，2020年9月9日）

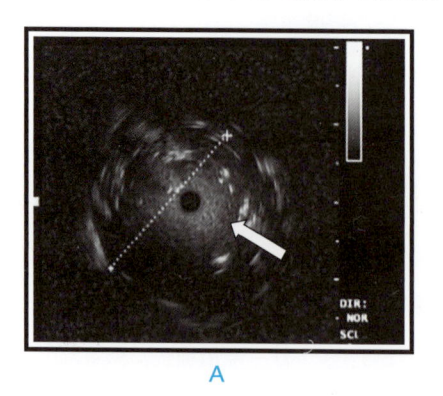

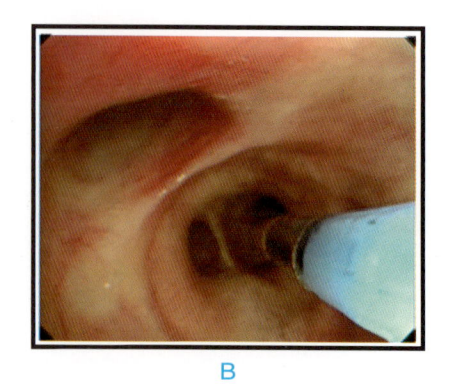

图22-9 支气管镜检查图像（2020年9月11日）

A－径向超声探头探及右肺下叶内基底段支气管远端病灶（箭头）；B－支气管镜下冻取肺组织

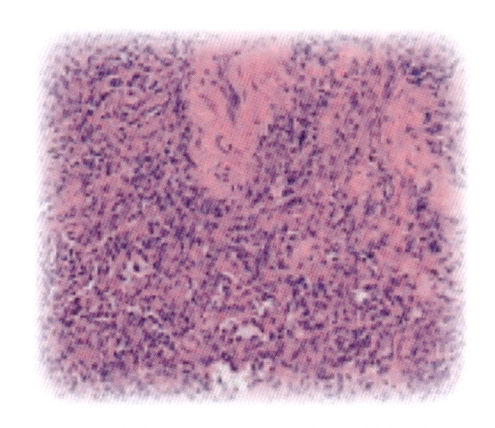

图 22-10 病理学图像（100×）

淋巴细胞浸润

2020 年 8 月 30 日复查胸部平扫 CT，见肺部病灶较前好转。11 月 10 日复查胸部平扫 CT 提示肺部渗出基本吸收，原发病灶稳定（图 22-11），继续口服"醋酸泼尼松"治疗并缓慢减量，同时给予最佳对症支持治疗。

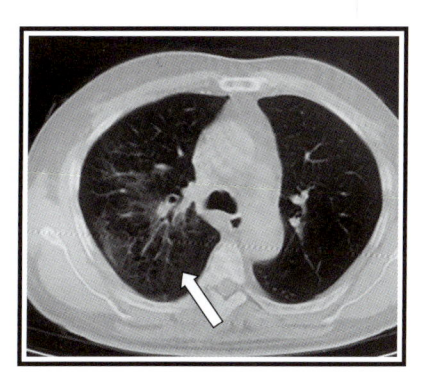

图 22-11 胸部平扫 CT 图像

肺部渗出病灶吸收（箭头，2020 年 11 月 10 日）

讨论

免疫结合点阻断剂在给患者带来长期治疗获益的同时，也可能导致 T 淋巴细胞的过度活化而攻击自身的器官，发生 irAE。常见的 irAE 主要包括皮肤、肺脏、内分泌及消化系统等，少见的有心脏、肾脏、神经系统与血液系统等[1]。

CIP 是免疫治疗相关性死亡的重要原因之一，Martins 等[2]报道：CIP

总体在 NSCLC 中发生的中位时间为 2.1 个月（0.27~27.4 个月），总体发生率 < 5%，3 级以肺上叶炎发生率 1%~2%。Grangeon 等[3]研究表明发生 irAE 的生存期比未发生 irAE 长，但是在亚组分析中，CIP 与免疫治疗的疗效并无显著相关性。Tone 等[4]研究表明 1~2 级 CIP 与 ICI 疗效提高有关，但严重 CIP 与疗效则无相关性。CIP 的机制尚不清楚，Postow 等[5]研究认为由抗肿瘤反应产生的自身反应性 T 细胞、自身抗体和细胞因子也作用于炎性器官。笔者根据自身的临床体会也总结了在 CIP 诊治中的下列数个难点。

诊断困难

CIP 的胸部影像表现多样：有磨玻璃影、间质纤维化和（或）机化性肺炎等，不易与社区获得性肺炎鉴别。若接受过肺部肿瘤的放疗，也需与放射性肺炎相鉴别。CIP 通常无明显的咳嗽、咳痰等上呼吸道感染症状，而多以胸闷、发热为主要表现。对于正在进行免疫治疗的患者一旦出现咳嗽、咳痰、胸闷、发热等症状，建议及时行胸部平扫 CT 检查，以判断有无肺炎；并查血常规，检测白介素，若高于治疗前水平，血常规中淋巴细胞绝对值明显下降，或白介素明显升高，应高度怀疑 CIP 可能。

糖皮质激素应用不规范

尽管如 NCCN、CSCO 等众多指南都对 CIP 的诊断和治疗有较为明确的推荐。但对于"糖皮质激素"这把双刃剑，临床实践中，不仅患者，就连部分医生都会在治疗中"畏手畏脚"，导致激素用量不足、疗程不足等问题。本例患者在第一次免疫结合点阻断剂（ICI）相关性皮疹发生后采用糖皮质激素期间，曾出现过由于抵抗力下降导致的带状疱疹，因此在第二次 ICI 相关性皮疹复发后，患者及其家属对医生给予"再次使用糖皮质激素"的建议有抵触，而这次治疗的延误，不仅使皮疹加重，更使后期出现的 CIP 迅速进展。

CIP 治疗期间的继发感染

糖皮质激素的长期使用会继发感染。由于此类患者大多免疫功能相对低下，易出现条件致病菌或少见病原菌的感染，甚至常见病原菌导致的肺炎也会出现非经典的影像学表现，为临床诊断带来极大困难。CSCO 指南[6]推荐，对于接受"醋酸泼尼松≥20 mg/d"等效剂量的糖皮质激素，持续治疗4周或以上的患者，可考虑采取预防耶氏肺孢子肺炎的措施，根据疗程，还需考虑到预防真菌、带状疱疹的感染风险。临床应采取多种诊疗手段，以获得可靠标本的送检，加上辅助检查并结合临床症状，能提高诊断的成功率；支气管镜肺下叶泡灌洗技术对本病例的感染与非感染肺部阴影的鉴别起到了重要作用。

该患者在第一次免疫治疗后出现了免疫结合点阻断剂相关性皮疹的毒副作用。糖皮质激素治疗痊愈后，免疫药物的再次应用致皮疹复发，且新出现了CIP。Santini等[7]一项NSCLC使用ICI后出现irAE的临床研究指出，14%的患者因为出现irAE而中断治疗，在这类患者中有56%经过处理后可再用ICI。暂停免疫药物后，再次使用又有近一半的患者出现毒副作用，其中约20%是既往出现过的，20%~23%是新发的。再次出现的irAE大多能恢复。

就免疫药物的疗效而言，本例在两次化疗药物联合免疫药物后，肿瘤疗效评估接近完全缓解。出现irAE并使用糖皮质激素治疗期间，不规律的化疗以及采用免疫单药，患者的病况仍可持续缓解。出现irAE后采用糖皮质激素是否对免疫药物的疗效存在不利影响，目前仍缺乏确切的临床证据。Foje等[8]报道：长期、较高剂量地使用糖皮质激素还是会影响免疫药物的疗效。

呼吸内镜介入技术在肺癌治疗中的应用

随着呼吸内镜介入技术的发展，对于气道恶性肿瘤引起的气道狭窄，处理的措施日益完善。本案初治时因肿瘤压迫左、右主支气管引起急性气道梗阻，临床上先行在支气管镜下于左主支气管置入金属支架，保证基本的通气，再对右主支气管的相应病灶行热消融。综合治疗后，患者胸闷、气急症状较前明显缓解，为之后针对原发病的治疗创造了机会。

支架置入是解除气道梗阻最有效的方法，但在实施操作前应明确把握适应证及禁忌证，病况缓解后应尽快取出支架，以避免继发再狭窄及感染。

肺部弥漫性改变的患者，以往在电子支气管镜下，可行肺泡灌洗术，留取BALF送检做常规、细菌与真菌培养以及脱落细胞检查，明确病变性质，但阳性率并不高，这与灌洗量以及操作者检查的经验相关；目前支气管镜下行肺组织活检,有利于提高诊断阳性率,但活检标本量较小,无法取到深部组织,阳性率依然偏低,近年来 Guowu 等[9]研究发现,对肺部不明原因渗出性改变的患者,可在病变部位冻取肺组织送检,可使阳性率提高至 95% 以上。本例患者冻取肺组织送病理检查明确了病变部位为淋巴细胞浸润,为临床诊疗提供了充分可靠的依据。

(秦 浩 焦 洋)

述评

免疫结合点阻断剂的应用全面改变了肺癌的治疗状态。不同药物、不同恶性肿瘤的 irAE 的发生率、发生时间以及主要表现类型也各异,由此也对使用免疫结合点阻断剂治疗方案的医生提出了更高的要求。对于免疫相关性毒副作用,需重点关注,并早期诊断、全程监测、适当管理。irAE 的诊治需要多学科的联合诊疗以及患者及其家属的共同配合。同时,一些新的检测手段:如病理学二代测序用于明确肺炎致病菌,是肺癌全程化管理不可或缺的利器。而呼吸内镜介入技术在快速缓解气道梗阻、早期明确诊断,尤在 CIP 治疗中获取合格标本,提高诊断成功率等方面发挥了不可忽视的作用。

(陈若华)

主要参考文献

[1] Sibaud V. Dermatologic reactions to immune checkpoint inhibitors: skin toxicities and immunotherapy. Am J Clin Dermatol. 2018; 19(3): 345~361

[2] Martins F, Sofiya L, Sykiotis GP, et al. Adverse effects of immune-checkpoint inhibitors: epidemiology, management and surveillance. Nat Rev Clin Oncol. 2019; 16(9): 563~580

[3] Grangeon M, Tomasini P, Chaleat S, et al. Association between immune-related adverse events and efficacy of immune checkpoint inhibitors in non-small-cell lung cancer. Clin Lung Cancer. 2019; 20: 201~207

[4] Tone M, Izumo T, Awano N, et al. High mortality and poor treatment efficacy of immune checkpoint inhibitors in patients with severe grade checkpoint inhibitor pneumonitis in non-small cell lung cancer. Thorac Cancer. 2019; 10: 2006~2012

[5] Postow MA, Sidlow R, Hellmann MD. Immune-related adverse events associated with immune checkpoint blockade. N Engl J Med. 2018; 378: 158~168

[6] 中国临床肿瘤学会指南工作委员会. 中国临床肿瘤学会(CSCO)免疫检查点抑制剂相

关的毒性管理指南［M］. 北京：人民卫生出版社. 2019: 20

［7］Santini FC, Rizvi H, Plodkowski AJ, *et al*. Safety and efficacy of re-treating with immunotherapy after immune-related adverse events in patients with NSCLC. Cancer Immunol Res. 2018; 6(9): 1093~1099

［8］Faje AT, Lawrence D, Flaherty K, *et al*. High-dose glucocorticoids for the treatment of ipilimumab-induced hypophysitis is associated with reduced survival in patients with melanoma. Cance. 2018; 124(18): 3706~3714

［9］Guowu Z, Yingying F, Shiyao W, *et al*. Transbronchial lung cryobiopsy may be of value for nonresolving acute respiratory distress syndrome: case series and systematic literature review. BMC Pulmonary Medicine. 2020; 20: 183~190

23. 抗肿瘤血管生成药物联合免疫结合点阻断剂首治老年肺癌患者 1 例

★ 老龄化社会对高龄晚期肺癌患者的治疗提出了新的课题
★ 本例高龄晚期肺腺癌患者经局部放疗后肿瘤复发，此后一线药物治疗方案使用抗血管靶向药物"盐酸安罗替尼"联合 PD-1 抗体"纳武利尤单抗"，无疾病进展时间长达 1 年
★ 治疗过程中出现免疫相关性甲状腺功能减退，补充甲状腺激素后病况缓解
★ 1%~2% 的肺腺癌患者会发生 RET 基因融合
★ 肺癌肿瘤细胞高通量基因检测有助于发现少见驱动基因

病例简介

患者，女，90 岁。既往有"2 型糖尿病"及"高血压病"病史 20 余年，用药后病况稳定。曾先后行"右侧踝骨及股骨骨折手术、输卵管结扎术、扁桃体切除术、胆囊切除术、盲肠切除术及髋关节置换术"。

2017 年 10 月体检时行胸部平扫 CT 发现：右肺下叶占位伴癌胚抗原升高。

2018 年 2 月在上海瑞金医院行胸部增强 CT（图 23-1）及 CT 引导下经皮肺穿刺活检，病理检查诊断：右肺腺癌；*EGFR*、*ALK* 及 *ROS1* 基因均为野生型；PD-L1 < 1%。确诊为右肺下叶腺癌 cT2aN0M0 ⅠB 期 *EGFR*、*ALK*、*ROS*（-）PD-L1（-），PS 2 分。

2018 年 4 月外院行右肺下叶病灶局部立体定向放射治疗（SBRT），具体方案不详，此后定期随访。

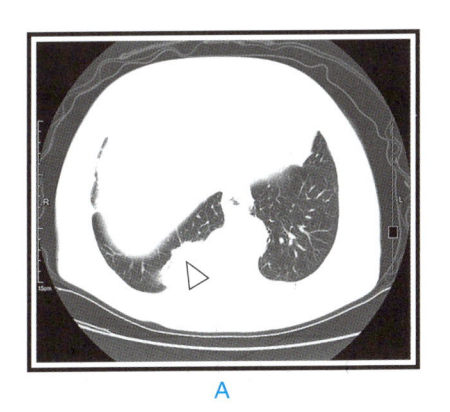

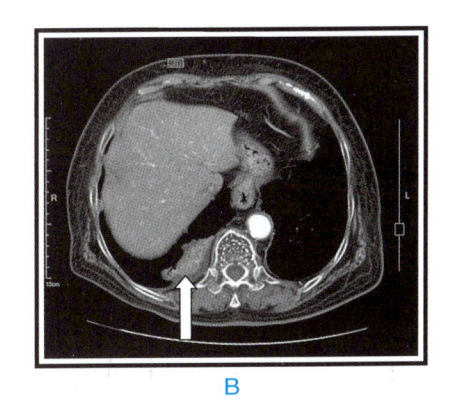

图 23-1　胸部增强 CT 图像（2018 年 2 月 5 日）

A – 右肺下叶后基底段占位（箭）；B – 右肺下叶后基底段肿块有强化（箭头）

2019 年 11 月复查时发现右侧胸腔积液，于外院行右侧胸腔穿刺术，胸腔积液送 NGS 检测，结果提示：*RET* 基因重排。

2019 年 12 月因"右肺下叶肺癌放疗后近 2 年，胸闷气急 1 个月"被收入上海瑞金医院呼吸与危重症医学科病房。复查胸部增强 CT 提示：右肺下叶节段性不张，右侧中等量胸腔积液（图 23-2）。其他辅助检查结果参见表 1。

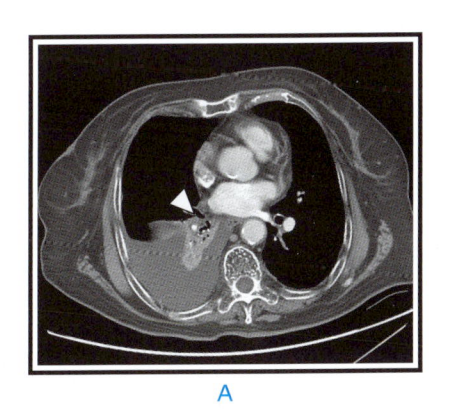

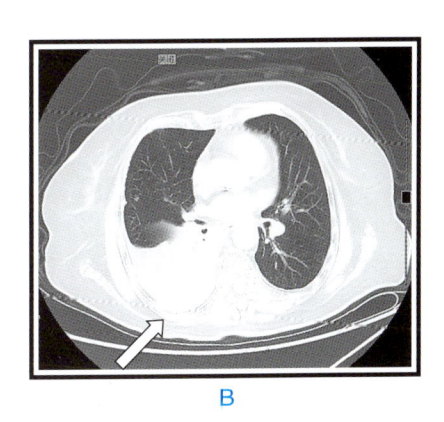

图 23-2　胸部增强 CT 图像（2019 年 12 月 18 日）

A – 右侧心膈角淋巴结肿大（箭）；B – 右肺下叶节段性不张伴右侧胸腔积液（箭头）

表 主要辅助检查

检查项目	检查结果
血液检查	外周血淋巴细胞亚群分析：CD3 绝对计数：400 个 /μl（参考值：713~2368 个 /μl）；CD4 绝对计数：250 个 /μl（参考值：384~1346 个 /μl）；CD8 绝对计数：151 个 /μl（参考值：220~1110 个 /μl）；NK 绝对计数：100 个 /μl（参考值：132~968 个 /μl）
	血清炎症因子水平：白细胞介素：6 622.4 pg/ml（参考值＜ 5.4 pg/ml）；其他正常
	自身免疫抗体十项：均阴性
	激素水平：垂体肾上腺轴：激素水平正常 甲状腺功能： 三碘甲腺原氨酸（T3）：0.85 ↓ nmol/L（参考值 0.89~2.44 nmol/L）； 甲状腺素（T4）：76.86 nmol/L（参考值 62.67~150.84 nmol/L）； 游离三碘甲腺原氨酸（FT3）：2.55 ↓ pmol/L（参考值 2.63~5.70 pmol/L）； 游离甲状腺素（FT4）：11.48 pmol/L（参考值 9.01~19.04 pmol/L）； 促甲状腺素（TSH）：2.2552 μU/ml（参考值 0.3500~4.9400 μU/ml）； 甲状腺球蛋白抗体（TGAb）：15.12 ↑ IU/ml（参考值＜ 4.11 IU/ml）； 甲状腺受体抗体（TRAb）：0.49 IU/L（参考值＜ 1.75 IU/L）； 甲状腺过氧化物酶抗体（TPOAb）0.48 IU/ml（参考值＜ 5.61 IU/ml）
腹部超声	脂肪肝；胆囊切除术后
浅表淋巴结超声	浅表淋巴结未见明显肿大

修正诊断为：右肺下叶腺癌 rT4N3M1a（肺、淋巴结、胸膜）ⅣA 期 *RET* 基因重排 PD-L1（-）PS 2~3 分。

治疗与随访

因患者家属坚拒化疗，且 *RET* 靶向药物无可及性，经多学科讨论后，2019 年 12 月 23 日起给予"纳武利尤单抗"（200 mg），静脉滴注，每 3 周一个疗程，同时联合"盐酸安罗替尼"口服，考虑到高龄患者，PS 评分较差，剂量调整为 8 mg，每天一次。

免疫治疗四个疗程及八个疗程后，分别复查胸部增强 CT（图 23-3）及全身 PET/CT（图 23-4），右肺下叶病灶明显缩小，且未见新发病灶，疗效评估为 PR；此后，继续上述方案治疗。

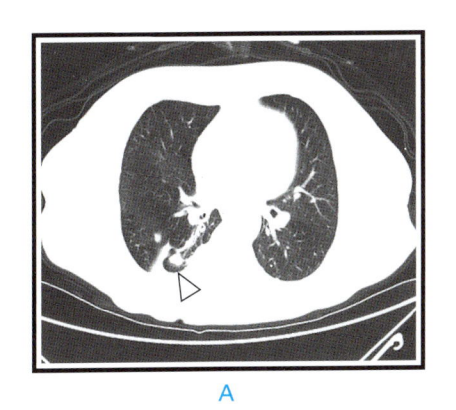

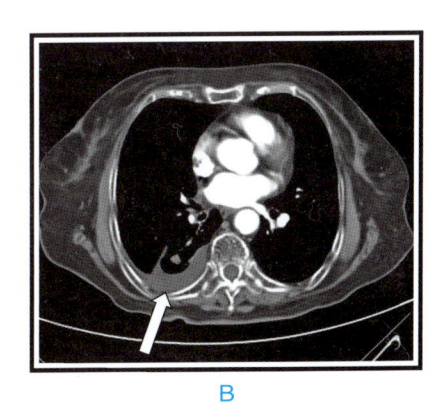

图 23-3 胸部增强 CT 图像（2020 年 3 月 16 日）

A - 右肺下叶压缩性不张及肿块较前缩小（箭）；B - 右侧胸腔积液较前减少（箭头），右侧心膈角淋巴结较前缩小

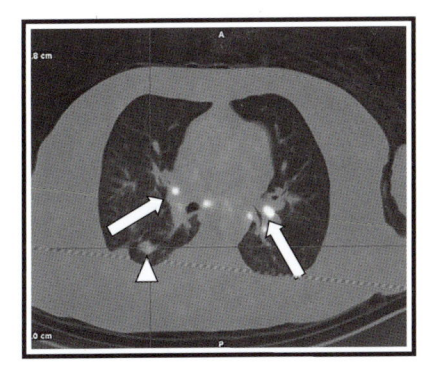

图 23-4 全身 PET/CT 图像（2020 年 6 月 20 日）

右肺下叶高代谢病灶较前缩小（箭），纵隔多发高代谢淋巴结（箭头）

2020 年 9 月复查胸部平扫 CT（图 23-5），病情稳定。患者共接受一个疗程的放疗及十二个疗程的免疫治疗，肿瘤控制良好（图 23-6）。

在一年的免疫治疗过程中，患者先后出现痰血、乏力、骨痛以及甲减等表现，考虑与免疫药物的毒副作用相关，但程度均较轻，分级为 1~2 级，并未影响到免疫药物的按时使用。治疗后，患者的一般病况有所缓解，目前其 PS 评分从 2~3 分提高到 2 分。全程治疗参见图 23-6。

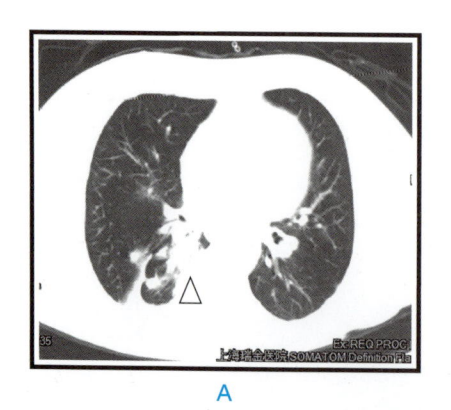

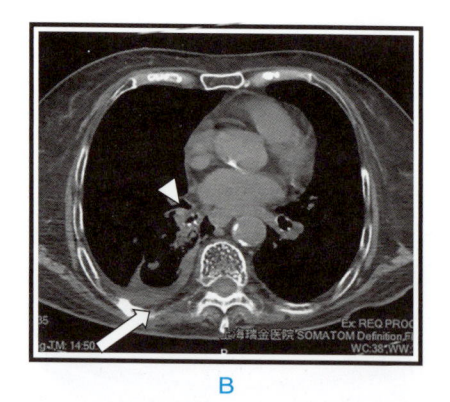

图 23-5　胸部平扫 CT 图像（2020 年 9 月 22 日）

A－右肺下叶斑片影较前范围稍增大（箭）；B－右侧胸腔积液较前相仿（箭头），心膈角淋巴结较前相仿（箭）

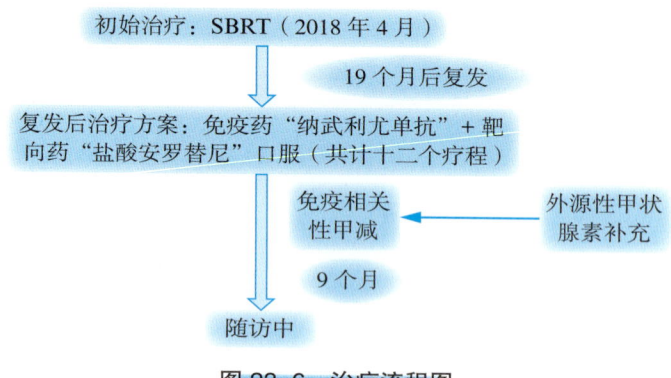

图 23-6　治疗流程图

讨论

免疫结合点阻断剂在肺癌患者的治疗中获得了令人瞩目的效果，无论对实体肿瘤，抑或血液系统恶性肿瘤，免疫药物都取得了较好的客观缓解率以及无进展生存期延长的数据。

抗血管生成治疗的作用机制[1]包括：通过抑制树突状细胞的成熟，促进 T 细胞启动与活化；通过抑制肿瘤血管的生长以及分布的异常，而促进肿瘤内的 T 细胞浸润；通过降低髓源性抑制细胞与调节性 T 细胞的数量，建立一个正常免疫的微环境。抗肿瘤血管生成药物主要分为三大类：针对 VEGF 和 VEGFR 的大分子单克隆抗体；针对 VEGFR 胞内的 TKI 以及血管内皮抑制素。

免疫药与抗肿瘤血管药对肿瘤细胞均无直接的杀灭作用，而是通过调节肿瘤微环境达到抑制肿瘤生长之目的。就作用机制而言，对肿瘤微环境的双重"驯化"，使得两者可能具有协同抗癌的作用。一项在我国开展的Ⅲ期临床研究，91例携带野生型 EGFR 与 ALK 的晚期非鳞状 NSCLC 患者，在采用二线以上药物治疗中使用 PD-1 抗体"卡瑞利珠单抗"联合 VEGFR2 抑制剂"甲磺酸阿帕替尼"，ORR 与疾病控制率（DCR）分别为 29.7% 和 81.3%。

　　上海胸科医院韩宝惠团队开展的一项 IB 期临床试验，入组22例驱动基因（EGFR/ALK/ROS1）阴性的ⅢB～Ⅳ期初治 NSCLC 患者，使用"信迪利单抗"联合"盐酸安罗替尼"治疗，有16例患者实现 PR，6例患者的影像学（显示）疾病 SD，ORR 为 72.7%，DCR 高达 100%[2]。本例患者采用"纳武利尤单抗"联合"盐酸安罗替尼"治疗后，最佳疗效为 PR。提示这种联合治疗方案可以拓展免疫治疗的获益人群，对高龄或病况评分较差的晚期肺癌患者可以作为有利的备选方案。

（王晓斐）

述评

　　RET 基因位于10号染色体的长臂上，编码一个受体酪氨酸激酶。RET 蛋白活化后会激活下游的信号通路（包含 RAS、MAPK、ERK、PI3K 与 AKT 等），导致细胞增殖、迁移及分化。RET 基因的激活突变与人的恶性肿瘤相关，多见于1%~2%的肺腺癌，此现象在较年轻患者与从不吸烟者中更常见[3,4]。

　　本例患者在初诊时，未检测 RET 融合基因，但应考虑超高龄患者的耐受性，接受靶向治疗为首选，条件允许则推荐进行全面的基因检测。目前研究[5,6]显示：Selercatinib 和 Pralsetinib 两种药物对 RET 阳性的肺癌者均显示出卓越的疾病控制率及客观缓解率；其中 Selpercatinib 对既往化疗失败的 NSCLC 患者中 ORR（客观缓解率）达到70%；初治的 NSCLC 患者中 ORR 可以达到90%，其中14例合并脑转移的患者颅内病灶的 ORR 为93%，包括2例完全缓解（14%）与11例局部缓解（79%）。本例患者若有机会在复发后使用一线药物或新一代特异性 RET 抑制剂，对疗效及生活质量将更有益。事实上本病例在根治性放疗后肿瘤复发，临床上采用免疫结合点阻断剂 + 抗肿瘤血管靶向药"盐酸安罗替尼"，取得PR的疗效，可能与"盐酸安罗替尼"作为多靶点药物，对*RET*融合基因亦有相应的抑制作用有关。

在靶向药物耐药后，治疗的选择往往会面临瓶颈。目前已有日益增多的研究[7,8]表明：使用靶向药物后可能会增加肿瘤的突变负荷；由此提示部分患者靶向药物耐药后仍可在换用免疫药物后获益。

（高蓓莉）

主要参考文献

［1］Lanitis E, Irving M, Coukos G. Targeting the tumor vasculature to enhance T cell activity. Curr Opin Immunol. 2015; 33(4): 55~63

［2］Chu T, Zhong R, Zhong H, et al. Phase ib study of sintilimab plus anlotinib as first-line therapy in patients with advanced non-small cell lung cancer. J Thorac Oncol. 2020; 14: S1556-0864(20)31101-1

［3］Wang R, Hu H, Pan Y, et al. RET fusions define a unique molecular and clinicopathologic subtype of non-small-cell lung cancer. J Clin Oncol. 2012; 30: 4352

［4］Mukhopadhyay S, Pennell NA, Ali SM, et al. RET-rearranged lung adenocarcinomas with lymphangitic spread, psammoma bodies, and clinical responses to cabozantinib. J Thorac Oncol. 2014; 9: 1714

［5］Drilon A, Oxnard GR, Tan DSW, et al. Efficacy of selpercatinib in RET fusion-positive non-small-cell lung cancer. N Engl J Med. 2020; 383: 813

［6］Subbiah V, Velcheti V, Tuch BB, et al. Selective RET kinase inhibition for patients with RET-altered cancers. Ann Oncol. 2018; 29(8): 1869~1876

［7］Offin M, Rizvi H, Tenet M, et al. Tumor mutation burden and efficacy of EGFR-tyrosine kinase inhibitors in patients with EGFR-mutant lung cancers. Clin Cancer Res. 2019; 25(3): 1063~1069

［8］Isomoto K, Haratani K, Hayashi H, et al. Impact of EGFR-TKI treatment on the tumor immune microenvironment in EGFR mutation-positive non-small cell lung cancer. Clin Cancer Res. 2020; 26(8): 2037~2046

24. 免疫结合点阻断剂治疗晚期肺癌致多系统毒性1例

★ 免疫结合点阻断剂可导致机体多系统发生免疫相关性毒副作用，其中，免疫相关性心肌炎最为严重、可能威胁患者生命

★ 早期发现免疫相关的毒性反应并予及时干预，包括停止使用免疫药物、启动足剂量糖皮质激素治疗，可降低免疫相关性毒副作用的死亡率，改善预后

★ 免疫结合点阻断剂相关性毒副作用可以发生在免疫治疗后的任一时段，患者与医护团队的及时沟通、多学科讨论及会诊协作，对于有效管理免疫结合点阻断剂相关性毒副作用至关重要

★ 本例患者在免疫结合点阻断剂治疗后先后出现多系统（包括心血管、内分泌、血液、神经等）免疫相关性毒副作用，发生时间既有先后，也有一部分交叉重叠。在整个治疗过程中，尽早识别，及时足量启动糖皮质激素治疗显得尤为重要

病例简介

患者，女性，77岁；既往有"高血压、房性早搏"病史，口服药物控制可；无吸烟史。

2020年4月27日因"气急伴咳嗽20天"首次就诊于上海市东方医院呼吸与危重症医学科；次日行胸部平扫CT提示：右肺下叶团块影，胸膜下多发可疑结节影，右侧液气胸，右肺膨胀不全（图24-1A、B）；全身PET/CT检查提示：右肺下叶压缩肺组织内可见团块样FDG代谢增高影，右侧胸膜多发FDG高代谢结节状、斑块状影。行右侧胸腔穿刺术，胸水细胞蜡块病理检查提示：查见腺癌细胞。明确诊断：（1）右肺下叶腺癌cT1cN1M1a（胸膜）ⅣA期。基因检测均为野生型；ECOG评分为1分；（2）右侧液气胸；（3）高血压病；（4）房性心律失常。

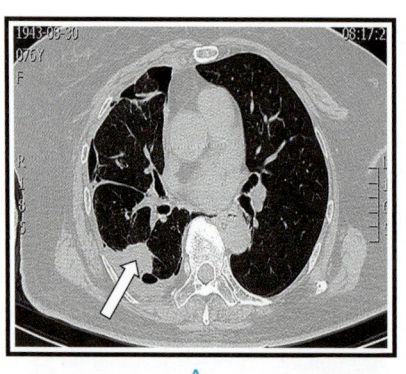

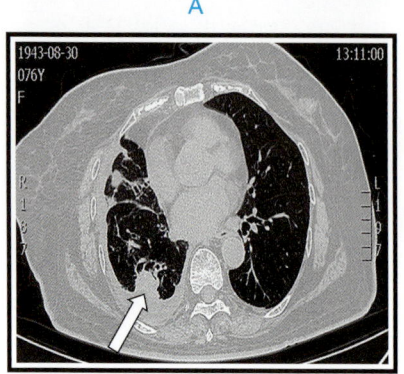

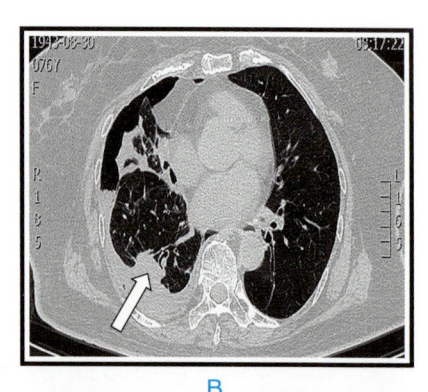

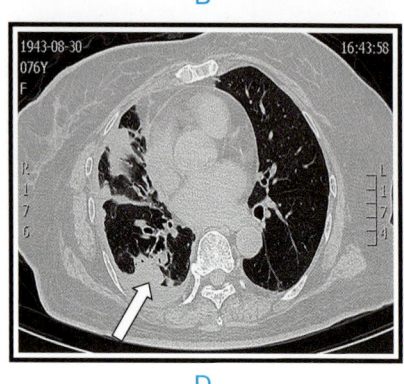

图 24-1　胸部平扫 CT 图像

A、B - 右肺下叶团块影（箭头，2020 年 4 月 28 日），胸膜下多发可疑结节影，右侧液气胸，右肺膨胀不全；C - 右肺病灶与前相仿（箭头，2020 年 6 月 20 日），气胸好转；D - 右肺病灶与前相仿（箭头，2020 年 8 月 3 日）

患者及其家属因惧怕铂类药物可能产生的毒副作用，拒绝含铂双药化疗，故分别于 2020 年 5 月 8 日及 2020 年 5 月 31 日予以"培美曲塞联合贝伐珠单抗"治疗两个疗程，之后复查胸部平扫 CT，评价疗效为 SD（图 24-1C）。

因患者家属坚决要求免疫治疗，经查无相关禁忌，于 2020 年 6 月 23 日及 7 月 16 日分别予以"卡瑞利珠单抗"、"培美曲塞"联合"贝伐珠单抗"治疗。

2020 年 8 月 2 日起，患者无明显诱因反复出现心悸、乏力伴气急，休息后稍有缓解，无胸闷、胸痛，无肩背部放射痛，无头晕、冷汗，无黑矇、晕厥等表现。复查肝功能：AST 339.40 U/L，ALT 144.20 U/L，LDH 2024.60 U/L；血脂：LDL-C 4.07 mmol/L；凝血功能：D- 二聚体 4.280 mg/

L FEU；心梗三项：BNP 194.8 ng/L，肌酸磷酸激酶同工酶 88.32 ng/ml，血清肌钙蛋白 0.84 ng/ml，肌红蛋白 1457 ng/ml；其他实验室检查结果未见异常。心电图提示：房颤，ST-T 改变；心脏彩超提示：左房增大，主动脉瓣钙化伴少量反流，二尖瓣少量反流，左室收缩功能正常，左室舒张功能减低，EF 58%；胸部平扫 CT 显示肺部病灶稳定（图 24-1D）。

结合患者既往的辅助检查结果，考虑出现了免疫药物相关的心脏毒性（心肌炎），经上海东方医院肺癌 MDT 团队讨论后，予以"甲泼尼龙琥珀酸钠针剂"240 mg 静脉滴注，每天 1 次；辅以"胺碘酮"及"酒石酸美托洛尔"控制心率；"氯吡格雷"抗血小板；"培哚普利"改善心室重构；"泮托拉唑钠肠溶"抑酸护胃；"头孢噻肟针剂"抗感染；"还原型谷胱甘肽针剂""多烯磷脂酰胆碱"护肝；"曲美他嗪"营养心肌；"苯磺酸氨氯地平"控制血压；"托拉塞米"及"安体舒通"利尿及补钾等治疗。

患者的症状逐渐改善。自 2020 年 8 月 3 日至 24 日，糖皮质激素的使用剂量逐渐减量（图 24-2）。复查患者的血肌钙蛋白水平下降，心电图及心脏彩超恢复正常。

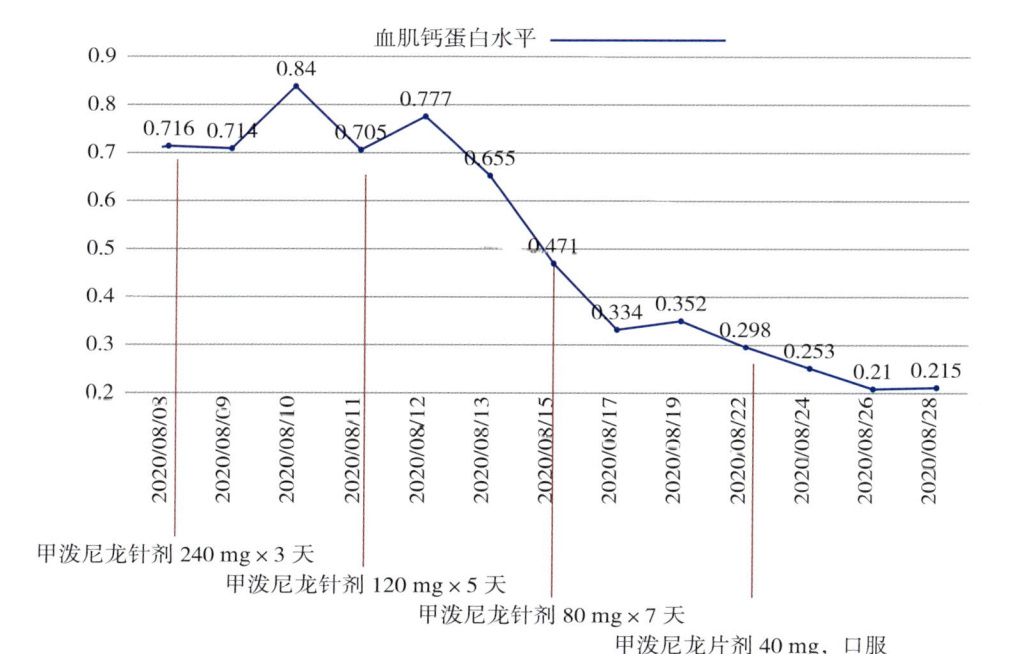

图 24-2 糖皮质激素使用剂量

2020年8月24日停用静脉激素，改为口服"甲泼尼龙"40 mg，每天1次。2020年9月1日起患者略感乏力，此后乏力感逐渐加重。2020年9月7日再次入院复查发现，甲状腺功能较前明显降低（表）；B超提示甲状腺弥漫性病变；心梗三项、心电图等基本正常。经多学科讨论认为：患者可能发生了免疫治疗相关内分泌毒性（甲状腺功能减退症），严重程度为G2级。遂于2020年9月8日起给予甲状腺激素替代疗法："左甲状腺素钠"50 μg口服，每天1次。25天后复查甲状腺功能均恢复正常。

表　治疗前后甲状腺功能对比

甲状腺功能指标	4.19化疗前	6.22免疫加化疗前	7.15免疫加化疗前	8.6心肌炎发生时	9.8入院时	9.30复查时	参考值
三碘甲状原氨酸	0.98	0.85	1.03	0.98	0.26	0.32	0.8~2.0 ng/ml
甲状腺素	7.64	7.24	8.54	9.82	3.41	4.05	5.1~14.1 μg/ml
游离三碘甲状腺原氨酸	2.59	2.51	2.48	2.41	0.88	1.03	2.0~4.4 pg/ml
游离甲状腺素	1.30	1.12	1.11	1.41	0.69	1.11	0.93~1.70 ng/dl
促甲状腺素	3.910	2.75	2.52	4.010	1.020	2.01	0.27~4.2 μIU/ml

在甲状腺激素替代治疗的过程中，患者出现呼吸困难，并逐渐加重，以至无法行走，并出现双侧眼睑下垂。2020年9月13日血常规检查提示血小板进行性下降，最低值为30×10^9/L；动脉血气分析提示Ⅱ型呼吸衰竭。将患者转入呼吸科ICU，给予无创呼吸机辅助通气，同时辅以抗感染、升血小板、纠正低蛋白血症及营养支持治疗。为明确血小板进行性下降的原因，2020年9月14日行骨髓穿刺活检，排除了原发性血小板减少症，结合病史，高度怀疑免疫治疗相关血液系统毒性（血小板减少）的可能性，遂于2020年9月16日再次予以"甲泼尼龙"240 mg，静脉滴注，每天1次，行冲击治疗；同时给予"丙种球蛋白"10 g，静脉滴注，每天1次。1周后复查外周血血小板计数较前升高，遂将激素逐渐减量。治疗

过程中，复查胸部 CT 提示：肿瘤病灶控制稳定。

在持续无创呼吸机辅助通气过程中，患者的眼睑下垂基本复原，上肢肌力正常。2020 年 9 月 17 日起下肢肌力明显减退，四肢深 / 浅感觉正常，血肌酸激酶水平升高。由于患者病况危重，拒绝肌电图检查及肌肉活检，血浆抗乙酰胆碱受体抗体与抗骨骼肌受体酪氨酸激酶抗体结果均为阴性，免疫结合点阻断剂相关性神经系统毒性的诊断依据不足。经过对症、营养支持治疗等，患者病情仍进一步恶化，出现呼吸衰竭、多脏器功能恶化等情况，最终于 2020 年 11 月 1 日病亡，OS 为 6 个月。图 24-3 所列为自发生免疫相关性心肌炎后至病亡前的治疗进程。

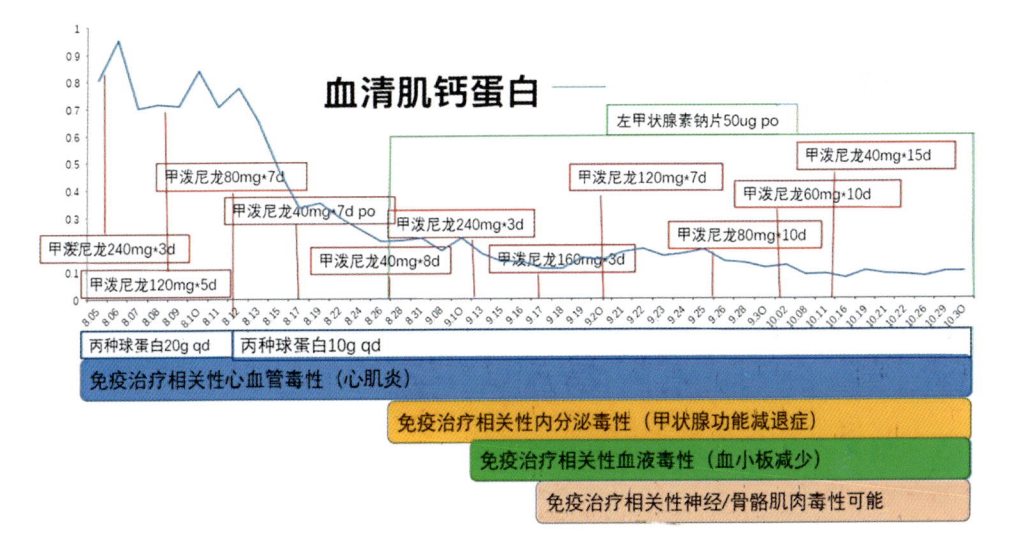

图 24-3　免疫结合点阻断剂相关性毒副作用的诊治过程回顾

讨论

尽管免疫结合点阻断剂的总体耐受性良好，但仍会产生严重或者不可逆的免疫相关性毒副作用[1]。免疫结合点阻断剂（ICI）治疗相关毒性反应的发生率为 60%~80%，13%~23% 的患者会出现 3/4 级严重毒性。有学者报道[2,3]常见的 ICI 相关性毒副作用包括：皮肤毒性（皮疹、瘙痒、白癜风等）、消化道毒性（腹泻、腹痛、便血等）、内分泌系统毒性（垂体炎、甲状腺功能异常等）、肝脏毒性、肺脏毒性；其他相对少见的毒性反应[4,5]包括神经毒性、血液毒性及心脏毒性等。

免疫相关性毒副作用（irAE）的发生时间不尽相同，大多发生于治疗 1~6 个月之内，而免疫相关性心脏毒性的中位发生时间为 27 天。有文献报道[6]，最短间隔时间是 5 天，多数患者在接受第一或第二个疗程的免疫药物后出现相关表现。有学者[7]指出，发生免疫相关性心血管毒副作用的心肌炎患者中位年龄是 69 岁，其中 75% 的患者既往并无基础心血管系统疾病史。多数出现心脏毒性的患者都同时合并其他 irAE，常见的有心肌炎、重症肌无力、严重皮疹、肠炎等。接受双免疫药物的患者，一旦出现免疫相关性心肌炎，病死率可高达 67%。也有研究[8]认为，接受 PD-1 单药治疗的病死率为 36%。本病例出现心肌炎相关表现的时间是在使用免疫药物联合化疗 17 天之后，并发了内分泌系统、血液系统及神经肌肉系统等多器官的毒性反应，最终造成患者发生呼吸衰竭而病亡。

少数出现免疫相关性心肌炎的患者可完全无临床症状，轻者可表现为咳嗽、发热等非特异性症状，重者可能出现奔马律等严重心律失常、急性心力衰竭、心源性休克等。实验室检查可发现 CK-MB、血清肌钙蛋白升高；多数免疫相关性心肌炎患者的心电图表现为传导系统功能障碍；射血分数是否异常并非免疫相关性心肌炎的可靠预测指标；左心导管术可排除冠心病等原发性心血管疾病；心肌内膜活组织检查见间质性炎症伴淋巴细胞浸润是诊断免疫相关心肌炎的"金标准"，但该检查方法因其创伤性较大，对这类患者大多并不适用。有学者[9]研究提示：对患者行心脏磁共振检查，心脏磁共振成像显示：对比剂钆延迟强化。

考虑到大剂量应用糖皮质激素可能带来的相关并发症等诸多因素，本例患者在使用糖皮质激素治疗时有所保留，最高剂量选择"甲泼尼龙" 240 mg 冲击治疗，并未采取指南中推荐的 1 g 剂量。激素治疗后，患者的心肌炎相关指标均有所好转。由此可见，在治疗免疫相关心肌炎时，应及时使用糖皮质激素，其剂量也应结合患者的实际情况酌情调整。

免疫结合点阻断剂（ICI）治疗引起的内分泌毒性包括甲状腺功能异常、垂体功能亢进、原发性肾上腺功能不全及胰岛素依赖型糖尿病等[10]。在 ICI 相关的甲状腺功能异常中，甲状腺功能减退比甲状腺功能亢进更为常见，中位发生时间为开始治疗后的第 4 周。在 ICI 治疗之前，应检查患者的基线内分泌相关激素水平，并在之后定期复查，以便及时发现与处理。在本例中，这一点得到了很好的体现。

免疫治疗相关的血液系统毒性反应相对少见，但表现多样，包括溶血性贫血、红细胞发育不全、中性粒细胞减少、血小板减少、骨髓增生异常、A 型血友病、再生障碍性贫血及噬血细胞综合征等；因此，需要与肿瘤进展、骨髓受累、胃肠道出血和药物反应相鉴别，尤其是当免疫药物与化疗药物联用时，更应全面分析与慎重处理，骨髓穿刺活检对确立病因有很大帮助。

（陆晶晶　尹　琦）

述评

免疫结合点阻断剂相关性毒副作用可能出现在单个或多个脏器，发生及持续时间不一。临床数据显示，免疫治疗相关性毒副作用发生时间的早晚依次为皮肤毒性、肝脏毒性、肺脏毒性、消化道毒性以及甲状腺功能异常等，其中，常以内分泌毒性持续时间最久。

本病案先后发生了心脏毒性、内分泌毒性、血液系统毒性和神经肌肉毒性，其中，不同脏器毒性反应的存在时间有重叠。这也提醒临床，对有免疫结合点阻断剂治疗史或正在接受该类药物的患者，在治疗前后任何时间段内若出现新发症状或体征，均应警惕 irAE 的可能性。

及早甄别并早期使用糖皮质激素干预，是应对的关键。对于严重的 irAE，特别是免疫相关性肺炎及心肌炎，激素的使用时间可能需要延长。

（尹　琦）

主要参考文献

[1] Moslehi JJ, Salem JE, Sosman JA, et al. Increased reporting of fatal immune checkpoint inhibitor-associated myocarditis. The Lancet. 2018; 391(10124): 933

[2] Xing Q, Zhang ZW, Lin QH, et al. Myositis-myasthenia gravis overlap syndrome complicated with myasthenia crisis and myocarditis associated with anti-programmed cell death-1 (sintilimab) therapy for lung adenocarcinoma. Ann Transl Med. 2020; 8(5): 250

[3] Wang DY, Salem JE, Cohen JV, et al. Fatal toxic effects associated with immune checkpoint inhibitors: a systematic review and meta-analysis. JAMA Oncol. 2018; 4(12): 1721~1728

[4] Johnson DB, Balko JM, Compton ML, et al. Fulminant myocarditis with combination immune checkpoint blockade. N Engl J Med. 2016; 375 (18): 1749~1755

[5] Lyon AR, Yousaf N, Battisti NML, et al. Immune checkpoint inhibitors and cardiovascular toxicity. Lancet Oncol. 2018; 19(9): e447~e458

[6] Neilan TG, Rothenberg ML, Amiri-Kordestani L, et al. Myocarditis associated with immune

checkpoint inhibitors: an expert consensus on data gaps and a call to action. Oncologist. 2018; 23(8): 874~878

[7] Pradhan R, Nautiyal A, Singh S. Diagnosis of immune checkpoint inhibitor-associated myocarditis: A systematic review. Int J Cardiol. 2019; 296: 113~121

[8] Awadalla M, Mahmood SS, Groarke JD, et al. Global longitudinal strain and cardiac events in patients with immune checkpoint inhibitor-related myocarditis. J Am Coll Cardiol. 2020; 75(5): 467~478

[9] Haanen JBAG, Carbonnel F, Robert C, et al. Management of toxicities from immunotherapy: ESMO Clinical Practice Guidelines for diagnosis, treatment and follow-up. Ann Oncol. 2018

[10] Brahmer JR, Lacchetti C, Schneider BJ, et al. Management of immune-related adverse events in patients treated with immune checkpoint inhibitor therapy: american society of clinical oncology clinical practice guideline. J Clin Oncol. 2018; 36(17): 1714~1768

25. PD-1 抗体治疗晚期肺癌致免疫结合点阻断剂相关性多重毒副作用 1 例

★ 与传统化疗相比，免疫结合点阻断剂的毒副作用发生率低，但可能累及多个脏器，需要在用药过程中及时发现与处理
★ 本例晚期肺腺癌患者，一线使用化疗联合免疫治疗方案，一个疗程后出现肝功能异常，经肝脏穿刺活检明确为 PD-1 抗体所致 3 级肝脏毒性
★ 停用 PD-1 抗体并给予糖皮质激素治疗后，肝功能恢复正常
★ 糖皮质激素逐渐减量的过程中，患者出现 I 型呼吸衰竭，两肺新发间质性改变，除外感染、肿瘤进展后，明确为 PD-1 抗体所致 3 级肺毒性
★ 调整糖皮质激素的给药剂量，并予保护性抗感染治疗后，病况缓解

病例简介

患者，男，62 岁；吸烟史 800 年支。患者 20 年前确诊"乙型病毒性肝炎"，经抗病毒治疗后，多次复查肝功能均正常；有"2 型糖尿病"史 10 年，长期口服"二甲双胍"，血糖控制正常；4 年前因"冠心病"行冠脉支架植入术，现未再服药。

因"口齿不清伴记忆力下降、右侧肢体活动不利 2 周"于 2020 年 4 月 29 日首诊于上海交通大学附属瑞金医院神经内科。入院后，头颅平扫 CT 提示：左侧顶叶结节伴周围大片状不规则水肿；右侧额顶叶低密度灶，左侧小脑片状低密度灶，转移瘤可能。胸部平扫 CT 提示：左肺门影增大伴左肺上叶部分不张，左肺上叶结节灶，纵隔及左肺门淋巴结增大，两肺转移可能。根据影像学检查提示，临床诊断为：左肺上叶恶性肿瘤伴头颅转移。

2020 年 5 月 11 日因患者的中枢神经系统症状明显，行立体定向脑活

检＋颅内局部病灶伽马刀治疗术。

2020年5月26日再次行颅内局部病灶伽马刀治疗术，治疗后，患者口齿转清，能够正常交流，肢体活动基本恢复，生活基本自理。颅内病灶术后病理诊断：转移性腺癌，结合免疫组化符合肺腺癌转移。患者转入上海瑞金医院呼吸与危重症医学科继续治疗。

经全身评估（图25-1）后确诊：左肺上叶腺癌cT4N3M1c(肺，颅内)ⅣB期PS 1分，驱动基因阴性。

2020年6月3日给予化疗药联合免疫药开始第一疗程，具体方案为"培美曲塞二钠"+"卡铂"+"卡瑞利珠单抗"（200 mg）。

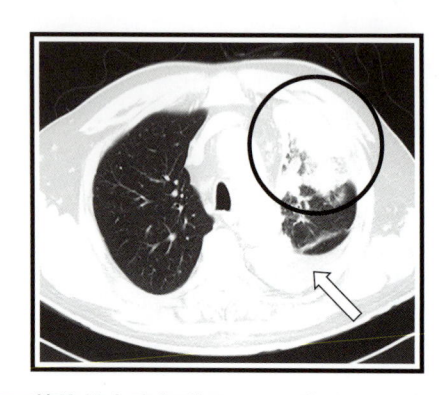

图 25-1　基线状态胸部增强 CT 图像（2020 年 6 月 3 日）

左肺上叶近肺门处软组织影，远端阻塞性肺不张（圈）；左侧胸腔积液（箭头）

第一个疗程结束后，患者偶感恶心，无其他明显不适。2020年6月25日遵医嘱入院拟行第二个疗程，血液生化检查发现肝功能异常，胸部平扫CT提示：原发病灶较之前缩小，左侧胸腔积液较之前减少（图25-2）。给予"还原型谷胱甘肽""甘草酸二铵"及"多烯磷脂酰胆碱"保肝治疗，肝酶指标好转，但逐渐出现巩膜黄染伴尿色加深，复查肝功能提示胆红素进行性升高，参见下表。

加用"熊去氧胆酸"及"腺苷蛋氨酸"退黄治疗。血液检测肝功能HAV、HBV、HCV与HEV病毒，以及自身免疫性肝炎抗体，均为阴性，排除了活动性病毒性肝炎、自身免疫性肝炎导致肝功能异常的可能。腹部增强CT与肝脏增强MR检查提示：肝脏有两处微小异常信号，考虑转移可能。因微小的肝转移病灶不足以引起肝功能显著异常，故临床可排除肝脏转移瘤所致肝功能异常。

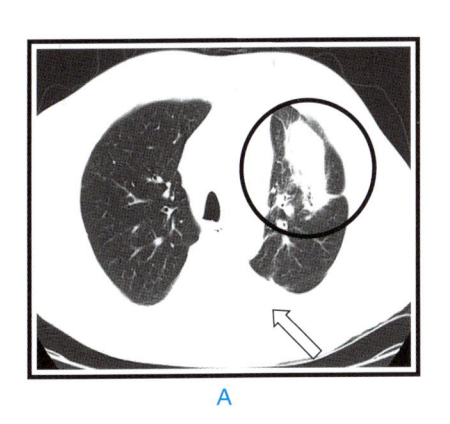

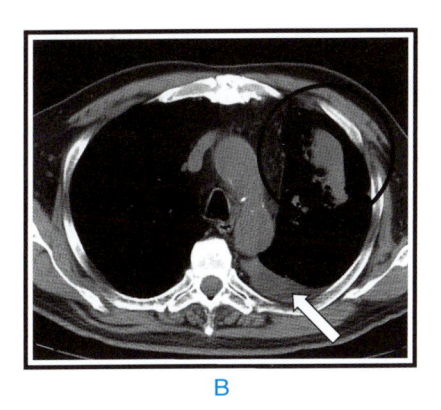

图 25-2　胸部平扫 CT 图像（第一疗程后，2020 年 6 月 26 日）

A、B - 左肺上叶近肺门处软组织影，最大截面约 7.8 cm×3.6 cm，远端阻塞性肺不张（圆圈，肺窗）；左侧胸腔积液（箭头，纵隔窗）

表　肝功能变化趋势

检测内容	6月15日	6月25日	6月28日	6月30日	7月2日
ALT（IU/L）（10~64）	39	280	279	200	159
AST（IU/L）（8~40）	39	268	214	214	121
AKP（IU/L）（38~126）	158	259	295	295	407
总胆红素（μmol/L）（4.7~24）	8.6	12.7	34.4	70.7	106.8
直接胆红素（μmol/L）（0~6.8）	3.4	3.9	24.1	46.7	66.4

日期：2020年

经上海瑞金医院呼吸与危重症医学科、感染科、介入科多学科讨论后，高度怀疑免疫药物相关性肝脏毒性。获得患者及其家属的知情同意后，2020 年 7 月 2 日行肝脏穿刺活检，穿刺后即刻给予"甲泼尼龙"（60 mg，按 1.5 mg/kg 计量），静脉滴注，每天 2 次。肝脏穿刺标本病理检查：可见 10 个肝小叶，其间肝细胞多见点灶坏死及嗜酸小体，少量肝细胞脂肪变，少量肝细胞淤胆及羽毛样变，肝窦内易见淋巴细胞排列，汇管区轻度炎症（图 25-3）。经多方会诊后，考虑为免疫结合点阻断剂（ICI）所致肝损伤。继续给予"甲泼尼龙"以及保肝、退黄治疗，根据肝功能复测结果逐渐减少糖皮质激素的用量。至 2020 年 7 月 23 日停止静脉用药，调整为"泼尼松"（10 mg）每天顿服，肝功能恢复正常，2020 年 8 月 14 日停用糖皮质激素。

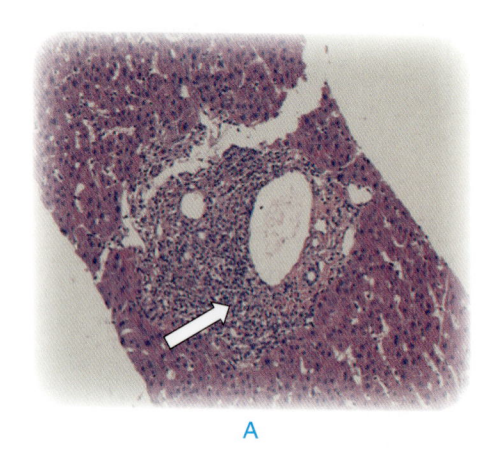

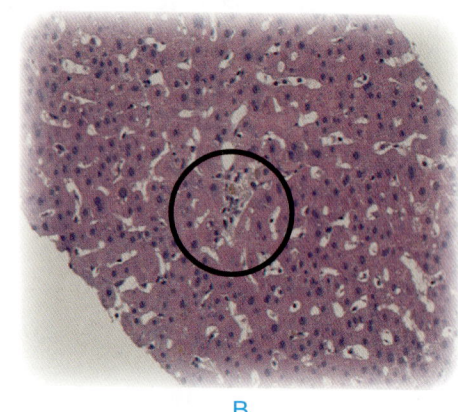

图 25-3　肝穿刺标本病理学图像（HE 染色）
A - 淋巴细胞聚集（箭头，40×）；B - 肝细胞坏死及淤胆（圈，100×）

停止糖皮质激素治疗后 1 周，患者逐渐出现胸闷、气急，并呈进行性加重，以至日常轻微活动（如刷牙、洗脸等）后即有症状，遂于 2020 年 8 月 22 日再次收住入院。入院时查体：体温正常，心率 117 次 /min，呼吸频率 30 次 /min，血压 135/75 mmHg，指氧饱和度 52%（未吸氧），口唇微绀；听诊两肺呼吸音减弱，肺底散在 Velcro 啰音。立即给予高流量氧疗（吸氧流量 30 L/min，浓度 90%），胸部 X 线检查提示：两肺透光度降低，两肺多发斑片渗出影（图 25-4A）。追溯 2020 年 8 月 13 日患者的胸部平扫 CT 图像，已见两肺新发多发磨玻璃斑片影。

病情分析：患者因免疫相关性肝损伤使用糖皮质激素超过 30 天，糖皮质激素减量过程中出现双肺新发病灶，停药后肺部病变加重，需重点鉴别继发肺部感染抑或出现免疫结合点阻断剂相关性肺脏毒性的可能。2020 年 8 月 24 日即给予广谱抗生素治疗："美罗培南" 1.0 g，静脉滴注，8 小时 1 次 +"伏立康唑" 200 mg 口服，每天 1 次 +"复方磺胺甲噁唑" 2 片口服，每天 3 次；同时给予"甲泼尼龙" 60 mg，静脉滴注，每天 2 次。期间，完善各项感染指标的检测：PCT、CRP、G 试验、GM 试验、内毒素检测、乳胶凝集试验、呼吸道病毒九联检、CMV-DNA、EB-DNA 以及 TSPOT 等，结果均阴性；痰液及血液病原学（细菌、真菌与结核杆菌）涂片及培养均阴性；痰液送检病原学 NGS 测序结果为阴性。2 天后复查胸部 X 线见双肺渗出影略有吸收（图 25-4B）。

2020 年 8 月 29 日将抗生素降阶梯，调整为"头孢西丁钠"（2.0 g）静脉滴注，12 小时 1 次，同时继续静脉滴注"甲泼尼龙"。胸部 X 线检查提示：两肺斑片渗出影缓慢吸收（图 25-4C）。患者诉胸闷、气急症状逐渐缓解，遂缓慢下调吸氧浓度。

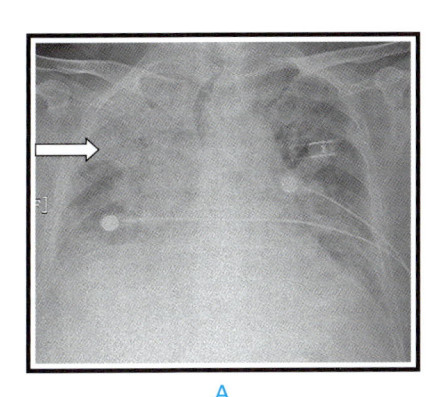

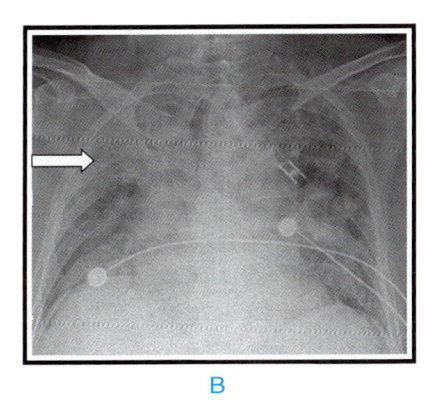

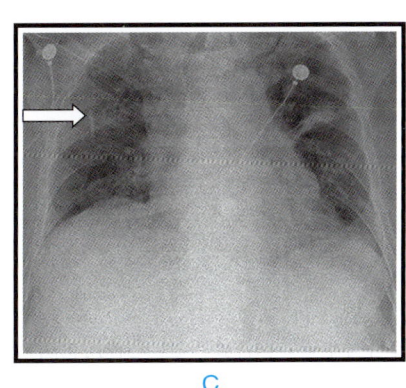

图 25-4　胸部 X 线图像（床边片）

A - 两肺透光度降低，两肺多发斑片渗出影（箭头，2020 年 8 月 24 日）；B - 广谱抗生素联合"甲泼尼龙"治疗 2 天后复查，两肺多发斑片渗出影（箭头），较前部分吸收（箭头，2020 年 8 月 26 日）；C - 降阶梯抗感染药保护下，静脉滴注糖皮质激素治疗 1 周，两肺透亮度继续改善，斑片渗出影较前明显吸收（箭头，2020 年 9 月 1 日）

2020年9月11日复查胸部平扫CT（图25-5）提示：左肺原发病灶稳定，两肺磨玻璃斑片影较2020年8月13日吸收，部分纤维化状态改变。遂调整"甲泼尼龙"剂量为30 mg，静脉滴注，每天2次；3天后改用"泼尼松"（20 mg），每天3次口服。2020年9月16日出院，嘱每周糖皮质激素减量10 mg，1个月后到医院复查。

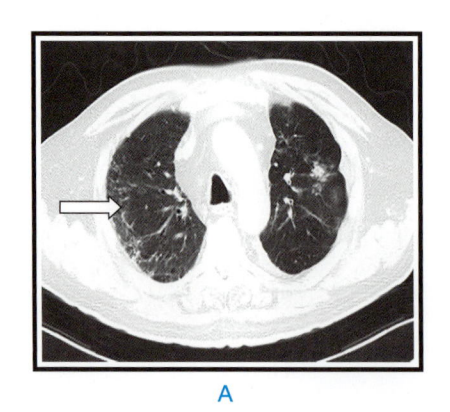

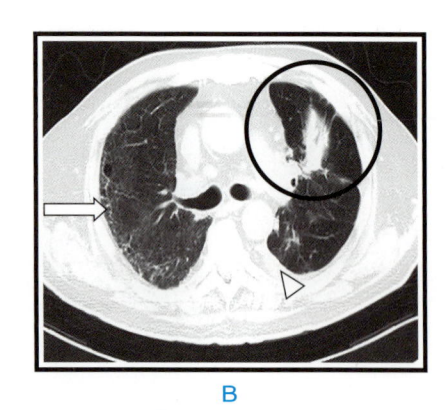

图25-5 胸部平扫CT图像（2020年9月11日）

A-气管下端层面，两肺透亮度减低，散在磨玻璃斑片渗出影，边缘模糊，胸膜下部分纤维化状态改变（箭头）；B-左、右主支气管分叉层面，左肺上叶近肺门处软组织影，远端阻塞性肺不张（圈），左侧少量胸腔积液（箭）；两肺透亮度减低，散在磨玻璃斑片渗出影，边缘模糊（箭头）

2020年9月21日，患者再次出现胸闷且气急加剧，2020年9月25日复查胸部增强CT（图25-6）提示：左侧大量胸腔积液。经左侧胸腔穿刺，抽取的胸腔积液中查见腺癌细胞，考虑肿瘤进展。此时距第一次化疗药联合免疫药物治疗时间已达16周。

彻底引流胸腔积液后，2020年9月30日起给予化疗药"培美曲塞"+抗肿瘤血管生成药"贝伐珠单抗"。现已完成两个疗程，随访胸部影像学及各项实验室检查指标均稳定。诊疗流程参见图25-7。

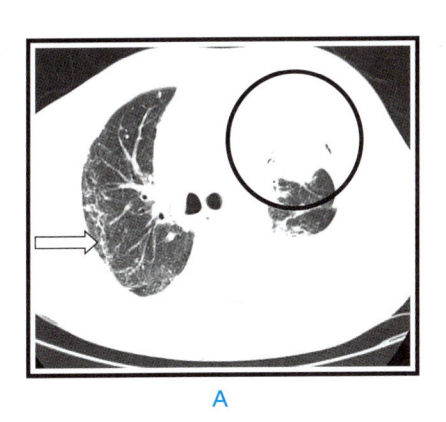

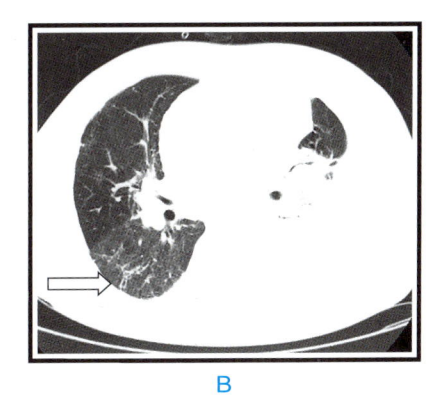

图 25-6　胸部增强 CT 图像（2020 年 9 月 25 日）

A－左右气管分叉层面,左肺上叶近肺门处软组织影,远端阻塞性肺不张(圈),两肺透亮度减低,散在磨玻璃斑片渗出影,边缘模糊,胸膜下部分纤维化状态改变（箭头）；B－基底干支气管层面,左侧大量胸腔积液肺膨胀不全；两肺透亮度减低,散在磨玻璃斑片渗出影,边缘模糊（箭头）

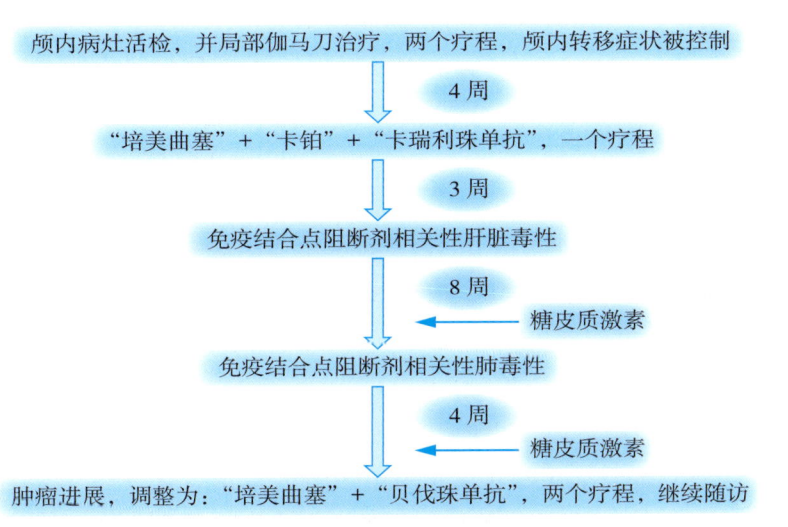

颅内病灶活检，并局部伽马刀治疗，两个疗程，颅内转移症状被控制
↓ 4 周
"培美曲塞" + "卡铂" + "卡瑞利珠单抗"，一个疗程
↓ 3 周
免疫结合点阻断剂相关性肝脏毒性 ← 糖皮质激素
↓ 8 周
免疫结合点阻断剂相关性肺毒性 ← 糖皮质激素
↓ 4 周
肿瘤进展，调整为："培美曲塞" + "贝伐珠单抗"，两个疗程，继续随访

图 25-7　诊疗流程图

讨论

我国已批准多种 PD-1/PD-L1 的单克隆抗体用于晚期肺癌的治疗，并取得了较好的疗效。但这一疗法尚在起步阶段，如何选择优势人群、确定治疗方案、评估疗效、识别以及处理毒副作用等已成为目前临床上所面临的新课题。

免疫结合点阻断剂相关性肝脏毒性主要表现为 ALT 和（或）AST 升高，伴或不伴胆红素升高；临床表现大多无特征，但可伴有发热、疲乏、食欲下降或早饱等非特异性症状，胆红素升高时可出现皮肤巩膜黄染、茶色尿等。Naidoo 等[1]研究指出，免疫结合点阻断剂相关性肝脏毒性可发生在首次用药后的任何时间内，大多出现在首次用药后 8~12 周。诊断时，需要排除活动性病毒性肝炎、肝脏原发肿瘤或肝转移瘤进展、其他药物或疾病导致的肝损伤（脂肪肝、酒精肝等）以及自身免疫性肝炎等。

本病例首次使用免疫结合点阻断剂 3 周后出现 ALT 与 AST 升高，常规药物治疗后未见好转且胆红素逐渐升高，临床上除巩膜黄染、尿色加深外无其他症状。因其既往有乙肝病史，通过对 HAV、HBV、HCV、HEV 抗体以及 HBV-DNA、HCV-RNA 等检测，首先排除了活动性肝炎。尽管影像学检查示：肝脏可疑转移灶，但微小转移灶不足以导致明显肝功能异常；多种抗癌活性药物，包括中药、化疗药物、免疫结合点阻断剂，都可能导致肝损，通过药物性肝损易感基因 *SNP* 的检测发现患者存在 *RS72631567* 突变。Nicoletti 等[2]研究指出，尽管该位点突变型患者更易发生药物性肝损，但相关的药物无特定指向。该患者曾服用各味中药材的性质均较温和，肝损少见，且患者确诊肺癌后早已停用，故中药所致肝损暂不考虑。

化疗药物中，"卡铂"以及"培美曲塞二钠"导致的肝损经药物积极治疗后多能较快恢复，鲜有 3~4 级肝脏毒性的报道。本病例常规保肝治疗效果欠佳且出现胆红素进行性升高，化疗药物所致肝损的可能性亦较小。最终聚焦于免疫结合点阻断剂所致肝脏毒性，且获病理检查结果的支持。参考《中国非小细胞肺癌免疫检查点抑制剂治疗专家共识》（2019年版）[3]，本例属 G3 肝脏毒性，遂停止 ICI 治疗，按指南推荐剂量 1~2 mg/kg·d 给予静脉使用"甲泼尼龙"，每一两天监测肝功能并调整糖皮质激素用量，总疗程近 6 周。

免疫结合点阻断剂相关性肺炎是一种罕见但有致命威胁的严重毒副作用，其临床、影像与病理表现各异。临床研究数据[4]显示，接受 PD-1/PD-L1 抗体治疗的患者，免疫结合点阻断剂相关性肺炎发生率不足 5%，3 级以上的肺炎发生率 0~1.5%。然也有研究[5]提示，在临床病例中免疫结合点阻断剂相关性肺炎的发生率似乎更高，达 19%。其高危人群包括接受 EGFR-TKI 联合免疫治疗的驱动基因敏感突变型 NSCLC 患者、先前存在慢性肺部疾病（如慢性阻塞性肺病、肺纤维化等）或目前存在肺部活动性感染者。免疫结合点阻断剂相关性肺炎可能在使用 ICI 后任何时间发生，但与其他免疫相关性毒副作用相比，肺炎发生的时间相对较晚，中位发生时间在 2~3 个月。免疫结合点阻断剂相关性肺炎的临床症状主要包括呼吸困难（53%）、咳嗽（35%）、发热（12%）或胸痛（7%），偶尔会发生缺氧且会快速恶化以致呼吸衰竭，但亦有约 1/3 患者无任何症状而仅有影像学异常[6]。

本例患者在糖皮质激素用药减量的过程中出现呼吸困难并逐渐进展为Ⅰ型呼吸衰竭，胸部影像学表现为两肺间质性改变，结合患者无发热脓痰等急性感染的临床症状，且实验室检查各项相关的感染指标均为阴性结果，"肺部感染"的依据不足。心功能检查以及肿瘤评估分别排除了心功能不全、肿瘤进展所致的病情变化。本病例出现了免疫结合点阻断剂相关性肝脏毒性，在糖皮质激素停药后逐渐出现肺部异常改变，故考虑 ICI 相关性肺炎的可能大。在这些病例中，尽管 72% 为 1~2 级毒性，但大部分免疫结合点阻断剂相关性肺炎需要使用糖皮质激素或免疫抑制剂进行拮抗治疗[6]。本病例已发展为呼吸衰竭，胸部影像学显示超过 50% 肺实质受累，属于 3 级免疫结合点阻断剂相关性肺炎，因此重新给予糖皮质激素"甲泼尼龙"治疗；治疗 1 周内患者的氧合状态逐渐改善，胸部 X 线显示两肺透亮度改善，考虑糖皮质激素治疗有效。

（包志瑶）

述评

ICI 作为新型抗肿瘤药物，无论是作用机制，还是毒副作用，均与以往的放疗、化疗以及靶向治疗等传统疗法完全不同。在开始治疗前，所有患者均应被告知 ICI 的潜在毒性；出现药物相关性毒性时，应及时评估患者的病情，采取措施防止毒性加重；必要时需进行多学科讨论，就毒副作用合作处理。ICI 毒性的处理目前在很大程度上依赖于糖皮质激素，应根据毒性分级来判断是否使用，以及使用糖皮质激素的剂型及其剂量。按常规，应坚持"先口服后静脉、先低剂量后高剂量"的原则。但对于来势凶险的毒副作用，如对心脏、肺、肝脏以及神经系统毒性，首选静脉使用高剂量糖皮质激素[7]。为防止毒副作用的复发，糖皮质激素的减量应逐步进行，大多需历经 4 周，有时需要 6~8 周或更长时间。

本例患者在肝损出现初期即被发现并及时给予了有效的全身糖皮质激素治疗，肝脏毒性缓解后停用糖皮质激素，但因未能及时发现肺部新发病变，直到患者出现呼吸困难症状并逐渐加重后，才明确为药物相关性肺毒性，收入病房并给予相应处理。

由此可见，ICI作为新型抗肿瘤药物，临床医生（尤是非肿瘤专业以及基层医生）对其相关性毒副作用的认识及其处理能力仍有待提高。从ICI作用机制来看，抑制PD-1/PD-L1通路可以增强机体的自身免疫反应[8]，因此ICI相关性毒副作用可累及全身多器官，可同时亦可异时发生，故需多学科共同协作，以利早期发现、及时诊断并不断完善治疗方案，才能使患者的获益更大。

（项 轶）

主要参考文献

[1] Naidoo J, Page DB, Li BT, et al. Toxicities of the anti-PD-1 and anti-PD-L1 immune checkpoint antibodies. Ann Oncol. 2015; 26(12): 2375~2391

[2] Nicoletti P, Aithal GP, Bjornsson ES, et al. Association of liver injury from specific drugs, or groups of drugs, with polymorphisms in HLA and other genes in a genome-wide association study. Gastroenterology. 2017; 152(5): 1078~1089

[3] 周彩存，王洁，步宏，等. 中国非小细胞肺癌免疫检查点抑制剂治疗专家共识（2019版）. 中国肺癌杂志. 2020; 23(2): 65~76

[4] Khunger M, Rakshit S, Pasupuleti V, et al. Incidence of pneumonitis with use of programmed death 1 and programmed death-ligand 1 inhibitors in non-small cell lung cancer: a systematic review and meta-analysis of trials. Chest. 2017; 152(2): 271~281

[5] Suresh K, Voong KR, Shankar B, et al. Pneumonitis in non-small cell lung cancer patients receiving immune checkpoint immunotherapy: incidence and risk factors. J Thorac Oncol. 2018; 13(12): 1930~1939

[6] Naidoo J, Wang X, Woo KM, et al. Pneumonitis in patients treated with anti-programmed death-1/programmed death ligand 1 therapy. J clin Ooncol. 2017; 35(7): 709~717

[7] Champiat S, Lambotte O, Barreau E, et al. Management of immune checkpoint blockade dysimmune toxicities: a collaborative position paper. Ann Oncol. 2016; 27(4): 559~574

[8] Baumeister SH, Freeman GJ, Dranoff G, et al. Coinhibitory pathways in immunotherapy for cancer. Annu Rev Immunol. 2016; 34: 539~573

26. "甲磺酸奥希替尼"治疗肺神经内分泌癌伴 *EGFR L858R*、*T790M* 双突变 1 例

- ★ 肺神经内分泌癌罕见 *EGFR* 基因突变，全球报道仅数例，采用 EGFR-TKI 药物疗效不佳
- ★ 本例肺神经内分泌癌伴 *EGFR L858R*、*T790M* 双突变，全球未见报道
- ★ 本例患者使用化疗及第一代 EGFR-TKI "吉非替尼"效果均欠佳，肿瘤快速进展
- ★ 复测基因提示 *EGRF T790M* 突变，三线药给予第三代 EGFR-TKI "甲磺酸奥希替尼"治疗，病灶明显缩小，但疗效仅维持 3 月余
- ★ 后续给予"甲磺酸奥希替尼"联合"白蛋白紫杉醇"化疗，肿瘤控制稳定

病例简介

患者，女，49 岁。无吸烟史；既往史无特殊，否认其他慢性疾病史。2020 年 2 月 28 日，患者曾因"反复咳嗽"至外院住院治疗，行胸部及上腹部增强 CT 检查提示：右肺门占位，考虑肺癌伴纵隔淋巴结肿大，肝脏多发转移（图 26-1）；头颅 MRI 提示：缺血性改变；骨盆 MRI 平扫+增强提示：两侧骶骨、髂骨及股骨上段多发性转移瘤，右侧臀小肌组织水肿。2020 年 3 月 5 日行 CT 引导肺下叶穿刺活检术，病理检查提示"神经内分泌癌（中-低分化），AE1/AE3（+），CD56（+），CD99（-），Ki-67（约 40%+），NapsinA（-），P40（-），Syn（部分+），TTF-1（+）"（图 26-2）。初步诊断为：右肺神经内分泌癌 T4N3M1c（双肺、骨、肝）ⅣB 期 PS 1 分。

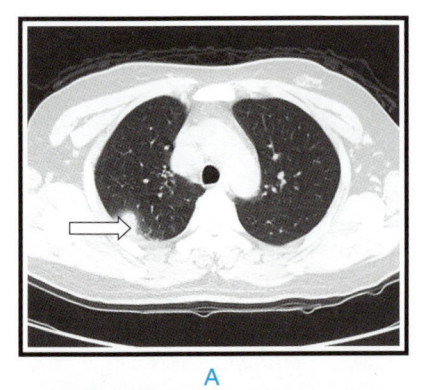

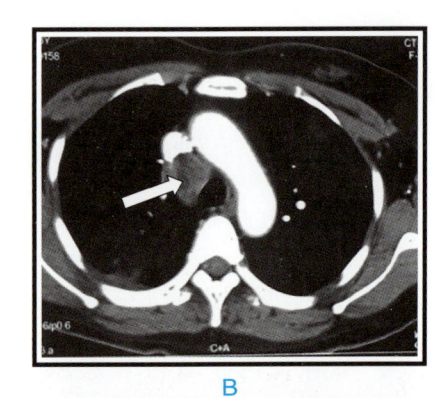

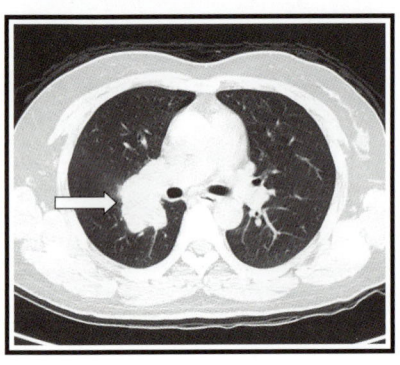

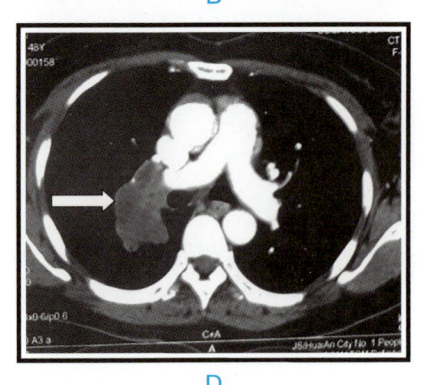

图 26-1　胸部平扫＋增强 CT 图像（外院，2020 年 2 月 28 日）

A – 右肺上叶胸膜下病灶（箭头）；B – 纵隔 4R 组淋巴结转移（箭头）；
C – 右肺门病灶（箭头，肺窗）；D – 右肺门病灶（箭头，纵隔窗）

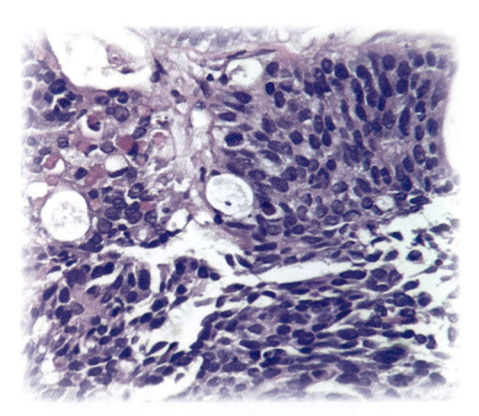

图 26-2　右肺上叶穿刺组织的病理学图像（HE 染色，200×）

神经内分泌癌（中 – 低分化）

2020年3月15日于当地医院行全身化疗，方案："依托泊苷"（0.1 g，D1~5）+ "顺铂"（30 mg，D1~4，q3W），并定期给予"唑来膦酸"护骨治疗。因疫情要求，每次入院时需常规行胸部平扫 CT 检查。一个疗程后，2020 年 4 月 8 日复查胸部 CT 提示：右肺上叶病灶较前增大（图 26-3）。

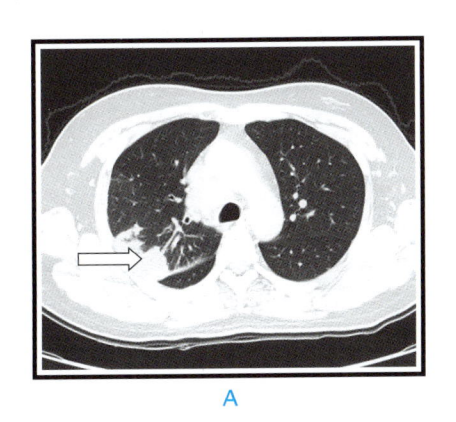

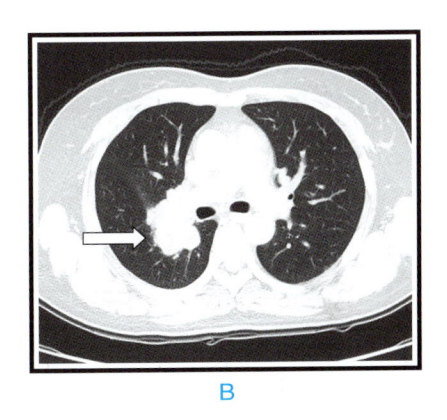

图 26-3　胸部平扫 CT 图像（外院，2020 年 4 月 8 日）

A - 右肺上叶胸膜下病灶较前增大（箭头）；B - 右肺门病灶与前相仿（箭头）

考虑全身化疗效果欠佳，将首次穿刺活检组织送 PD-L1 检测，并于 2020 年 4 月 9 日行基因检测。等待基因检测结果期间，因患者及家属要求，于 2020 年 4 月 11 日行第二次全身化疗，方案同前。2020 年 4 月 22 日基因检测结果：*EGFR* 21 外显子 *L858R* 突变（突变丰度 61.1%），*EGFR* 20 外显子 *T790M* 突变（突变丰度 58.6%），*POLD1* 8 外显子 *R306H* 突变（突变丰度 0.92%），TMB 4.02Muts/Mb，PD-L1 阴性。遂于 2020 年 4 月 23 日起，联合口服第一代 EGFR-TKI "吉非替尼" 行靶向治疗。服药 1 周后，患者全身多发皮疹，伴纳差、乏力，经对症治疗后未见明显缓解。全身化疗两个疗程后，2020 年 5 月 9 日复查胸部 CT 提示：肺部病灶与 2020 年 4 月 8 日的 CT 影像提示相仿，病况评估为 SD，继续口服 "吉非替尼"。

2020 年 5 月 30 日复查胸部平扫 CT：右肺病灶较前（2020 年 5 月 9 日）明显增大（图 26-4），病况评估为 PD，提示第一代靶向药物联合 EP 方案治疗效果不佳。

2020 年 6 月 1 日移诊至海军军医大学附属长征医院呼吸与危重症医

学科后查体：生命体征平稳，精神状态较差，营养状态一般，头部及胸背部布满皮疹且呈对称性分布，无水泡，伴瘙痒，心、肺、腹检查未见明显异常。

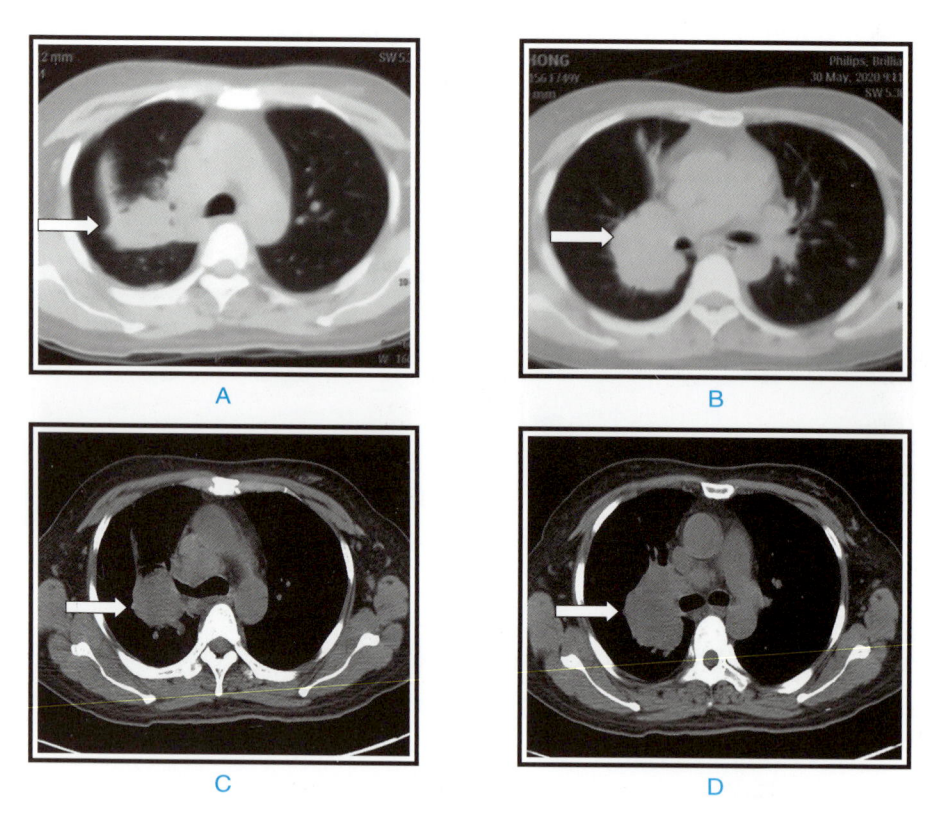

图 26-4 胸部平扫 CT 图像（外院，2020 年 5 月 30 日）

A - 右肺上叶病灶较前增大（箭头，肺窗）；B - 右肺门病灶较前增大（箭头，肺窗）；C - 右肺上叶病灶较前增大（箭头，纵隔窗）；D - 右肺门病灶较前增大（箭头，纵隔窗）

再将外院肺穿刺病理切片请本院病理科会诊后，考虑肺神经内分泌癌或小细胞肺癌可能性大。患者行外周血 NGS 检测结果，与外院肺穿刺组织基因检测结果相似：*EGFR 21* 外显子 *L858R* 突变（突变丰度 56.4%），*EGFR 20* 外显子 *T790M* 突变（突变丰度 55.14%），*ATM* 突变，*PTEN* 突变及 *TP53* 突变。综合评估后，2020 年 6 月 1 日即给予第三代 EGFR-TKI"甲磺酸奥希替尼"80 mg 口服，每天 1 次，并予抑制骨质破坏、营养支持、护肝等用药；1 周后，皮疹明显消退。2020 年 6 月 26 日复查胸

"甲磺酸奥希替尼"治疗肺神经内分泌癌伴 EGFR L858R、T790M 双突变 1 例

部平扫 CT 提示：肺部病灶明显缩小（图 26-5），病情评估为 PR，外周血肿瘤标记物水平较前明显下降，具体参见下表。

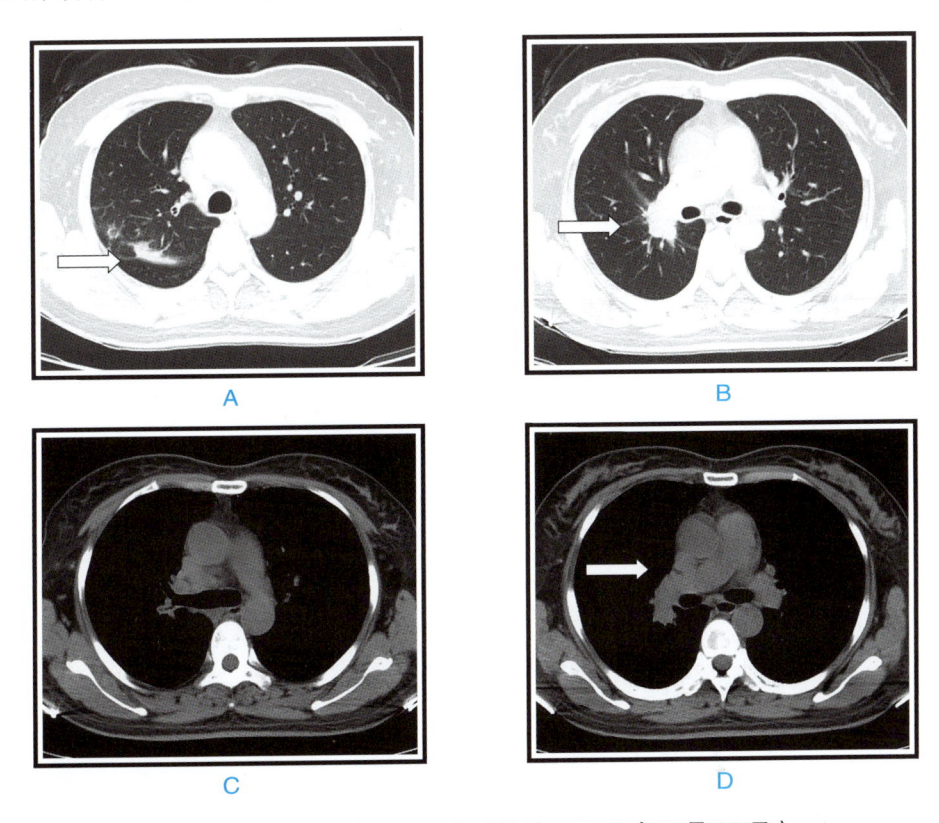

图 26-5　胸部平扫 CT 图像（外院，2020 年 6 月 26 日）

A - 右肺上叶病灶较前缩小（箭头，肺窗）；B - 右肺门病灶较前缩小（箭头，肺窗）；C - 右肺上叶病灶较前缩小（纵隔窗）；D - 右肺门病灶较前缩小（箭头，纵隔窗）

表　外周血肿瘤标记物指标变化

肿瘤标记物 日期及参考值	NSE	CYFRA211	CEA	CA19-9	CA125	SCC
2020年6月02日	166.6	122.6	1877	2662	562.2	1.2
2020年7月01日	14.2	1.7	90.05	111.90	33.32	0.4
2020年9月22日	45.8	17.52	444.70	314.20	149.30	0.7
参考值	<16.3 μg/L	<3.3 μg/l	0~5 μg/L	0~39 U/ml	0~35 U/ml	0~1.5 ng/ml

2020年9月22日复查胸部CT提示：右肺门肿块较前增大，肝脏多发转移灶较前明显增多（图26-6）；病况评估为PD，肿瘤标记物较前升高（参见上表）。次日行CT引导下肝穿刺活检，病理诊断：肺小细胞癌转移（图26-7）；NGS检测提示：*EGFR 21外显子L858R*突变（突变丰度60.72%），*EGFR 20外显子T790M*突变（突变丰度60.97%），*PTEN*及*TP53*突变。

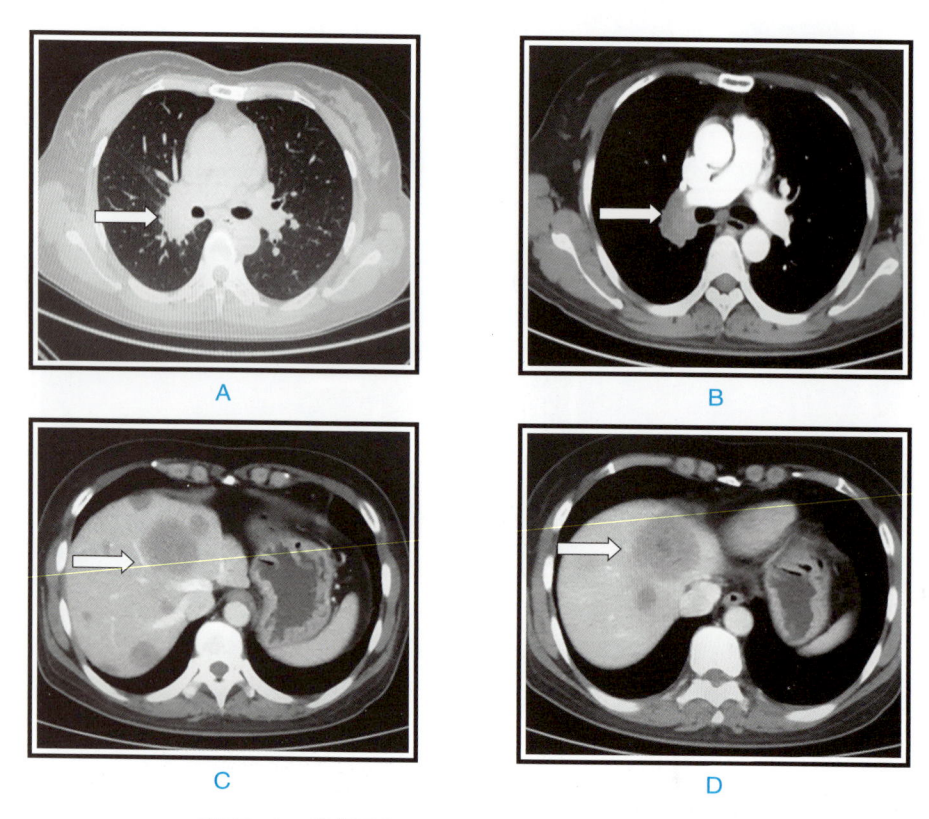

图26-6　胸部平扫CT图像（2020年9月22日）

A－右肺上叶病灶较前增大（箭头，肺窗）；B－右肺上叶病灶与之前相仿（箭头，纵隔窗）；C－肝脏多发转移灶（箭头）；D－肝脏多发转移灶（箭头）

因多次基因检测提示：*EGFR*双位点突变持续存在，2020年9月25日给予"白蛋白紫杉醇"化疗，3周一个疗程，并继续联用"甲磺酸奥希替尼"靶向药。复查胸、腹部CT，肺部及肝脏病灶均较前缩小（图26-8），病况评估为SD。目前已完成第六疗程（图26-9），病情持续稳定。

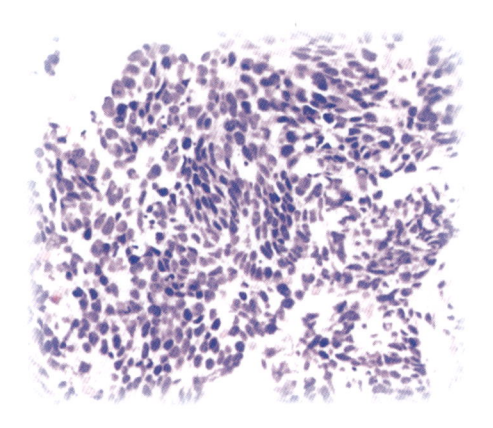

图 26-7 病理学图像（HE 染色，200×）

肝脏穿刺活检组织的肺小细胞癌转移

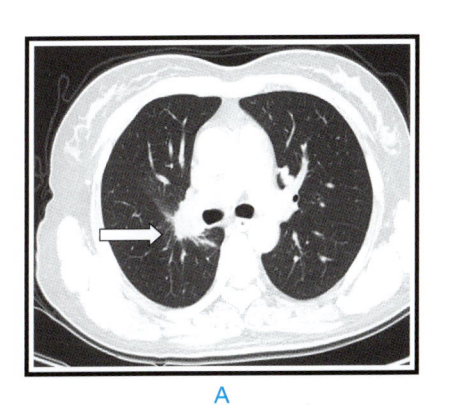

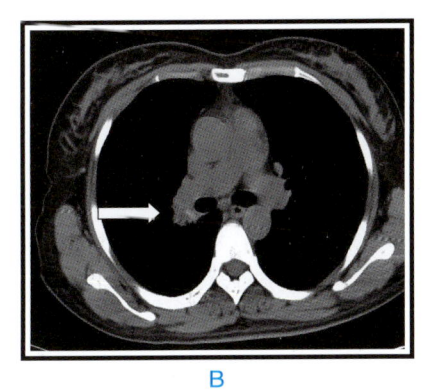

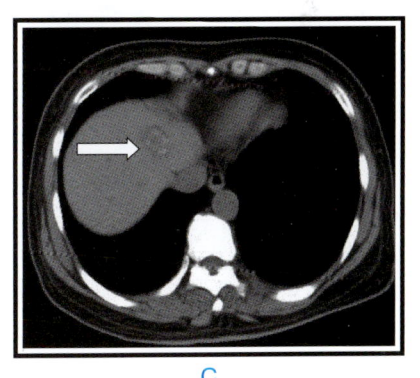

图 26-8 胸部平扫 CT 图像（外院，2020 年 11 月 3 日）

A - 右肺门病灶较之前缩小（箭头，肺窗）；B - 右肺门病灶较之前缩小（箭头，纵隔窗）；C - 肝脏转移病灶较之前缩小（箭头，纵隔窗）

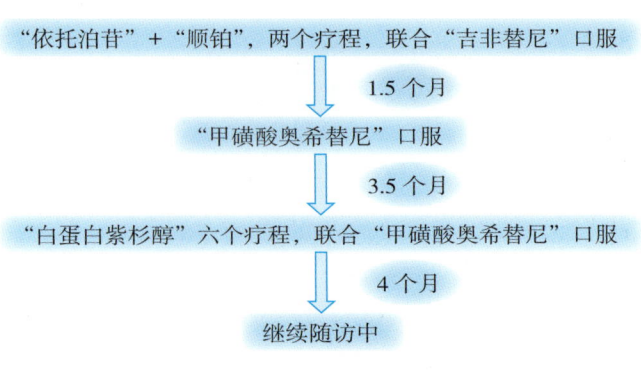

```
"依托泊苷" + "顺铂"，两个疗程，联合"吉非替尼"口服
                    ↓ 1.5 个月
            "甲磺酸奥希替尼"口服
                    ↓ 3.5 个月
    "白蛋白紫杉醇"六个疗程，联合"甲磺酸奥希替尼"口服
                    ↓ 4 个月
                继续随访中
```

图 26-9　治疗流程图

讨论

肺神经内分泌癌的分类与诊断

肺神经内分泌肿瘤分为四个主要类别[1]：典型类癌、非典型类癌、大细胞神经内分泌癌及小细胞肺癌（SCLC）。SCLC 对放化疗较为敏感，目前治疗方面以全身化疗、放疗及免疫治疗为主，极少出现驱动基因突变，因此对靶向药物不敏感[2,3]。

本病例经病理确诊为 SCLC 广泛转移，且罕见地通过组织与血液 NGS 检测，均发现 *EGFR L858R* 与 *T790M* 双突变。起初考虑是否有混合癌成分，如 SCLC 与腺癌混合，腺癌成分出现 EGFR 突变的概率较高。但是经过初诊时的肺组织活检以及肿瘤进展后肝穿刺活检的 2 次病理检查均证实为单纯 SCLC，并未提示有其他类型的癌细胞混合；且外周血中 NSE 与 CEA 两项指标在 TKIs 治疗前显著升高，后期随着肿瘤的控制及进展出现表达水平的波动，展现了一致性。综合考虑后，可用"一元论"解释其病理分型为 SCLC。

肺神经内分泌癌伴 EGFR 突变患者的靶向治疗

SCLC 伴 *EGFR* 突变在全世界范围报道较少，仅有数例。2014 年美国报道[4] 2%（23/1040）的 SCLC 患者从不吸烟，其中 1 例不吸烟患者病理诊断为 SCLC 与腺癌的混合癌，并检测到 *EGFR*、*L858R* 突变。该患者最初接受"厄洛替尼"联合"卡铂和依托泊苷"化疗，但在完成化疗后的 3 个月内病况进展；后续治疗中继续使用"厄洛替尼"，但病况进展迅速。另一例 SCLC 患者的肿瘤同时发现 *EGFR* 19 外显子缺失与 *PIK3CA*、*E545K*

突变，一线用药 4 次后肿瘤进展，随后接受"厄洛替尼"靶向药，但仅 4 周疾病即恶化。日本[5]曾报道 1 例伴 EGFR 19 外显子突变的 SCLC，全身化疗效果不佳，改第二代靶向药"马来酸阿法替尼"治疗后获得了 6 个月的 PFS。与国外相类似，本例 EGFR L858R 与 T790M 双突变患者，对全身化疗不敏感，对一代 EGFR-TKI 原发获得性耐药，使用第三代靶向药"甲磺酸奥希替尼"后迅速获得缓解，但单药"甲磺酸奥希替尼"的 PFS 仅为 3 个月时间。上述再次印证了：即使存在驱动基因突变，SCLC 患者使用靶向药物的效果均明显劣于 NSCLC，PFS 较短。

肺神经内分泌癌靶向药物进展后的后线治疗及处理策略

患者目前出现了肝脏、骨骼全身转移，且在治疗过程中出现了抑郁、焦虑的精神症状，另有纳差、失眠、呕吐等表现，接受了抗抑郁药物治疗后病况略改善。该患者还因为子宫肌瘤反复出血导致轻度贫血，口服"甲磺酸奥希替尼"后出现了持续血小板减少症，最低至 62×10^9/L，给予"特比澳"后血小板升至 99×10^9/L。考虑到患者的其他状况：肝功能异常、骨髓抑制风险，难以耐受含铂双药化疗，因此后线选择予"白蛋白紫杉醇"化疗并继续联用"甲磺酸奥希替尼"靶向药。对于这类神经内分泌癌，后续治疗方案并无定论，"伊立替康"、"白蛋白紫杉醇"等多种方案均可采用。

2017 年曾有[6]报道 1 例不吸烟男性被确诊为腺癌合并神经内分泌癌，EGFR L858R 突变，给予 AP 方案进展后口服"吉非替尼"，1 个月后 PD，改为"白蛋白紫杉醇"+"厄洛替尼"治疗后达到 PR，OS 为 27 个月；该报道者认为 EGFR 突变的肺神经内分泌癌对单药 EGFR-TKI 没有反应，但是与白蛋白结合型紫杉醇联用则可提高其疗效并延长患者的生存期。

日本研究者回顾性分析了每周接受"白蛋白紫杉醇"单药治疗的 17 例 SCLC 复发者[7]，采用单周化疗方案，有 5 例患者为 PR，4 例 SD，8 例 PD；ORR 和 DCR 分别为 29.4% 和 52.9%，中位 PFS 与 OS 分别为 48 天和 134 天。建议"白蛋白紫杉醇"+"卡铂"或"帕博利珠单抗"作为 SCLC 二线治疗。有研究[8]报道，"卡铂"+"白蛋白紫杉醇"治疗复发性 SCLC 比单用"白蛋白紫杉醇"更有效，ORR 为 24%~80%，OS 为 3.3~8.7 个月。一项 Ⅱ 期临床研究主要针对"紫杉醇"联用"帕博利珠单抗"的 26 例经过 EP 方案进展的 SCLC 患者，ORR 为 23.1%，PR 占 19.2%，SD 占

57.7%，PD 占 7.7%，PFS 和 OS 的中位数分别为 5.0 个月与 9.1 个月[9]。综合国外临床研究数据，对于 SCLC 患者，二线给予"白蛋白紫杉醇"单药确实有一定疗效，且神经毒性和骨髓抑制等毒副作用并不显著。

与国外报道相仿，该患者已接受六个疗程"白蛋白紫杉醇"+"甲磺酸奥希替尼"，病况持续控制，PFS 已达 7 个月，且无明显毒副作用的发生。后续若再次发生肿瘤进展，抗肿瘤血管生成药"盐酸安罗替尼"或 PD-1/PD-L1 抗体等均可作为后线备选方案。

（王湘芸）

述评

本例为罕见的 *EGFR L858R* 与 *T790M* 双突变的广泛期肺神经内分泌癌，经对原发和转移病灶多点穿刺，病理证实为 SCLC，且未混合其他亚型的肺癌细胞。*EGFR L858R* 和 *T790M* 双突变在 NSCLC，尤其是腺癌中较为常见。本例的特殊表现为，对含铂类双药的全身化疗及第一代 EGFR TKI 均不敏感，改为第三代 EGFR TKI 后肿瘤明显缩小，充分体现了肺癌的异质性。由此表明：有 *EGFR T790M* 突变提示癌细胞对第一、二代 EGFR TKIs 原发性耐药，因此第三代靶向药物才是最佳选择。

本例的诊治过程充分体现出分子检测的重要性。在生物诊断技术日新月异的今天，无论病理亚型如何，无论既往经验中该病种的基因突变率高低，有条件时尽量进行基因检测，这将带给临床医师更多的治疗引导。国外文献也有少量报道在不吸烟女性 SCLC 中查见 *EGFR* 突变。本例即为同类患者，尽管化疗不敏感，但二代测序结果发现 *EGFR L858R* 与 *T790M* 双突变，应用三代 EGFR-TKI 获得了 PFS 3 月余，且提高了生活质量。虽然后续治疗非常棘手，但是后续的化疗仍取得了共 7 个月的 PFS。

作为长期从事肺部肿瘤诊疗的医师，需要通过基因检测及持续的临床实践，不断完善治疗方案，达到精准治疗，让更多患者获益之目的。

（石昭泉）

主要参考文献

[1] Iyoda A, Azuma Y, Sano A. Neuroendocrine tumors of the lung: clinicopathological and molecular features. Surgery Today. 2020; 50(12): 15783~1584

[2] Saito M, Shiraishi K, Goto A, et al. Development of targeted therapy and immunotherapy for

treatment of small cell lung cancer. Jpn J Clin Oncol. 2018; 48: 603~608

[3] Koinis F, Kotsakis A, Georgoulias V. Small cell lung cancer (SCLC): no treatment advances in recent years. Transl Lung Cancer Res. 2016; 5: 39~50

[4] Varghese AM, Zakowski MF, Yu HA, *et al*. Small-cell lung cancers in patients who never smoked cigarettes. Thorac Oncol. 2014; 9: 892~896

[5] Tanaka M, Ishii H, Moribuchi H, *et al.* Successful treatment with an EGFR tyrosine kinase inhibitor Afatinib in a patient with combined small-cell lung Cancer with EGFR mutation. Investigational New Drugs. 2018; 36(4): 715~717

[6] Liang JY, Liang JY, Liang JY, *et al*. Marked response to nab-paclitaxel in EGFR mutated lung neuroendocrine carcinoma. MEDICINE – BALTIMORE. 2017; 96(29): 7644

[7] Nakao M, Fujita K, Suzuki Y, *et al*. Nab-paclitaxel monotherapy for relapsed small cell lung cancer: retrospective analysis and review. Anticancer Research. 2020; 40(3): 1579~1585

[8] Mouri A, Yamaguchi O, Miyauchi S, *et al*. Combination therapy with carboplatin and paclitaxel for small cell lung cancer. Respiratory Investigation. 2019; 57(1): 34~39

[9] Kim YJ, Keam B, Ock CY, *et al*. A Phase Ⅱ study of pembrolizumab and paclitaxel in patients with relapsed or refractory small-cell lung cancer. Lung Cancer. 2019; 136: 122~128

27. 免疫药物新辅助治疗肺鳞癌 1 例

- ★ 对可手术的ⅢA 或ⅢB 期原发性非小细胞肺癌患者，临床 N2、预期可能完全切除者，推荐方案："新辅助治疗（化疗/化、放疗）+ 手术 ± 辅助化疗 ± 术后放疗"；而免疫结合点阻断剂 PD-1/PD-L1 抗体在围手术期中的应用价值已有初步临床数据支持，但尚需总生存数据的公布以及Ⅲ期随机对照研究的进一步证实
- ★ 本病案初诊时为ⅢB 期肺鳞癌，新辅助治疗阶段，采用化疗药"多西他赛"+"顺铂"后，出现明显的药物毒副作用
- ★ 第二疗程更换 PD-1 抗体"帕博利珠单抗"+ 化疗单药"白蛋白紫杉醇"两个疗程后病灶明显缩小，接受手术，术后病理完全缓解（pCR）

病例简介

患者，男，75 岁；否认吸烟史。"2 型糖尿病" 10 余年，平时服药血糖控制可；否认其他慢性疾病史。

2020 年 6 月 2 日因"发热、咳嗽 2 周"首次就诊于上海市第一人民医院呼吸与危重症医学科，行胸部平扫 CT 示：右肺中、下叶大片密实影，肺气肿，纵隔淋巴结增大。给予"头孢曲松"及"左氧氟沙星"抗感染治疗后，症状无缓解。

2020 年 6 月 5 日被收住上海市第一人民医院；6 月 7 日胸部增强 CT 示：右肺中、下叶肺门旁占位，右肺门、纵隔淋巴结增大（图 27-1）。

2020 年 6 月 8 日行支气管镜检查，镜下见右侧中间段支气管管腔被新生物完全阻塞，远端各管口无法窥见（图 27-2）。经活检病理检查诊断：鳞状上皮细胞癌。免疫组化结果：TTF-1（-），CK7（-），P63（+），Ki67（约 80%+），Napsin-A（-），CK5/6（+），P40（+），CD56（少数+）。

免疫药物新辅助治疗肺鳞癌1例   225

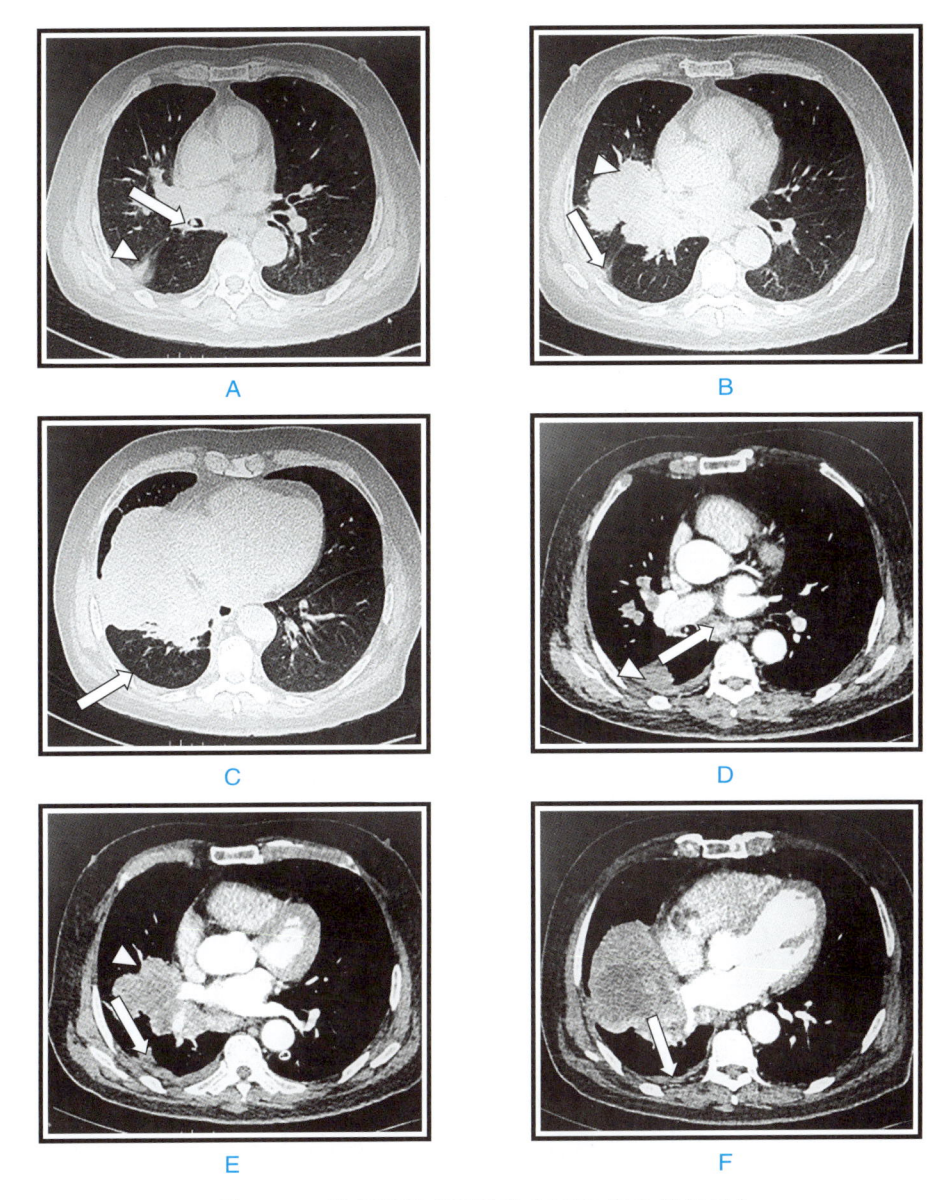

图 27-1 胸部增强 CT 图像（2020 年 6 月 7 日）

　　A - 右肺下叶部分不张（箭，肺窗）并支气管内黏液栓（箭头）；B - 右肺中下叶肺门旁病灶（箭，肺窗），右肺中叶不张、右肺下叶部分不张（箭头）；C - 右侧少量胸腔积液（箭头，肺窗）；D - 右肺门、纵隔淋巴结增大（箭头，纵隔窗），右肺下叶部分不张（箭，纵隔窗）；E - 右肺中下叶肺门旁肿块（箭，纵隔窗），右肺下叶部分不张（箭头）；F - 右侧少量胸腔积液（箭头，纵隔窗）

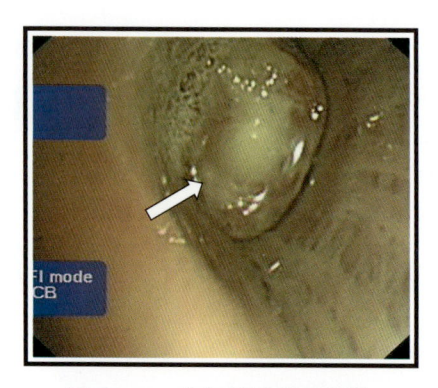

图 27-2 支气管镜检查图像

右侧中间支气管管腔被新生物完全阻塞（箭头，2020 年 6 月 8 日），远端各管口无法窥见

临床诊断：右肺鳞状细胞癌 T4N2M0 ⅢB 期 PS 2 分

2020 年 6 月 20 日经全身评估，排除化疗禁忌后，给予"多西他赛"+"顺铂"方案化疗一个疗程，患者恶心、呕吐剧烈，伴骨髓抑制。2020 年 7 月 10 日调整方案，次日给予化疗药"白蛋白紫杉醇"+免疫药"帕博利珠单抗"，两个疗程。

2020 年 9 月 2 日复查支气管镜，镜下见：右肺中叶开口处新生物，较前明显缩小，远端各管口可见（图 27-3）。支气管镜毛刷涂片细胞学检查未见恶性细胞。右肺中叶活检病理诊断：黏膜慢性炎，伴少量肉芽组织，间质内见黄色颗粒沉积。免疫组化结果：CK（-），CD68（+），ERG（内皮+），Vimentin（+），LCA（淋巴细胞+）；特殊染色：Fe 染色（+）。

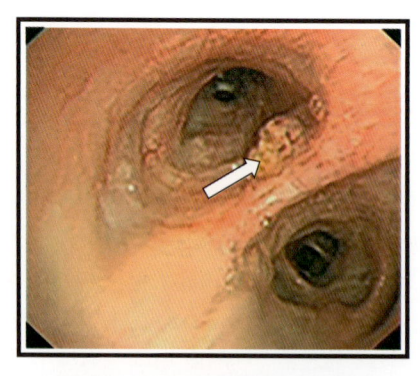

图 27-3 支气管镜检查图像

右肺中叶开口处侧壁见新生物（箭头，2020 年 9 月 2 日）

2020年9月3日在上海胸科医院行右肺中、下叶切除及右肺4组淋巴结清扫术。

右肺中、下叶切除标本作病理检查：未见肿瘤组织残留，间质纤维组织增生，淋巴细胞浸润，组织细胞聚集，可见若干肉芽肿、坏死及胆固醇结晶沉积，特染未见特异性病原体，符合新辅助治疗后改变；第9组为少量纤维脂肪组织，未见癌转移；达到病理完全缓解（pCR）。

治疗与随访

患者术后恢复良好。2020年11月18日再次入院评估，完善相关检查（详见下表）；胸部平扫CT：右肺术后改变，中、下叶缺如，右肺上叶纤维条索及膨胀不全；右侧胸膜增厚，少量胸腔积液；双肺气肿；主动脉硬化；右侧横膈抬高；右侧部分肋骨术后改变（图27-4）。2020年11月21日给予化疗药"白蛋白紫杉醇"+免疫药"帕博利珠单抗"辅助治疗。

表　主要辅助检查结果

检查项目		检查结果
血液检查	血常规	白细胞计数 3.94×10^9/L，中性粒细胞百分比 61.6%，淋巴细胞百分比 26.7%，血红蛋白 131 g/L，血小板计数 201×10^9/L
	血清炎症指标	血沉 5 mm/h；血清降钙素原 0.053 ng/ml；C反应蛋白 0.3 mg/L
	凝血功能	D-二聚体 0.45 μg/ml，其他凝血功能指标正常
	肝、肾功能及血生化	肝、肾功能基本正常；血清总蛋白 57 g/L，白蛋白 41 g/L；血糖 4.66 mmol/L
	肿瘤标记物	细胞角蛋白 19 片段 1.76 ng/ml；癌胚抗原 < 0.50 ng/ml；SCC 0.70 ng/ml，NSE 13.3 ng/ml，ProGRP 38.98 pg/ml
	血清炎症因子水平	TNFα 7.93 pg/ml（正常值< 8.1），IL-2受体 345 U/ml（参考值：223~710），IL-6 2.62 pg/ml（正常值< 5.9），IL-8 18.3 pg/ml（正常值< 62）
粪、尿检查		粪隐血（-），尿常规（-）
心电图		窦性心律，正常心电图
超声		胆囊多发结石，胆囊炎；前列腺增生伴钙化；甲状腺左侧实性结节，部分伴液化（TI-RADS 3类）；甲状腺右侧实性结节（TI-RADS 3类）

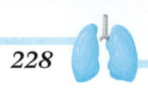

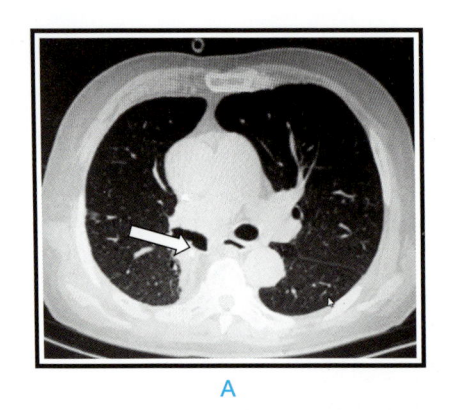

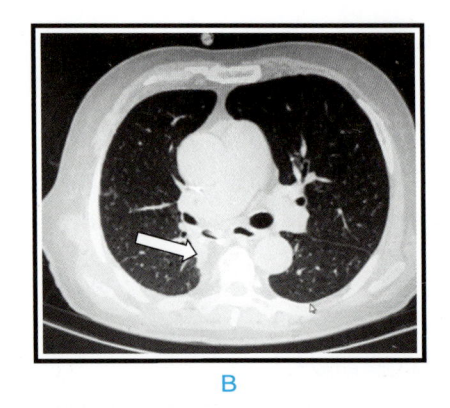

图 27-4　胸部平扫 CT 图像（2020 年 11 月 18 日）

A - 右肺术后改变，右肺中、下叶缺如（箭头）；B - 右侧胸膜增厚及少量胸腔积液（箭头）

新辅助治疗："多西他赛" + "顺铂"（一个疗程）

化疗药物毒副作用　　　↓　　　3 周

新辅助治疗：化疗单药 "白蛋白紫杉醇" + 免疫药 "帕博利珠单抗"（两个疗程）

↓　8 周

手术治疗：右肺中、下叶切除 + 右肺 4 组淋巴结清扫术

病理完全缓解

术后 10 周

↓

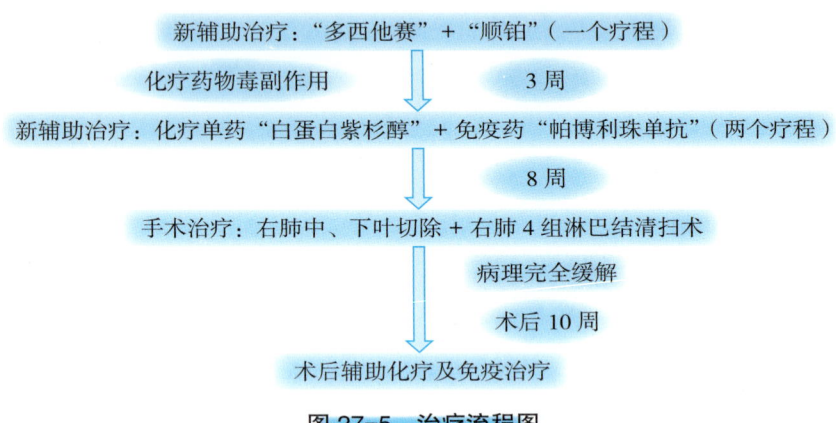

术后辅助化疗及免疫治疗

图 27-5　治疗流程图

讨论

目前多项以 PD-1/PD-L1 抗体为基础的方案作为早、中期 NSCLC 新辅助治疗的临床研究已公布了初步结果。CheckMate-159 研究[1]针对 Ⅰ～ⅢA 期可手术的 NSCLC 患者，以免疫药 "纳武利尤单抗" 作为新辅助治疗，有 42.9% 的患者达到了病理显著缓解（MPR），但尚未达到中位无复发生存期（RFS）以及总生存期。LCMC3 研究[2]旨在评估 "阿特利珠单抗" 用于ⅠB～ⅢA 期 NSCLC 患者新辅助治疗的疗效与安全性，MPR 为 18%，4 例达到 pCR，12 个月的无病生存（DFS）率为 89%。NADIM 研究[3]针对可切除的ⅢA（N2）期 NSCLC 患者，给予化疗联合 "纳武利尤单抗" 新辅助治疗，术后 "纳武利尤单抗" 辅助治疗 1 年，pCR 率：

71.4%；MPR率：85.36%；降期率：93%；18个月PFS、OS率分别达到了81%和91%。NEOSTAR研究[4]针对Ⅰ～ⅢA（单组N2）期可切除病灶的NSCLC患者，分别接受"纳武利尤单抗"或"纳武利尤单抗"+"伊匹木单抗"作为新辅助治疗，MPR率为24%，pCR率为15%。JCSE01.10研究[5]针对可切除的ⅠA～ⅢB NSCLC患者，给予免疫药"信迪利单抗"作为新辅助治疗，pCR率为16.2%，MPR率为40.5%。这些研究结果显示，PD-1单抗或PD-L1单抗为基础的新辅助治疗具有较好的应用前景，但尚需总生存数据的公布以及Ⅲ期随机对照研究的进一步证实。

根据《CSCO 2020年非小细胞肺癌诊疗指南》[6]：临床N2期、预期无法行根治性切除的NSCLC患者，上调"度伐利尤单抗"作为同步放化疗后巩固治疗推荐等级至Ⅰ级推荐；增加免疫单药"帕博利珠单抗"（仅限PD-L1 TPS 1%~49%）Ⅰ级推荐（2A类证据）；上调"帕博利珠单抗"联合"紫杉醇"或"白蛋白紫杉醇"与铂类（1A类证据）至Ⅰ级推荐。

综上所述，根治性同步放、化疗作为ⅠB～ⅢA期NSCLC患者的主要治疗模式尚未动摇，对于可手术者，新辅助治疗联合手术可作为治疗选择之一；但选取何种新辅助治疗方案（单纯化疗，序贯化放疗，同步放、化疗，化疗后同步放、化疗，靶向药物以及免疫结合点阻断剂为基础的治疗）更佳，仍待进一步探讨。

本例患者被明确诊断为右肺鳞状细胞癌T4N2M0 ⅢB期，采用"多西他赛"+"顺铂"一个疗程后，出现明显的骨髓抑制及胃肠道反应，后辅以免疫药"帕博利珠单抗"+"白蛋白紫杉醇"两个疗程。治疗后，复查支气管镜见，右肺中叶新生物较前明显缩小，由此获得进一步根治性手术的机会。术后病理检查未见肿瘤细胞残留，体现了化疗联合免疫药物这一新辅助治疗方案在此类患者中的价值。

（周 妍）

述评

在无驱动基因、Ⅳ期NSCLC的治疗中，可选择免疫单药"帕博利珠单抗"或"帕博利珠单抗"+"紫杉醇/白蛋白紫杉醇"与铂类（1A类证据）作为首选方案。但对于N2阳性、预期无法行根治性切除的中期患者，PD-1/PD-L1抗体的应用仍待进一步的临床探讨。

本病例正是一例探索免疫药"帕博利珠单抗"+化疗药"白蛋白紫杉醇"

用于肺鳞癌患者新辅助治疗价值的临床病例。对于ⅢB期的局部晚期肺癌患者，传统的术前新辅助化疗方案为含铂两药化疗，但与单纯手术治疗相比，对预后的改善十分有限。本病案经化疗药"多西他赛"+"顺铂"治疗一个疗程后出现明显的药物毒副作用，基于免疫药"帕博利珠单抗"的既有临床证据及相关应用经验，给予免疫药"帕博利珠单抗"+化疗药"白蛋白紫杉醇"的新辅助方案两个疗程后，复查支气管镜显示：肿瘤病灶缩小，再行右肺中、下叶切除+右肺4组淋巴结清扫术，之后的术后病理检查未见肿瘤细胞，证实了该治疗方案的应用价值。

从事肿瘤诊疗的医师，需要通过大量的临床实践逐步熟悉并掌控免疫疗法在肺癌新辅助治疗中的地位，不断优化治疗方案，以利免疫药物成为一种真正的抗癌利器。

（贡素琴）

主要参考文献

［1］Wu YL, Lu S, Cheng Y, et al. Nivolumab versus docetaxel in a predominantly Chinese patient population with previously treated advanced NSCLC: CheckMate 078 randomized phase Ⅲ clinical trial. J Thorac Oncol. 2019; 14(5): 867~875

［2］Kwiatkowski DJ, Rusch VW, Chaft JE, et al. Neoadjuvant atezolizumab in resectable non-small cell lung cancer (NSCLC): Interim analysis and biomarker data from a multicenter study (LCMC3). J Clin Oncol. 2019; 37(15 suppl): 8503

［3］Gao S, Li N, Gao S, et al. Neoadjuvant PD-1 inhibitor (Sintilimab) in non-small cell lung cancer. J Thorac Oncol. 2020; 15(5): 816~826

［4］Cascone T, William WN, Weissferdt A, et al. Neoadjuvant nivolumab (N) or nivolumab plus ipilimumab (NI) for resectable non-small cell lung cancer (NSCLC): Clinical and correlative results from the NEOSTAR study. J Clin Oncol. 2019; 37(15 suppl): 8504

［5］Wu YL, Huang C, Fan Y, et al. A phase Ⅱ umbrella study of camrelizumab in different PD-L1 expression cohorts in pre-treated advanced/metastatic non-small cell lung cancer. J Thorac Oncol. 2019; 14(10): S128

［6］Antonia SJ, Villegas A, Daniel D, et al. Durvalumab after chemoradiotherapy in stage Ⅲ non-small cell lung cancer. N Engl J Med. 2017; 377(20): 1919~1929

28. 晚期肺鳞癌合并间质性肺病 1 例

- ★ 免疫结合点阻断剂相关性肺炎（CIP）是一种由免疫结合点阻断剂（ICI）引起的肺损伤，是常见的免疫药物毒副作用之一，也是免疫药物引发死亡的重要原因之一
- ★ NSCLC 合并间质性肺炎患者若使用 ICI 治疗，尤应警惕 CIP 发生
- ★ "盐酸安罗替尼"是小分子多靶点酪氨酸激酶抑制剂，常见毒副作用包括乏力、食欲减退、皮肤反应等
- ★ 本例晚期肺鳞癌患者在一线治疗方案中使用"盐酸安罗替尼"治疗，一个疗程后出现严重口腔溃疡等毒副作用；停药并对症处理后，症状好转
- ★ 根据指南"重组人血管内皮抑制素"对于肺癌驱动基因突变阴性的晚期肺鳞癌患者可一线联用化疗药；该患者二线用药为"重组人血管内皮抑制素"，持续泵注 72 小时联合化疗，四个疗程后评估疗效，肺部病灶完全缓解
- ★ 随着精准医疗技术手段及新药的出现，肿瘤个案化治疗已备受各界的广泛关注，医生需要充分考虑病患的个体异质性，制定出兼顾最佳疗效和最少毒副作用的方案

病例简介

患者，男，79 岁；吸烟史 800 年支。2020 年 6 月 17 日因"发热 1 周"首次就诊于外院，予抗感染、对症治疗 3 天后体温正常。

此后，患者逐渐发生左侧胸痛，多出现在咳嗽、深吸气时，疼痛可放射至左侧背部；伴有咳嗽，咳白痰，痰量中等；活动后感胸闷；夜间可平卧，无夜间阵发性呼吸困难以及咳粉红色泡沫痰；无发热、盗汗。

2020 年 7 月 10 日在外院行 PET/CT 检查提示：左肺下叶胸膜下结节影，

FDG升高，伴左侧第8肋转移，考虑恶性病变可能大；肺气肿，两肺广泛间质性肺炎，纵隔及肺门淋巴结炎性增生。

2020年7月21日患者至上海市徐汇区中心医院呼吸科就诊，以"肺占位性病变"入院。

患者既往有"冠状动脉粥样硬化性心脏病、冠状动脉支架植入术、2型糖尿病、高血压"病史。

2020年7月23日行胸部增强CT提示：（1）左肺下叶结节灶伴强化，恶性肿瘤不能除外；（2）慢性支气管炎改变、肺气肿；（3）两肺下叶密度增高，炎症可能，建议抗炎治疗后复查；（4）两肺上叶微、小结节灶（2~10 mm）；（5）纵隔及肺门肿大淋巴结（图28-1）。入院后的主要辅助检查及其结果参见下表。

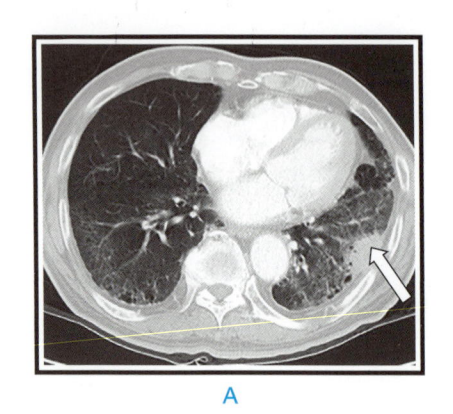

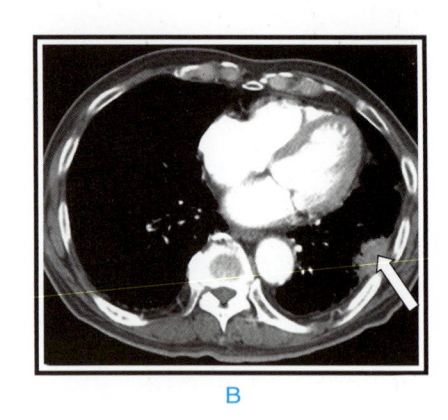

图28-1　胸部增强CT图像（2020年7月23日）

A - 肺窗显示两肺下叶间质性改变，左肺下叶占位性病变（箭头）；B - 纵隔窗见左肺下叶占位性病变，增强后有强化（箭头）

表　初诊时的主要辅助检查结果

检查项目		检查结果
血液检查	血常规及血沉	白细胞计数：7.52×10^9/L；中性粒细胞百分比：60.9%；淋巴细胞百分比：30%；血红蛋白：127 g/L；血小板计数：171×10^9/L；血沉：80 mm/h
	血清炎症指标	血清降钙素原：0.07 ng/ml；C反应蛋白：90.5 mg/L
	凝血功能	D-二聚体：0.58 ug/ml；其他凝血功能检查结果正常

续表

检查项目	检查结果
肝、肾功能、心肌酶谱及血生化	血清总蛋白：62.7 g/L；白蛋白：33.8 g/L；余正常
肿瘤标记物	鳞状细胞癌相关抗原：2.24 ng/ml；糖类抗原125：40 U/ml；余正常
ANCA系列	阴性
ANA谱检测	阴性
头颅MR	两侧放射冠区及半卵圆中心多发腔隙性脑梗塞，轻度脑白质变性
肺功能	中度限制性通气功能障碍
心电图	窦性心律，正常心电图

入院后给予抗感染（"头孢米诺"、"左氧氟沙星"），止咳、化痰、平喘（"溴己新"、"阿斯美"、"多索茶碱"、"泼尼松"）等治疗，患者咳、痰、喘症状缓解。

2020年7月25日对左肺下叶病灶行CT引导下经皮穿刺活检术，病理检查结果：少量明显异型的鳞状细胞团，考虑鳞癌可能（图28-2）；免疫组化结果：异型细胞P40＋、CK7－、TTF-1＋、NapsinA－、SPA－、CK5/6＋、Ki-67＋（60%）、CK20－、Villin－、CKH－；PD-L1 TPS：60%。肺组织病理及外周血浆NGS测序：未见驱动基因突变。

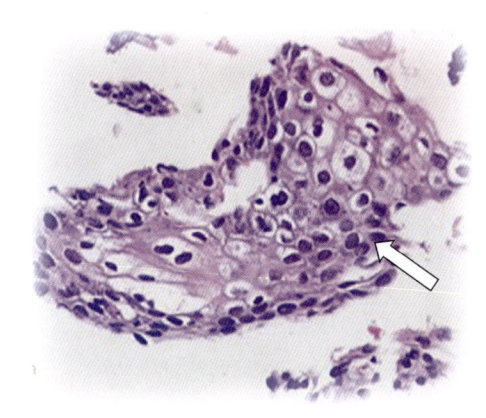

图28-2 肺穿刺组织病理学图像（HE染色，400×）

明显异型的鳞状细胞团（箭头，2020年7月25日）

最终诊断：（1）左肺下叶鳞状细胞癌 $cT_2N_XM_1$（骨）Ⅳ期 PS 2 分；（2）慢性阻塞性肺病急性加重期；（3）间质性肺病。

因患者高龄，体质差，家属拒绝接受化疗。考虑到患者两肺存在弥漫性肺纤维化，且因慢性阻塞性肺病反复发作，在前期治疗中多次应用"泼尼松"，使用 PD-1/PD-L1 抗体治疗有相对禁忌证且预期疗效不确定，经与家属沟通后，2020 年 8 月 14 日起给予"盐酸安罗替尼"（12 mg）口服，每天 1 次，同时定期给予双膦酸盐类药物抑制骨质破坏。

患者用药后出现严重的口腔溃疡，伴间断痰血、纳差、乏力，考虑与服用"盐酸安罗替尼"有关，2020 年 8 月 24 日停用"盐酸安罗替尼"，并给予对症处理，上述症状缓解。

2020 年 9 月 6 日复查胸部平扫 CT 提示：左肺病灶稳定；患者此时 PS 评分 1 分，较前改善，家属同意化疗。当日给予"重组人血管内皮抑制素"（210 mg）静脉持续泵注 72 小时。

2020 年 9 月 9 日给予"白蛋白紫杉醇"联合"卡铂"静脉滴注化疗，每 3~4 周一个疗程，共三个疗程；期间未见明显毒副作用。

2020 年 11 月 12 日复查胸部平扫 CT 提示：原左肺下叶胸膜下结节灶未显示（图 28-3），病情评价为 CR。

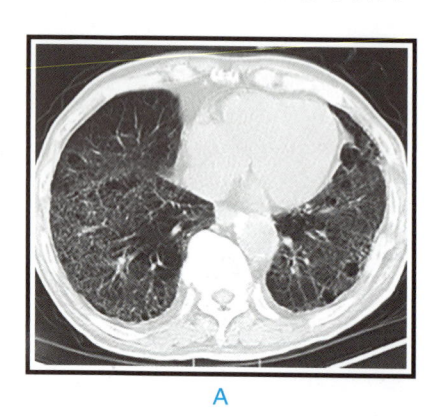

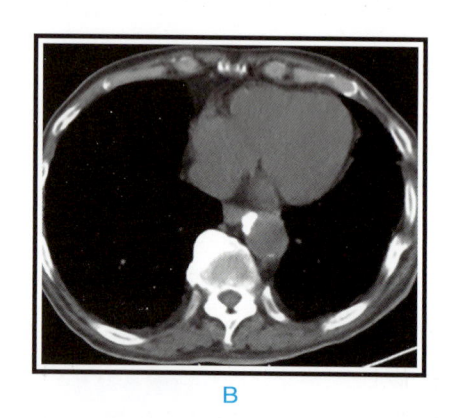

图 28-3　胸部平扫 CT 图像（2020 年 11 月 12 日）

A - 肺窗显示两肺下叶间质性改变，左肺下叶未见占位性病灶；B - 纵隔窗未见左肺下叶占位性病灶

目前患者已完成四个疗程的联合治疗，停用化疗药物，继续使用"重组人血管内皮抑制素"维持治疗，4 周一次，尚在随访中；全程治疗参见图 28-4。

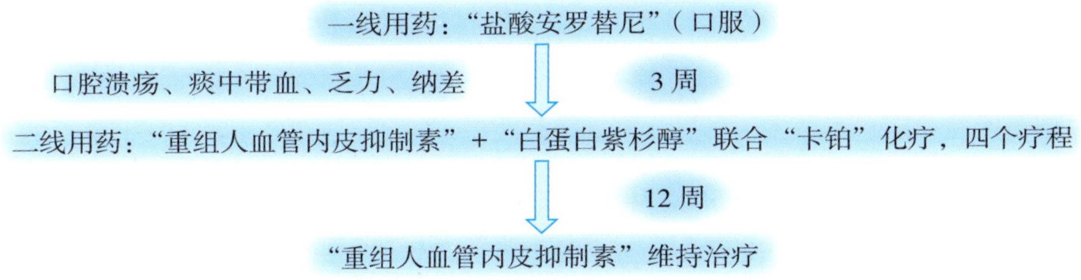

```
口腔溃疡、痰中带血、乏力、纳差        一线用药:"盐酸安罗替尼"(口服)
                                          ↓           3 周
二线用药:"重组人血管内皮抑制素"+"白蛋白紫杉醇"联合"卡铂"化疗,四个疗程
                                          ↓          12 周
                             "重组人血管内皮抑制素"维持治疗
```

图 28-4　治疗流程图

讨论

肺癌作为目前全球发病率与病死率第一的恶性肿瘤,引起了人们的广泛重视,对于肺癌的药物研究始终是肿瘤领域的重点。近年来靶向与免疫药物的发展为肺癌(尤其是 NSCLC)的治疗带来了里程碑式的进展,NSCLC 患者的生活质量明显改善,生存时间获延长。面对众多的治疗选择,如何为患者提供最佳的治疗方案,进而提高患者的获益,降低并发症的发生率以及减缓疾病进展是临床医师需要深思的问题。

免疫结合点阻断剂是否是晚期 NSCLC 患者的首选

本例患者既往无职业环境暴露或药物肺损伤病史,CT 表现为两肺下叶蜂窝样改变,经血清学等检查排除了结缔组织疾病相关性肺间质病等的可能,考虑为特发性肺纤维化(IPF)。IPF 患者合并肺癌的风险为正常人群的 5 倍,其肺癌发病率从 3%~22%[1]。IPF 合并肺癌患者的治疗方案尤其需要谨慎选择,免疫或化疗药物均可诱发间质性肺疾病的急性发作且加重,故必须选择对间质纤维化作用小的药物。

免疫结合点阻断剂作为一种全新的抗肿瘤药物,为晚期 NSCLC 的治疗带来了新的希望,尤其在 PD-1/PD-L1 抗体对晚期 NSCLC 的治疗取得了突破性进展之后。然而 ICI 在国内的临床应用才刚起步,对如何选择用药的适合者、确定治疗方案、疗效评估、毒副作用的处理以及药物使用禁忌证等诸多事项上尚缺乏经验。CSCO NSCLC 诊疗指南(2020 版)推荐:无驱动基因 NSCLC 的一线治疗方案中,PD-1/PD-L1 抗体单药可用于 PD-L1 TPS ≥ 1% 患者的治疗。

ICI 最常见的毒副作用多累及内分泌系统器官(甲状腺功能减退、亢进,垂体与肾上腺功能障碍)、胃肠道(恶心,腹泻与结肠炎)、肺脏(肺炎）、皮肤（皮疹，瘙痒与白癜风）以及骨骼肌肉系统（关节痛与肌痛）。NSCLC 患者中 CIP 的发生率较高，尤其是 NSCLC 患者合并慢性阻塞性肺病或接受过胸部放疗等[2]。免疫治疗的相对禁忌证主要有：自身免疫性疾病，高龄，体弱和（或）长期使用激素或 HIV 感染[3]。

本例属于无驱动基因突变的晚期肺鳞癌，PD-L1 高表达，按照指南推荐，一线方案可以选择免疫药物，但因考虑患者存在慢性阻塞性肺病及肺纤维化，PD-1/PDL-1 抗体的应用可能引发免疫性肺炎，加重患者肺部间质病变，导致呼吸衰竭等严重并发症；且患者的前期治疗中使用了糖皮质激素，可能影响疗效。经权衡，最终放弃了免疫药物的应用。

"盐酸安罗替尼"的不良反应及其处理

"盐酸安罗替尼"是我国自主研发的新型多靶点酪氨酸激酶抑制剂，其作用位点包括 VEGFR、血小板衍生生长因子受体、成纤维生长因子受体以及干细胞生长因子受体等。无论病理学类型，抑或基因突变与否的肺癌患者，均可能从采用"盐酸安罗替尼"治疗中获益。《盐酸安罗替尼治疗晚期 NSCLC 专家共识》（2018 年）推荐其作为二线方案后复发或进展的晚期 NSCLC 患者用药。

"盐酸安罗替尼"作为多靶点酪氨酸激酶抑制剂的毒副作用较其他肺癌靶向药物相对更常见，主要有高血压、食欲减退、乏力、皮肤以及黏膜病变等。口腔溃疡是采用靶向药物后最常见的毒副作用之一，其发生机制可能为药物干扰了正常上皮细胞的代谢、血管生成及组织修复[4]。口腔溃疡严重程度达到 2 级时需要停药、对症处理以及支持治疗。本例患者服用"盐酸安罗替尼"后出现了食欲减退、乏力与严重的口腔溃疡，考虑为 2 级药物副作用，即暂停服用"盐酸安罗替尼"，同时给予抗感染，口腔溃疡则采用黏膜修复剂、营养支持等治疗后症状缓解。

"重组人血管内皮抑制素"静脉持续泵注联合化疗药物治疗晚期鳞癌的安全性与疗效均较佳

以铂类为基础的双药化疗方案是治疗晚期 NSCLC 的传统标准方案，但对应的 5 年生存率依然很低。抗肿瘤血管生成药可作用于肿瘤微环境，退化现有的肿瘤血管，同时抑制肿瘤生成新血管，与其他 NSCLC 系统治疗药物（化疗、小分子靶向以及免疫药物）的联合使用可发挥更好的抗肿瘤作用。目前已有三类抗肿瘤血管生成药在国内获批用于治疗晚期 NSCLC 患者，包括"贝伐珠单抗"、"重组人血管内皮抑制素"以及"盐酸安罗替尼"。"贝伐珠单抗"适用于非鳞 NSCLC，而"重组人血管内皮抑制素"可用于鳞状和非鳞 NSCLC。"重组人血管内皮抑制素"对各系统的毒副作用主要如下。

○ 心血管系统：窦性心动过速，轻度 ST-T 改变，房室传导阻滞，房性早搏，偶发室性早搏以及高血压等

○ 消化系统：肝功能异常及腹泻

○ 皮肤黏膜组织：过敏性斑丘疹，瘙痒

"重组人血管内皮抑制素"的传统使用方法为静脉滴注 15 mg/d，共 14 天，疗程长且患者依从性差。近期临床上大多采用连续静脉泵注 7 天、5 天或 3 天方案（总量 210 mg），毒副作用未见增加，且患者依从性明显提升[5]。此患者使用了 210 mg 分 3 天连续静脉泵注的方案，治疗期间患者耐受性佳，未出现相关性毒副作用。

对于化疗药物的选择，参考了日本晚期 NSCLC 合并特发性间质性肺炎的研究[6]结果："卡铂"联合"白蛋白紫杉醇"治疗的有效性及安全性获得了证实。故此患者二线治疗选择了"重组人血管内皮抑制素"联合化疗方案。

经过四个疗程的治疗，患者未出现肺间质病变加重，提示此方案对老年且存在肺间质病变以及慢性阻塞性肺病患者的安全性较好。此患者经过四个疗程的联合治疗，肺部病灶消退，疗效达到 CR，为临床应用"重组人血管内皮抑制素"联合化疗方案增添了信心。

（王黎铭　王　琼）

述评

免疫结合点阻断剂为晚期 NSCLC 的治疗带来了新希望，对于无驱动基因 NSCLC，PD-1/PDL-1 抗体已被批准用于 PD-L1 TPS ≥ 1% 患者的一线药。PD-1/PD-L1 抗体可能引起免疫相关性肺炎，尤其在 NSCLC 中发生率较高，对于 NSCLC 合并慢性阻塞性气道疾病或间质性肺病，如何选择治疗方案尚需深入探讨。

"盐酸安罗替尼"是新型多靶点酪氨酸激酶抑制剂，《盐酸安罗替尼治疗晚期 NSCLC 专家共识》（2018 年）推荐用于二线治疗后复发或进展的

晚期 NSCLC 患者。本例患者初始因拒绝化疗，PS 评分 2 分，故一线使用"盐酸安罗替尼"；之后又因出现口腔溃疡、乏力及纳差等毒副作用而停止使用。目前一线应用"盐酸安罗替尼"单药治疗晚期肺癌，包括 NSCLC 和 SCLC 的案例均有报道，尤其是用于老年及 PS 评分较差的患者，但是适应证、疗效及毒副作用还需要大样本数据的证实。

患者二线用药选择了"重组人血管内皮抑制素"+化疗药，并取得了良好的效果，四个疗程后肺部病灶基本消失，且患者未出现明显的毒副作用，提示"重组人血管内皮抑制素"在老年体弱者中使用的安全性较好。

抗肿瘤新药的不断涌现，为肿瘤患者提供了改善生活质量、延长生存期的新希望，如何选择最佳的治疗方案，是临床需要思考的问题。尤其是合并其他肺部疾病的老年晚期 NSCLC 患者，制定合理的个案化方案，是目前重要的研究课题，需要更多的临床实践与深入探讨，以减少毒副作用，提高治疗效果。

（余荣环）

主要参考文献

[1] Tzouvelekis A, Gomatou G, Bouros E, et al. Common pathogenic mechanisms between idiopathic pulmonary fibrosis and lung cancer. Chest. 2019; 156(2): 383~391

[2] Nishino M, Giobbie-Hurder A, Hatabu H, et al. Incidence of programmed cell death 1 inhibitor-related pneumonitis in patients with advanced cancer: a systematic review and meta-analysis. JAMA Oncol. 2016; 2(12): 1607~1616

[3] 周彩存，王洁，步宏，等. 中国非小细胞肺癌免疫结合点阻断剂治疗专家共识（2019 年版）. 中国肺癌杂志. 2020; 23(2): 65~76

[4] Vigarios E, Epstein JB, Sibaud V. Oral mucosal changes induced by anticancer targeted therapies and immune checkpoint inhibitors. Support Care Cancer. 2017; 25(5): 1713~1739

[5] 吕远，姜镕，马春华，等. 重组人血管内皮抑制素静脉持续泵入联合窗口期动脉灌注化疗治疗晚期肺鳞癌的临床观察. 中国肺癌杂志. 2015; 18(8): 500~504

[6] Minegishi Y, Sudoh J, Kuribayasi H, et al. The safety and efficacy of weekly paclitaxel in combination with carboplatin for advanced non-small cell lung cancer with idiopathic interstitial pneumonias. Lung Cancer. 2011; 71(1): 70~74

29. PD-1抗体联合化疗及气道腔内介入治疗老年晚期肺鳞癌1例

★ 高龄、PS评分差是肺癌治疗的难点，需要结合患者的病况进行个体化治疗

★ 本例为81岁男性，因肺鳞癌伴气管、右主支气管侵犯，导致气道狭窄，存在重度低氧血症，一般情况较差。经支气管镜下介入治疗，解除了气道阻塞，一般情况得到改善，为下一步全身抗癌治疗创造了条件

★ 因患者年龄较大，选择PD-1抗体单药治疗1次后，耐受性较好，但目标病灶出现影像学进展且气管及右主支气管内肿瘤生长再次引发气急加重

★ 经支气管镜在气管下段及右主支气管管腔内置入支架后，改善了PS评分

★ 第二次治疗给予化疗药联合免疫药，疗效评估为PR

病例简介

患者，男，81岁；吸烟史1200年支，未戒烟。因"咳嗽，伴活动后呼吸困难2月"，于2020年7月20日至外院就诊，胸部平扫CT提示："右肺上叶支气管新生物，管腔狭窄伴两肺下叶间质改变，双侧肺气肿"，给予抗感染、平喘药物，治疗2周，症状未见缓解。

2020年8月26日在外院就诊，复查胸部平扫CT提示：气管、右主支气管开口处异常软组织影，右肺门肿大淋巴结。右中肺下叶感染，支气管扩张，部分伴黏液栓，予"美罗培南、莫西沙星"抗感染、"甲泼尼龙"抗炎以及化痰、平喘药物，症状呈进行性加重，轻微活动后即感胸闷、气急明显，且无法行走。

2020年9月21日转诊至上海长海医院呼吸与危重症医学科，患者既往身体健康；无其他慢性疾病史。入院后患者感胸闷气急明显，伴咳嗽、

痰液不易咳出，无法平卧，间断性痰中带血（每天 10 余次）；无发热。

查体：口唇轻度紫绀；呼吸频率：25 次/min，血压：138/80 mmHg。右肺下叶呼吸音低，两肺其余部分满布痰鸣音；心率 112 次/min，心律齐；双下肢无水肿；未见杵状指（趾）。

2020 年 9 月 21 日动脉血气分析：PH 7.427；$PaCO_2$ 33.9 mmHg；PaO_2 62.5 mmHg；SaO_2 92.7%；缓冲碱 -1.8 mmol/l；提示为：低氧血症。

2020 年 9 月 22 日行胸部增强 CT 提示：右主、右肺上叶支气管新生物，右肺下叶阻塞性肺不张，纵隔及右肺门淋巴结肿大（图 29-2A）。

患者病况危重，完善相关检查后，于 2020 年 9 月 23 日全麻下行支气管镜检查及治疗。镜下见隆突上 20~30 mm 气管右侧壁可见基底较宽的病灶，气管管腔呈混合性狭窄（外压及管壁浸润），管腔直径约 12 mm；病灶（图 29-1A）侵犯右主支气管导致管腔大部分阻塞，触之易出血。支气管镜通过狭窄段，可见病灶自右主支气管外侧壁及前壁生长。更换为 14 mm STORZ 硬质支气管镜，推进硬质支气管镜插入段对气管下段及右主腔内旋转切除支气管病灶。治疗后气管下段管径恢复约 70%（直径 15 mm~16 mm，图 29-1B）；切除右主支气管腔内病灶（约 80%），右肺上叶支气管开口暴露，见病灶侵及主前外侧壁及右肺上叶开口处，使用硬镜局部压迫及氩等离子体热凝术（APC）止血治疗；术中取出病灶（15 mm×20 mm×10 mm）送病理学检查。术后，患者胸闷、气急症状明显缓解。

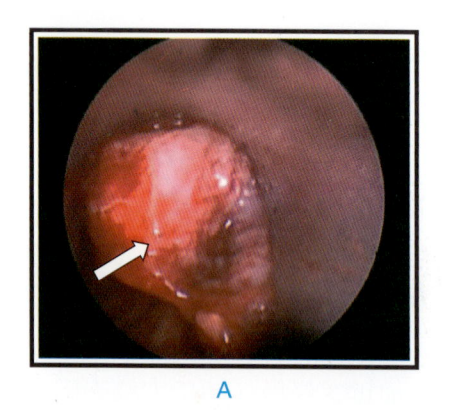

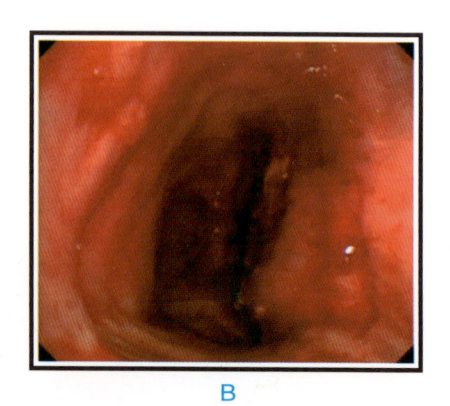

图 29-1 支气管镜下气管图像

A - 治疗前，气管下段右侧壁新生物（箭头），触之易出血；B - 治疗后气管腔较前通畅

通过对活检组织行病理学检查并结合患者病况，明确诊断为：右肺上叶鳞状细胞癌 T4N2M0 ⅢB 期 组织驱动基因 *EGFR/ALK/ROS1* 野生型 PS 3 分，PD-L1（22C3 抗体）阴性 TMB 27.9 muts/Mb。

经全身评估，患者 PS 评分为 3 分，无法耐受全身化疗，结合肿瘤组织 TMB 高表达，2020 年 10 月 6 日给予 PD-1 阻断剂"帕博利珠单抗"（200 mg）静脉滴注；患者胸闷、气急症状缓解，于 10 月 8 日出院。

2020 年 10 月 10 日患者再次出现胸闷、气急症状，咳嗽、咳痰不畅，无法平卧。10 月 12 日急诊行胸部平扫 CT 提示：气管下段及右主支气管腔内病灶增大。紧急行支气管镜检查，发现气管、右侧支气管管腔内新生物及腔外压迫导致气管、右肺上叶、右主支气管管腔重度狭窄。当即给予镍钛记忆合金金属支架（1.6 cm×6 cm）置于气管、右主支气管管腔内，支架上端位于气管腔内隆突上 4 cm 处，支架下端位于右中间支气管距离隆突 4 cm。支架置入后，患者的气急症状明显好转。

2020 年 10 月 30 日复查胸部平扫 CT 提示：右肺上叶病灶明显增大（图 29-2B），影像学评估为 PD；患者 PS 评分：2 分。

2020 年 11 月 3 日以"帕博利珠单抗"（200 mg）联合"白蛋白紫杉醇"静脉滴注。

2020 年 11 月 26 日（治疗后近 4 周）复查胸部平扫 CT 提示：肺部靶病灶明显缩小（图 29-2C），达到 PR（表 29-1）；患者的诊疗经过参见图 29-3。

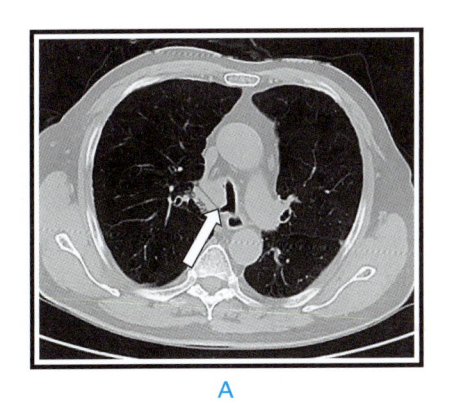

A

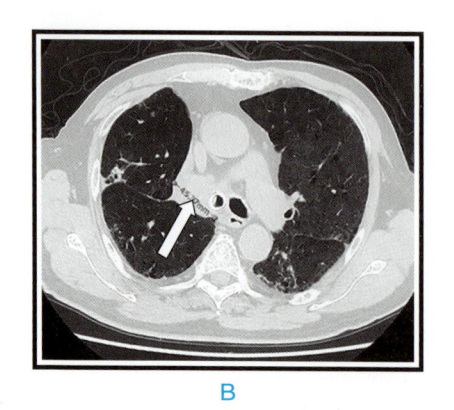

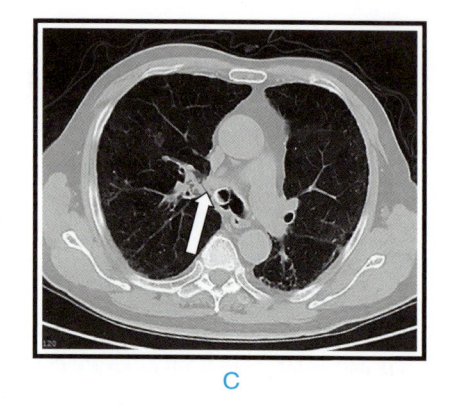

图 29-2 胸部平扫 CT 图像

A - 右肺上叶病灶（箭头，2020 年 9 月 22 日）；B - 右肺上叶病灶增大（箭头，2020 年 10 月 30 日）；C - 右肺上叶病灶缩小（箭头，2020 年 11 月 26 日）

呼吸内镜介入治疗（硬质镜下肿瘤切除，APC）

↓ 13 天

免疫单药："帕博利珠单抗"

↓ 6 天

呼吸内镜介入治疗（气道金属支架置入术）

↓ 21 天

"帕博利珠单抗" + "白蛋白紫杉醇"化疗四疗程

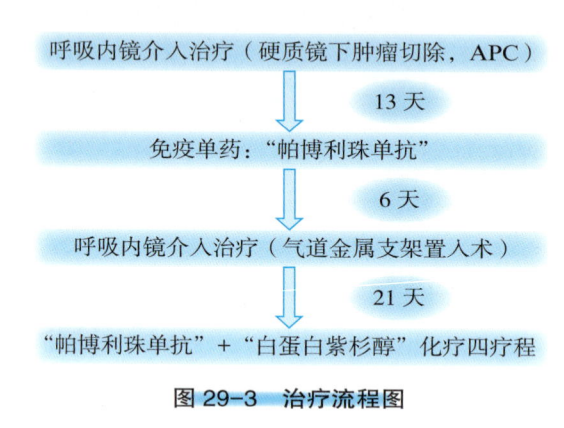

图 29-3 治疗流程图

表 29-1 肿瘤疗效评估

时间 评估内容	2020 年 9 月 22 日 （基线）	2020 年 10 月 30 日 [单药免疫治疗一个 疗程（3 周后）]	2020 年 11 月 26 日 [免疫药 + 化疗药 1 次 （6 周后）]
靶病灶长径	29.7 mm	45.3 mm	14.9 mm
原治疗评估标准（1.1 版）		PD	PR
免疫药物评估标准		未经证实的免疫相关疾病进展（iUPD）	PR
病况	差	改善	改善
PS 评分	3 分	2 分	1 分

讨论

70岁以上的老年晚期 NSCLC 的比例为 30%~40%，部分老年患者因存在基础疾病，治疗上更具难度。治疗方案的选择取决于患者的生理状态及其脏器功能，以及所选药物的药代动力学特性。常用的几种方案包括最佳支持治疗，单药化疗，含铂两药化疗及靶向药物等。部分临床研究的结果显示：单药化疗的反应率 3.3%~29%，中位生存时间 5 月~10 月；超过 70 岁的老年患者经联合化疗后的毒性反应，尤其是骨髓抑制的发生率有所上升，但缺少治疗 80 岁以上晚期 NSCLC 患者的大样本临床研究的数据[1]。

近年来，临床上以 CTLA-4、PD-1 以及 PD-L1 等为靶点的免疫结合点阻断剂广泛地应用于多种恶性肿瘤的治疗。Saito[2] 的一项回顾性研究，共入组 45 例，也证实了免疫单药（包含"帕博利珠单抗"、"纳武利尤单抗"、"阿替立珠单抗"）在 80 岁以上晚期 NSCLC 患者的安全性与有效性，疾病控制率达到 60%，中位 PFS 也达到 3.4 月。但是，在使用这些药物的同时，有些患者也出现了免疫相关性毒副作用，如肿瘤病灶影像学评估的初始阶段增大，和（或）出现新发病灶，但随着免疫药物的继续使用，肿瘤负荷减轻；再次影像学评估：肿瘤缩小，病况缓解，这种临床表现被称为假性进展（PPD）。而一些患者在免疫治疗中，肿瘤生长却加速，且进展时间不足 2 个月；肿瘤负荷相比于基线期增长超过 50%；免疫治疗后肿瘤生长速率增加超过 2 倍，影像学评估短期内病灶明显增大，且病况恶化，这一现象被称为超进展（HPD）[3]。采用免疫药物后对病灶真、假性进展的判断与应对在临床上备受关注。

免疫治疗后假性进展的发生机制及发生率

假性进展的机制尚未明了。假性进展被认为是免疫治疗后初期 T 淋巴细胞与巨噬细胞浸润进入肿瘤内，活化的 T 细胞水平较低，不足以消灭肿瘤细胞，未能引起肿瘤细胞的凋亡，肿瘤细胞的增长先于继发的免疫反应，导致肿瘤短期内的增大；随着免疫反应的起效至肿瘤细胞的凋亡，肿瘤体积才会缩小[4,5]。晚期 NSCLC 患者接受 PD-1/PD-L1 抗体的人群中，假性进展的发生率在 2%~8%。

如何鉴别采用免疫药物后的真、假性进展？

如何界定假性进展还是真进展，Hodi 等[6] 建议：每次影像学评估间隔时间尽量在 4 周以上，并应注意观察患者使用免疫药物后的自觉症状以及 PS 评分；若患者自觉症状无进一步恶化，PS 评分没有明显下降，可继续进行免疫治疗。本例患者经初次使用免疫药物后出现影像学评估的进展，气急症状尽管有加重，通过电子支气管镜置入气管支架迅速改善临床症状后，PS 评分改善为 2 分。因考虑不能完全排除假性进展，仍继续使用了免疫治疗。有临床前研究发现，化疗可以破坏免疫抑制性细胞的活性，还可以通过诱导肿瘤细胞凋亡、MHC 1 类分子表达的上调和树突状细胞成熟来促进免疫应答。同时联合单药"白蛋白紫杉醇"，评估靶病灶达到了 PR，考虑免疫药联合化疗药具有叠加效应。也有研究显示，通过监测外周血 ctDNA 的动态变化，有助判断是否为假性进展；若影像学进展，ctDNA 较基线水平下降 10 倍以上，即提示假性进展。也有个案报道[7, 8]通过再次活检病理证实：未见肿瘤细胞，而表现为 T 淋巴细胞的浸润及纤维组织的增生，则确定是假性进展。另有 Lee[5] 及 Vrankar[8] 等研究发现对假性进展的病灶再次活检并作免疫组化检查，即便肿瘤细胞的数量增多，周围组织出现炎症反应明显，活化的 CD8+ T 淋巴细胞浸润、TIA-1（一种促凋亡的蛋白）与细胞毒淋巴细胞分泌的颗粒酶 B 高表达等变化，也是假性进展。

免疫治疗后肿瘤评估的新标准

2000 年左右，RECIST 标准被广泛应用于化疗或靶向药物治疗后的肿瘤评估。进入免疫药物时代，出现了假性进展或超进展，对 RECIST 标准的准确性及价值产生了质疑。2009 年，实体瘤免疫治疗相关性反应标准（irRC）应运而生，以 irRC 来评估免疫结合点阻断剂治疗后患者，可有效监测患者的免疫药物疗效。irRC 的重点是允许免疫治疗后出现新病灶，出现新病灶不再被视为一定是疾病进展，而是将新病灶纳入肿瘤总负荷的测量中。若出现新病灶，但是肿瘤总负荷减少，可被认为治疗是有效的，而非疾病进展；按标准 ≥ 4 周连续 2 次观察肿瘤负荷增加 ≥ 25% 时，才是真的疾病进展[9]。

免疫相关标准与 RECIST 标准之间的主要区别如下。

○ 由于免疫治疗反应可能延迟，故应连续 2 次（时间间隔 4 周以上）进行疾病进展或肿瘤治疗反应的影像学评估

○ 新病灶的出现并非一定是免疫治疗后的疾病进展；为评估肿瘤负

荷的变化，应至少 4 周后进行影像学检查以重新评估病灶

○ 按标准测量的新病灶被评估为"新的可测量病灶"并纳入"总肿瘤负荷"。免疫反应标准类似于确定基线时总肿瘤负荷的传统标准，包括筛选可测量（靶病灶）或不可测量（非靶）病灶

2017 年初 RECIST 工作组正式提出免疫治疗相关性疗效评价标准，即 iRECIST 标准[4]；与 RECIST 1.1 标准相比，学者 Martin-Romano 等[10]、Borcoman 等[11]将 iRECIST 引入了待证实的免疫治疗相关性疾病进展（iUPD）概念，之前在 RECIST 1.1 标准中该现象被归入疾病进展（PD）。若患者的病况出现进展，临床上不能轻易将其定义为 PD，而应作为未明确的病灶进行随访并评估。iRECIST 标准首次细化了免疫治疗的疗效评价方法，使假性进展的患者有机会从免疫治疗中继续获益，且在一定程度上避免了超进展的漏诊（表 29-2）。

表 29-2　几种不同的疗效评估标准比较

疗效评估	评估方式		
	RECIST1.1	irRC	iRECIST
CR	非淋巴结病灶完全消失，淋巴结短径＜ 10 mm	首次 irRC 检查病灶完全消失（第 4 周确认）	非淋巴结病灶完全消失，淋巴结短径＜ 10 mm
PR	肿瘤负荷减小≥ 30%	肿瘤负荷减小≥ 50%（第 4 周确认）	肿瘤负荷减小≥ 30%
SD	不符合 CR/PR/PD 标准	不符合 irCR/irPR/irPD 标准	不符合 iCR/iPR/iPD 标准
PD	相对于最好疗效，肿瘤负荷增加≥ 25%；或出现新发病灶	相对于最好疗效，肿瘤负荷增加≥ 25%；或出现新发病灶；需要≥ 4 周后续扫描确认 PD	iUPD- 存在新的可测量/不可测量病灶，或相对于最好疗效，肿瘤负荷增加≥ 20%；iCPD- 靶病灶或新靶病灶≥ 5 mm；非靶病灶或新的非靶病灶增加或新病灶数量增加，确认 iCPD

判断患者经免疫治疗后是否进展，除了参照 iRECIST 标准进行影像学的评估，由于缺乏明确的生物标记物，还需要仔细地结合患者疾病导致的相关症状的缓解与否、PS 评分以及患者的临床状况进行综合判断，以

指导选择下一步的治疗方案。

（孙沁莹　方　晨）

述评

PD-1 或 PD-L1 抗体等治疗肺癌的免疫药物，作用机制与传统的化疗、放疗及靶向治疗有明显的不同。由于免疫治疗反应可能延迟，经过免疫治疗后的疗效评估标准也从既往传统的 RECIST 标准更新至 irRC 和 iRECIST 标准。

本例患者初诊后转诊至上海长海医院，才被确诊为晚期肺鳞癌，*EGFR*、*ALK*、*ROS1* 野生型，组织高 TMB，适合于免疫联合化疗。但考虑到高龄患者，病情危重，合并低氧血症，PS 评分差，无联合化疗的指征，故使用 PD-1 抗体单药治疗。第一次采用免疫药物短期内（10 天后）即出现肿瘤的快速进展，经过呼吸内镜下的腔内介入治疗迅速解除了大气道的阻塞，为第二次治疗赢得了时机。通过后续使用 PD-1 抗体联合单药化疗，肿瘤取得 PR 的疗效。分析该病例诊疗过程存在部分不足：（1）影像学评估靶病灶进展，未行活检病理学证实仍存肿瘤细胞，不能完全明确或排除假性进展；（2）因考虑免疫治疗联合化疗可能存在协同作用首次评估后直接调整方案，联合单药化疗，没有单药免疫治疗后续随访的影像学资料证实是真进展还是假性进展；（3）建议停用化疗药后继续免疫单药维持，随访评估靶病灶，观察免疫治疗是否仍然有效。

研究表明，PD-1 抗体单药应用于 NSCLC 的一线治疗的疗效不弱于标准二药联合化疗，且严重毒副作用明显减少，是高龄患者可选的治疗策略之一。但免疫单药对部分病例早期病灶的控制较缓慢，虽无Ⅲ期临床研究数据的支持，在合适的时机对病例尝试化疗单药联合免疫药物的方案也是较好的选择。

采用免疫药物后，对目标病灶进展的判断及其应对是临床上亟需深入探讨的课题。如何判断假性进展，是否必需进行再次组织学检查？本例因病况不佳，未再次进行活检，故无法观察靶病灶的病理改变，在后续的临床实践中应尽可能取得组织学标本以验证假性进展的存在与否。假性进展出现后是否要调整原方案？对免疫单药治疗的患者是否需要联合一定的化疗？均有待临床进一步探索。

临床使用 PD-1/PD-L1 抗体治疗晚期 NSCLC 并进行疗效评估，不同于既往的 RECIST 标准，需采用 iRECIST 标准并结合临床症状及病况缓解情况综合判断，确定假性进展或超进展，以制定合适的治疗方案。

（白 冲）

主要参考文献

［1］ R Blanco, I Maestu, MG de la Torre, et al. A review of the management of elderly patients with non-small-cell lung cancer. Review Ann Oncol. 2015; 26(3): 451~463

［2］ Saito Z, et al. Efficacy and safety of immune checkpoint inhibitors in patients with non-small cell lung cancer aged 80 years or older. Cancer Rep (Hoboken). 2021; e1405.

［3］ Kurra V, Sullivan RJ, Justin F, et al. Pseudoprogression in cancer immunotherapy: rates, time course and patient outcomes. J Clin Oncol. 2016; (134 suppl), abstr 6580

［4］ Jia WX, Gao QQ, Han AQ, et al. The potential mechanism, recognition and clinical significance of tumor pseudoprogression after immunotherapy. Cancer Biol Med. 2019; 16(4): 655~670

［5］ Lee JH, Long GV, Menzies AM, et al. Association between circulating tumor DNA and pseudoprogression in patients with metastatic melanoma treated with anti－programmed cell death 1 antibodies. JAMA Oncol. 2018; 4(5): 717~721

［6］ Hodi FS, Ballinger M, Lyons B, et al. Immune-modified response evaluation criteria in solid tumors (imRECIST): refining guidelines to assess the clinical benefit of cancer immunotherapy. J Clin Oncol. 2018; 36(9): 850~858

［7］ Ferrara R, Caramella C, Besse B, et al. Pseudoprogression in non-small cell lung cancer upon immunotherapy: few drops in the ocean? J Thorac Oncol. 2019; 14(3): 328~331

［8］ Vrankar M, Unk M, Immune RECIST criteria and symptomatic pseudoprogression in non-small cell lung cancer patients treated with immunotherapy. Radiol Oncol. 2018 Oct 18; 52(4): 365~369

［9］ Kurman JS, Murgu SD, Hyperprogressive disease in patients with non-small cell lung cancer on immunotherapy. J Thorac Dis. 2018; 10(2): 1124~1128

［10］ Martin-Romano P, Castanon E, Ammari S, et al. Evidence of pseudoprogression in patients treated with PD1 PDL1 antibodies across tumor types. Cancer Med. 2020; 9(8): 2643~2652

［11］ Borcoman E, Nandikolla A, Long G, et al. Patterns of response and progression to immunotherapy. Am Soc Clin Oncol Educ Book. 2018; 38: 169~178

30. PD-1抗体致免疫结合点阻断剂相关性重度心脏毒性1例

- ★ 免疫结合点阻断剂PD-1抗体相关毒副作用可涉及多系统、多器官损害，其中，心脏毒性发生率虽低（＜1%），但一旦暴发，病死率可超过46%
- ★ 本例为晚期肺鳞癌患者，在一线治疗方案中使用PD-1抗体"帕博利珠单抗"联合"紫杉醇脂质体"单药治疗，2周后出现胸痛、胸闷、乏力、肌肉酸痛等症状
- ★ 患者既往无自身免疫疾病、心脏疾病以及相关家族史；血液生化检测见血清肌钙蛋白、肌红蛋白、肌酸磷酸激酶等心肌损伤指标持续升高，心电图提示有心肌损伤，最终明确为PD-1抗体所致免疫相关性心肌炎
- ★ 停用PD-1抗体并经糖皮质激素治疗后，胸痛、胸闷等症状明显好转，心肌损伤相关指标恢复至正常

病例简介

患者，女，60岁；既往体健，平时无特殊不适，否认慢性疾病史。

2020年9月11日曾在外院行胸部增强CT提示：左肺上叶不规则条索状及斑片影，气管前腔静脉后见一不规则混杂密度结节（34 mm×29 mm），结节中心见密度减低影（图30-1）。心电图示：窦性心律，正常心电图。

2020年9月16日因"反复胸痛，偶伴胸闷1月"，首诊于上海长海医院呼吸与危重症医学科。当日行支气管镜检查提示：左肺尖段支气管开口碳末样沉着，于左肺上叶尖段支气管行支气管肺泡灌洗术，灌洗液中查见癌细胞；超声支气管镜检查见：4R组淋巴结肿大，对该组淋巴结穿刺活检，病理结果：低分化鳞状上皮细胞癌。最终诊断：左肺上叶鳞癌T1N3M0 ⅢB期，*EGFR/ALK/ROS1*野生型。

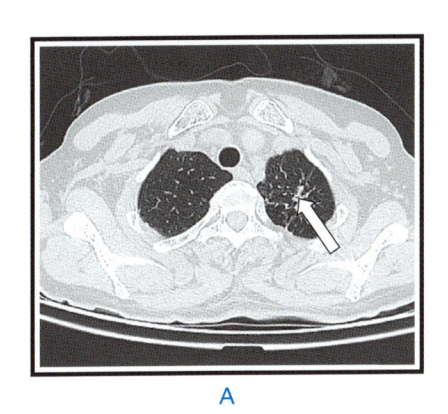

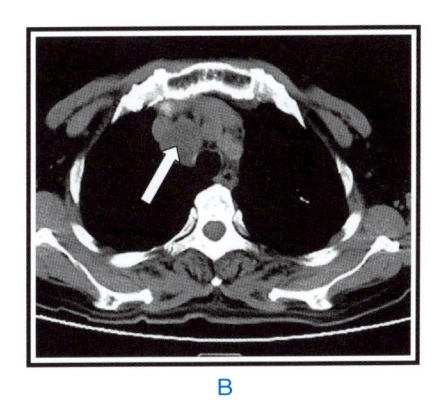

图 30-1　胸部平扫 CT 图像（2020 年 9 月 16 日）

A－左肺上叶阴影（箭头）；B－右上纵隔结节（箭头）

经全身评估，2020 年 9 月 24 日给予"紫杉醇脂质体"（180 mg）+PD-1 抗体"帕博利珠单抗"静脉滴注。

2020 年 10 月 3 日血常规检测示：白细胞计数 $1.69×10^9$/L，即给予"重组人粒细胞刺激因子"（100 mg）皮下注射，每天 2 次，连续 3 天。3 天后复查血常规：白细胞计数 $25×10^9$/L。

2020 年 10 月 5 日患者出现胸闷胸痛、乏力、肌肉酸痛等症状，并逐渐加重，出现下蹲及起身费力、咽下困难。10 月 11 日到医院急诊，检测血清肌钙蛋白：3.152 μg/L，肌红蛋白 1560 ng/mL，肌酸磷酸激酶 130 ng/mL；心电图示：窦性心律，肢体导联 QRS 低电压，不完全性右束支传导阻滞（图 30-2）。次日，复查血清肌钙蛋白升高至 8.397 μg/L，肌红蛋白 3120 ng/mL，肌酸磷酸激酶 232 ng/mL；立即被长海医院呼吸与危重症医学科收治。

入院后查体：体温 36.5℃，脉搏 105 次/min，呼吸 17 次/min，血压 115/74 mmHg。神清，精神软。气管居中，胸廓对称、无畸形，胸骨无压痛，呼吸运动正常，两肺触觉语颤相等，未触及胸膜摩擦感，双肺呼吸音清。心率 105 次/min，律齐，各瓣膜区未闻及病理性杂音。

入院后的主要辅助检查及其结果参见下表。

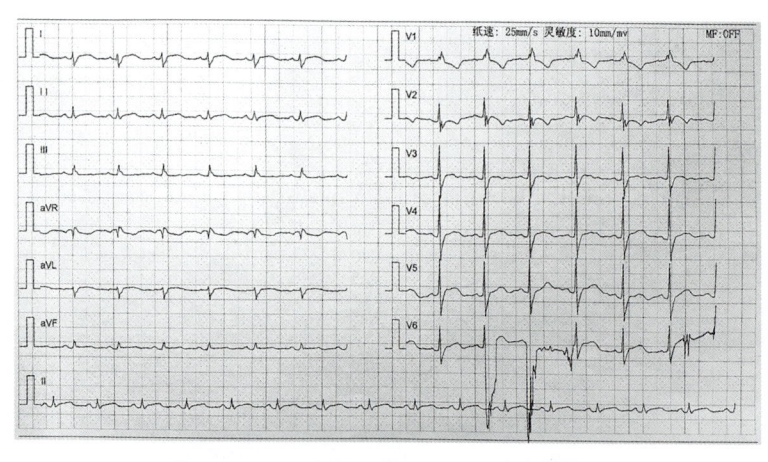

图 30-2　心电图（2020 年 10 月 11 日）

窦性心律，肢体导联 QRS 低电压，不完全性右束支传导阻滞

表　入院后的主要辅助检查及其结果

检查项目		检查结果
血液检查	血常规	白细胞计数：17.81×10⁹/L；中性粒细胞百分比：95.7%；淋巴细胞百分比：3.1%；血红蛋白：134 g/L；血小板计数：238×10⁹/L
	血清炎症指标	血沉：15 mm/h，血清降钙素原：0.086 ng/ml；C 反应蛋白：3.18 mg/L
	凝血功能	D-二聚体：0.59 ug/ml；其他凝血功能均正常
	肝、肾功能及血生化	肝、肾功能基本正常；血清总蛋白：64 g/L；白蛋白：36 g/L；血清钾：4.1 mmol/L；血清钙：1.06 mmol/L；血清肌钙蛋白 I 3.890 μg/L（正常值<0.03）；肌红蛋白：2061.2 ng/ml（正常值 10~70）；肌酸磷酸激酶：173.4 ng/ml（正常值 0.6~6.3）；乳酸脱氢酶：833 U/L（正常值 120~250）
	肿瘤标记物	细胞角蛋白 19 片段、癌胚抗原、鳞癌相关抗原以及胃泌素释放肽前体等正常
	血清炎症因子水平	TNF-α：12.6 pg/ml（正常值<8.1）；IL-2 受体：1352 U/ml（参考值 223~710）；IL-10 10.9 pg/ml（正常值 0.27~0.39）
粪便检查		正常
腹部超声		肝脏、胆囊、胰腺、脾脏、肾脏以及肾上腺未见明显异常改变
心脏彩超		正常
冠脉 CT 增强造影		未见明显异常

入院后多次检查心电图示：不完全性右束支传导阻滞、偶发房性早搏和室性早搏、T 波改变等表现。心肌损伤标记物中血清肌钙蛋白、肌红蛋白及肌酸磷酸激酶均升高，心脏彩超及冠脉增强 CT 造影均未见明显异常。经神经内科会诊后，考虑为"重症肌无力"，结合其肺癌病史及 PD-1 抗体用药史，最终诊断：免疫结合点阻断剂相关性心肌炎、免疫结合点阻断剂相关性重症肌无力。根据 CSCO 指南，判定心脏毒性为 G3 级，神经毒性 G2 级。

治疗与随访

2020 年 10 月 12 日起给予"甲泼尼龙" 80 mg 静脉滴注，每天 2 次；同时给予"兰索拉唑"护胃、"美托洛尔"稳定心率。10 月 15 日患者精神状态明显好转，胸痛、胸闷及乏力缓解；复查血清肌钙蛋白为 4.878 μg/L，肌红蛋白 361 ng/ml，肌酸磷酸激酶 86 ng/ml。当晚，患者诉腹痛，急查粪便隐血阳性，考虑糖皮质激素治疗相关性胃肠道反应；次日停止静脉激素治疗，改用"醋酸泼尼松" 30 mg，每天顿服，同时继续抑酸护胃治疗，患者腹痛缓解。粪隐血检查：阴性。10 月 19 日复查心肌损伤标记物提示：血清肌钙蛋白 6.459 μg/L，肌红蛋白 765.4 ng/ml，肌酸磷酸激酶 232 ng/ml，较前明显升高；复查心电图示：窦性心律，室性早搏，不完全性右束支传导阻滞（图 30-3）；心脏彩超：未见明显异常。遂再次增加糖皮质激素的用量，改用"甲泼尼龙" 40 mg，静脉滴注，每天 2 次，持续 10 天后，减量为"甲泼尼龙" 40 mg，静脉滴注，每天 1 次，持续 10 天。患者病况逐渐缓解，监测血心肌损伤标记物较前明显下降。

11 月 8 日改用"甲泼尼龙" 24 mg 口服，每天 1 次。此后每周减 4 mg，期间多次复查血清肌钙蛋白、肌红蛋白、肌酸磷酸激酶等指标渐趋稳定，最后恢复至正常。后续复查心电图亦未见明显心律失常等表现，于 12 月 20 日停用激素，患者无特殊不适。按照患者及其家属的意愿，后续给予支持治疗，诊疗过程参见图 30-4。

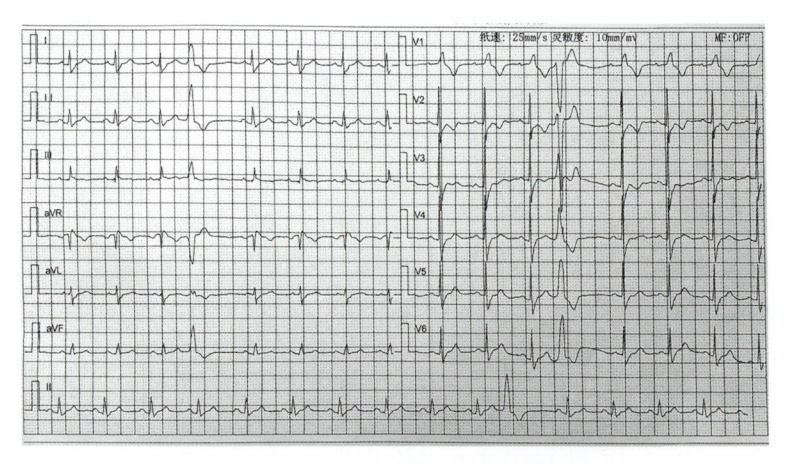

图 30-3　心电图（2020 年 10 月 19 日）

窦性心律，室性早搏，不完全性右束支传导阻滞

```
化疗药物 + PD-1 抗体
        │
        │   （始于 2020 年 9 月 24 日）
        ▼
血清肌钙蛋白、肌红蛋白、肌酸磷酸激酶等心肌损伤标记物明显升高
        │
        │   （始于 2020 年 10 月 11 日）
        │   甲泼尼龙 160 mg/d，静滴，4 天
        ▼
诉腹痛，急查粪便隐血（+）；复查血清肌钙蛋白等心肌损伤标记物较前有所降低
        │
        │   （始于 2020 年 10 月 15 日）
        │   醋酸泼尼松片 30 mg/d，口服，3 天
        ▼
复查心肌损伤标记物提示较前明显升高
        │
        │   （始于 2020 年 10 月 19 日）
        │   甲泼尼龙 80 mg/d，静滴，10 天；
        │   减量为 40 mg/d 静滴，10 天
        ▼
症状改善，心肌损伤标记物稳定
        │
        │   （始于 2020 年 11 月 8 日）
        │   甲泼尼龙片 24 mg/d，口服，
        │   以后每周减 4 mg，2020 年 12 月 20 日停用
        ▼
症状及心肌损伤标记物恢复正常
```

图 30-4　诊疗流程图

讨论

ICI 相关性心脏毒性的发生率

Moslehi 等[1]报道：免疫结合点阻断剂（ICI）相关性心脏毒性发生率虽然较低（< 1%），一旦暴发，其病死率可超过 46%。日本卫生和福利部医药和医疗安全局[2]报道：ICI 相关性心肌炎大多在治疗早期出现，中位发生时间约在首次用药后的 13~17 天，但免疫失衡导致的心脏毒性大多表现各异，且与治疗时间长短并无明显相关性。本病案在用药约 10 天出现心脏毒性相关表现，略早于统计学上的中位发生时间。

ICI 相关性心脏毒性的临床表现

Haanen 等[3]报道：ICI 相关性心脏毒性可有心肌炎、心包炎、心律失常、心脏功能受损等多种表现，其中心肌炎最为常见（0.3%）；Hu 等[4]报道：ICI 相关性心肌炎的临床表现各异，常类似于急性心力衰竭表现，大多表现为胸痛、胸闷、呼吸困难，严重时可有急性肺水肿，甚至可有心源性休克、心律失常或猝死等。

由于 ICI 相关性心肌炎早期表现隐匿，且无特异性表现，在临床上多依赖于心电图、心肌标记物以及相关影像学或采用病理手段以便明确诊断。

如何进行鉴别诊断

有 ICI 用药史的患者若出现心脏毒性的临床表现，必须引起重视。虽然 ICI 相关性心肌炎的中位发生时间约在用药后 2 周，但也曾有在用药后约 10 天或 3 个月发生免疫相关性心肌炎的案例报道。

Asnani[5]报道，出现 ICI 相关性心肌炎时有心电图异常表现的约占 89%，然而心电图对于 ICI 相关性心肌炎的早期诊断敏感性与特异性并不强；而心肌损伤标记物检测不仅方便，其结果显示的特异性与敏感性也较高，因此该检测在确诊中更为关键。临床上约有 94% 的患者在发生心肌炎时都有血清肌钙蛋白升高征象。

Xing 等[6]提出，心脏 MRI 可提示心脏功能或结构异常，其对心肌炎诊断也有重要意义；而心内膜下心肌组织病理活检可见到大量炎症细胞浸润以及心肌坏死则是心肌炎诊断的"金标准"。此外，约有 25% 的 ICI 相关性心肌炎常与 ICI 相关性重症肌无力合并出现。本例患者在入院后也出现了进行性加重的肌无力征象，腱反射减弱等周围性肌病表现，后明确为ICI相关性重症肌无力，由此进一步佐证了免疫相关性毒副作用的发生。

然而，目前对于 ICI 相关性心肌炎的诊断尚欠准确定论。本病案在接受 ICI 治疗后 10 天即有胸闷胸痛、乏力等心脏毒性表现，及时监测血清肌钙蛋白、肌酸磷酸激酶等提示明显升高；心电图可见心律失常表现。但患者既往无心脏相关病史及家族史，查心脏彩超与冠脉增强 CT 造影均未见明显异常，结合 PD-1 抗体用药史，高度怀疑患者存在 ICI 相关性心肌炎，入院即给予"甲泼尼龙"冲击治疗，持续治疗后患者病况明显缓解。Pradhn 等[7]报道，几乎所有 ICI 相关性心肌炎病例中冠脉造影结果均提示阴性，此外超声心动图也多表现为正常，这都有助于临床将 ICI 相关性心肌炎与心肌缺血和心肌梗塞相区别。

ICI 相关性心脏毒性的应对策略

可按 CSCO（2019 年版）ICI 相关的毒性管理指南[8]对患者进行分级。本病案根据患者所存在的胸痛、胸闷症状以及相关心电图、血清肌钙蛋白等的变化，考虑为心脏毒性 G3 级；同时患者有严重乏力及肌痛表现且已影响日常生活，由此考虑为神经毒性 G2 级；遂停止免疫治疗，并及时给予糖皮质激素治疗。

根据 2017 年欧洲肿瘤学会临床实践指南[3]：针对 G3 级 ICI 相关性心肌炎，早期建议使用"甲泼尼松龙" 1~2 mg/kg，若糖皮质激素仍无法控制病情，可加用免疫抑制剂"吗替麦考酚酸酯"或"他克莫司"。

本例患者初始接受"甲泼尼龙" 160 mg 治疗 4 天后病情较前明显好转，然而在用药 5 天后出现粪便隐血阳性，临床上随即考虑为糖皮质激素应用所引起的消化道毒副作用，立即减量并改用"醋酸泼尼松"片（30 mg）口服，并密切监测患者病况。减量后患者消化道出血逐渐停止，然而糖皮质激素减量 3 天后复查心肌酶谱提示较前明显升高，便再次用"甲泼尼龙"并加量至 40 mg，静脉滴注，每日 2 次；经评估病况稳定后再行逐级减量。

糖皮质激素通常作为 ICI 相关性毒性的首选用药，然而对于具体方案的实施尚无定论。在对本案的治疗过程中，还发现了采用糖皮质激素存在的利、弊；Scott 等[9]报道：对轻至中度患者，糖皮质激素具有明确疗效，然糖皮质激素本身所具有的毒副作用也不容忽视，类似情况在其他免疫药物相关性不良事件中也时有出现；且糖皮质激素用药的剂量及其时间与患者病况变化密切相关。这些均要求临床上在具体治疗过程中及时评估患者病况、体征并结合相应辅助检查，实现个案化的精准治疗。

在长达两个多月的治疗过程中，患者病况出现多次反复，这也让临床上认识到控制 ICI 相关性毒副作用将会是一个长期的过程。Chen 等[10]提出，当糖皮质激素控制不佳或患者病况出现频频反复时，其他的免疫抑制剂如"环磷酰胺"或许会增加患者的获益。在对本例患者的治疗中，患者主诉胸痛、胸闷及乏力等症状时，临床上及时予以检测心电图、血清肌钙蛋白、超声心动图等，早期确诊并加用糖皮质激素，及时防止了严重心脏毒性的发生。

大量文献数据也指出：在使用 PD-1 抗体等免疫治疗的癌症患者中，定期密切监测心脏相关指标对早期发现心脏毒性反应十分关键，有学者[11]建议，至少应在接受免疫治疗后 13~17 天内密切监测心电图、血肌酸激酶、血肌钙蛋白等相关指标以早期发现免疫相关性心脏毒性反应，避免严重不良事件的发生。

（袁佳莹　商　艳）

述评

ICI 相关性心肌炎是一种罕见且致死性极高的 irAE，表现呈急进性、多样性、异质性与严重性；初期易与急性冠状动脉粥样硬化性心脏病相混淆。其机制尚未明了，多与宿主免疫系统过度激活相关。本病例无论是症状、血清肌钙蛋白水平、磷酸肌酸激酶、肌红蛋白等心肌酶谱升高以及非特异性心电图改变，均符合 ICI 治疗相关性心肌炎的特征，并重叠重症肌无力。尽管该患者经采用大剂量糖皮质激素及丙种球蛋白等，历时 2 个月病况渐趋稳定，但 ICI 相关性心肌炎的复杂多变以及迁延性，足以警示在注重疗效的同时，对于常见甚至偶发的致死性的毒副作用一定要有足够的认识，早期发现、及时诊断与干预则是关键。

（韩一平）

主要参考文献

[1] Moslehi JJ, Salem JE, Sosman JA, et al. Increased reporting of fatal immune checkpoint inhibitor-associated myocarditis. Lancet. 2018; 391~933

[2] Notification issued by the Safety Division, Pharmaceutical and Medical Safety Bureau, Ministry of Health and Welfare, Japan, on April 20th, 2017 (in Japanese)

[3] Haanen JBAG, Carbonnel F, Robert C, et al. Management of toxicities from immunotherapy: ESMO Clinical Practice Guidelines for diagnosis, treatment and follow-up. Ann Oncol. 2017; 28: iv119~iv142

[4] Hu JR, Florido R, Lipson EJ, et al. Cardiovascular toxicities associated with immune checkpoint inhibitors. Cardiovasc Res. 2019; 115: 854~868

[5] Asnani A. Cardiotoxicity of immunotherapy: incidence, diagnosis, and management. Curr Oncol Rep. 2018; 20: 44

[6] Xing Q, Zhang ZW, Lin QH, et al. Myositis-myasthenia gravis overlap syndrome complicated with myasthenia crisis and myocarditis associated with anti-programmed cell death-1 (sintilimab) therapy for lung adenocarcinoma. Ann Transl Med. 2020; 8: 250

[7] Pradhan R, Nautiyal A, Singh S, et al. Diagnosis of immune checkpoint inhibitor-associated myocarditis: A systematic review. Int J Cardiol. 2019; 296: 113~121

[8] 中国临床肿瘤学会指南工作委员会. 中国临床肿瘤学会（CSCO）免疫检查点抑制剂相关的毒性指南2019年版. 北京：人民卫生出版社. 2019: 54

[9] Scott SC, Pennell NA. Early use of systemic corticosteroids in patients with advanced NSCLC treated with nivolumab. J Thorac Oncol. 2018; 13: 1771~1775

[10] Chen DY, Huang WK, Wu CC, et al. Cardiovascular toxicity of immune checkpoint inhibitors in cancer patients: A review when cardiology meets immuno-oncology. J Formos Med Assoc. 2020; 119: 1461~1475

[11] Katsume Y, Isawa T, Toi Y, et al. Complete atrioventricular block associated with pembrolizumab-induced acute myocarditis: the need for close cardiac monitoring. Intern Med. 2018; 57: 3157~3162

附 录

缩略语

A

AE	Adverse events	不良事件
ALK	Anaplastic lymphoma kinase	间变性淋巴瘤激酶
APC	Argon plasma coagulation	氩等离子体热凝术
ARMS-PCR	Amplification refractory mutation system-polymerase chain reaction	突变扩增阻滞系统－链式聚合酶反应

B

BAC	Bronchioloalveolar carcinoma	细支气管肺泡癌
BALF	Bronchoalveolar lavage fluid	支气管肺泡灌洗液
Bps	Bisphosphonates	双膦酸盐类
BRONJ	Bisphosphonate related osteonecrosis of the jaws	双膦酸盐相关性颌骨坏死

C

CAP	Community acquired pneumonia	社区获得性肺炎
cfDNA	Circulating free DNA	循环游离 DNA
CIP	Checkpoint inhibitor pneumonitis	免疫结合点阻断剂相关性肺炎
CR	Complete response	完全缓解

CRP	C-reactive protein	C-反应蛋白
CSCO	Chinese Society of Clinical Oncology	中国临床肿瘤学会
ctDNA	Circulating tumor DNA	循环肿瘤DNA
CTLA-4	Cytotoxic T lymphocyte-associated antigen-4	细胞毒T淋巴细胞相关抗原4

D

DC-CIK	Dendritic cells and cytokine induced natural killer	树突状细胞-细胞因子诱导的自然杀伤细胞
DCR	Disease control rate	疾病控制率
DFS	Disease free survival	无病生存期
DOR	Duration of response	缓解持续时间
DPLC	Double primary lung cancer	双原发性肺癌

E

| EBUS-TBNA | Endobronchial ultrasound-guided transbronchial needle aspiration | 超声支气管镜引导下经支气管针吸活检术 |
| EGFR | Epidermal growth factor receptor | 表皮生长因子受体 |

F

| FDG | F-deoxyglucose | F-脱氧葡萄糖 |
| FISH | Fluorescence in situ hybridization | 荧光原位杂交 |

H

| HPD | Hyperprogressive disease | 超进展 |

I

| ICI | Immune checkpoint inhibitors | 免疫结合点阻断剂 |

ILD	Interstitial lung disease	间质性肺病
IPF	Idiopathic pulmonary fibrosis	特发性肺纤维化
irAE	Immune-related adverse events	免疫相关性毒副作用
irRC	Immune-related response criteria	免疫治疗相关反应标准
iUPD	Immunity unconfirmed progressive disease	未经证实的免疫相关疾病进展

M

mDPLC	Metachronous double primary lung cancer	异时性双原发肺癌
MDT	Multiple department treatment	多学科综合治疗
MPLC	multiple primary lung cancer	多原发肺癌
MPR	Major pathologic response	病理学显著缓解

N

NCCN	National Comprehensive Cancer Network	美国国立综合癌症网络
NGS	Next-generation sequencing	新一代基因测序技术
NSCLC	Non-small cell lung cancer	非小细胞肺癌

O

| ORR | Objective response rate | 客观缓解率 |
| OS | Overall survival | 总生存期 |

P

pCR	Pathological complete response	病理完全缓解
PD	Progressive disease	疾病进展
PD-1	Programmed death protein 1	程序性死亡蛋白1
PD-L1	programmed death ligand 1	程序性死亡配体1

PET/CT	Positron emission tomography/ Computed tomography	正电子发射断层扫描计算机断层扫描
PFS	Progression-free survival	无进展生存期
PPD	Pseudoprogressive disease	假性进展
PR	Partial response	部分缓解
PS	Performance Status	体力状况评分

R

RCCEP	Reactive cutaneous capillary endothelial proliferation	反应性皮肤毛细血管增生症
RFS	Relapse-free survival	无复发生存期

S

SBRT	Stereotactic body radiation therapy	立体定向体部放射治疗
SCLC	Small cell lung cancer	小细胞肺癌
SD	Stable disease	疾病稳定
sDPLC	Simultaneous double primary lung cancer	同时性双原发肺癌
SREs	Skeletal-related events	骨相关事件
SUV	Standardized uptake value	标准化摄取值

T

TKI	Tyrosine kinase inhibitors	酪氨酸激酶抑制剂
TMB	Tumor mutational burden	肿瘤突变负荷
TTF	Time to failure	治疗失败时间

V

VEGF	Vascular endothelial growth factor	血管内皮生长因子
VEGFR	Vascular endothelial growth factor receptor	血管内皮细胞生长因子受体

查阅索引

病理类型   **篇序**

  非小细胞肺癌

    腺癌   1、3、4、5、6、8、10、11、12、13、14、15、17、19、20、21、23、24、25

    鳞癌   9、16、18、20、22、27、28、29、30

  小细胞肺癌   2、7、26

病例特点

  诊断与鉴别诊断   10、11、14、15、17、20

  治疗

全身治疗

  化疗药物

    培美曲塞   1、3、4、5、6、11、12、13、14、17、19、21、24、25

    紫杉醇   1、4、5、9、30

    白蛋白紫杉醇   3、12、16、18、22、26、27、28、29

    多西他赛   4、5、6、16、18、20、27

    吉西他滨   4、18、20

    长春瑞滨   16、20

    依托泊苷   2、7、21、26

  靶向药物

    吉非替尼   3、6、12、21、26

    盐酸厄洛替尼   13

    盐酸埃克替尼   1、5、11

马来酸阿法替尼	3、8、10、19
甲磺酸奥希替尼	1、8、13、21、26
克唑替尼	5、20

免疫药物

帕博利珠单抗	5、7、20、22、27、29、30
卡瑞利珠单抗	6、8、16、18、24、25，30
纳武利尤单抗	2、9、15、23
信迪利单抗	14、16、20
特瑞普利单抗	4、5、12
度伐利尤单抗	1
伊匹木单抗	15
细胞免疫疗法	2

抗肿瘤血管生成药物

贝伐珠单抗	1、3、4、5、6、12、13、17、19、24、25
安罗替尼	1、4、5、6、7、9、20、23、28
甲磺酸阿帕替尼	8、16
呋喹替尼	4
重组人血管内皮抑制素	28

其他药物

替吉奥	13

局部治疗

外科手术	3、11、17、23、25、27
放疗	
外照射	3、4、7、11、18
内照射	4、5
介入治疗	
气道腔内介入	7，22，29
经皮介入	12、16

药物相关性毒副作用

心脏毒性	13、24、30

甲状腺功能异常	24
血液毒性	16、24
神经/骨骼肌毒性	24
皮肤黏膜毒性	8、12、18、19、22、28
肝脏毒性	25
肺毒性	3，22、25
胃肠道毒性	9、19
胰腺毒性	8
感染	14、18、22
其他罕见并发症	18

致谢

本书符印之时正逢我从事呼吸内科35周年之际，抚今忆昔思绪万千：

一是感谢我的授业恩师李平昇教授、硕士生导师张世明教授和博士生导师刘忠令教授，正是他们引领我对肺癌的诊断、药物治疗以及呼吸介入治疗有了全面深入的专研。他们三人也曾先后担任长海医院呼吸内科主任，今日科室之兴盛也是立于在他们当年打下的扎实根基之上。

二是感谢廖美琳教授和周彩存教授。廖教授是我的老师、周教授是我的兄长。两位教授原先也从事呼吸内科专业，由于病患的需要，他们转而主攻肺部肿瘤，正是由于他们敢为人先的拼搏精神、广博深邃的国际视野，使中国肺癌诊疗能勇立世界之潮头。两位教授不仅为本书逐字逐句审校，廖教授更欣然提笔作序，为本书锦上添花。

三是感谢本书所有的作者。他们有的是上海市医学会呼吸专委会肺癌学组资深专家、有的是呼吸专业青年才俊；他们不仅提供了引人入胜的病例，也给予了令人击节称赞的述评。在与武宁教授、任胜祥教授共同主编本书的过程中更感受到他们蓬勃向上的朝气。欣喜地从本书各位作者身上真切地看到了肺癌诊疗专业的美好未来。

　　特别要感谢的是本书的编辑蔡平老师。我与蔡老师相识十年有余，并合作出版了《呼吸内镜培训教程》。蔡老师是资深编辑，文学功底扎实，更主要的是她对工作永远充满激情；在本书的编写过程中，蔡老师的付出是我们所有作者有目共睹的。

　　最后要写的是：本书的出版并非意味着结束，而是一个系列的开始，现仅暂告段落，积跬步以至千里！

2021年8月8日